針灸三通法

賀普仁＝著／名越礼子＝訳
賀偉＝日本語版監修

東洋学術出版社

序

　「賀氏三通法」というのは，『黄帝内経』を理論上の基礎として，歴代医家の思想の精髄を取り入れ，さらに著者自身の学術上の見解を融合させて，80年代に提起した針灸治療理論の学説である。著者は，50年以上にわたって医療活動に従事してきたが，岐黄宝典〔『黄帝内経』〕および歴代の医籍を研究しながら，終始一貫して臨床の実践と結びつけており，針灸理論は実践と結びついてはじめてその作用を具現化することができると考えてきた。そして，数十年の実践過程を通して，常にその成果を高め，数多くの針灸療法のなかからその精髄を取り出して，「三通法」と名づけた。すなわち，毫針を用いて刺針する「微通法」，火針・灸療法を用いる「温通法」，三稜針を用いて刺絡を行い出血させる「強通法」の3つである。

　近年，この方法はますます針灸同道の方々から重視され，賛同を得るようになってきている。さらに，針灸三通法を継承・発揚し，普及させ押し広げるべく，1991年11月，「賀氏針灸三通法研究会」を発足させた。このような基礎があって，「三通法」の学術的基盤はいっそう完全なものとなった。

　針灸学の貴重な遺産をいっそう発展・発揚させるために，中医の豊富な臨床経験をさらに継承し総括するために，そして臨床医師に対して，よりよく針灸の治療効果を上げられるよう指導するために，著者は『針灸三通法操作模範図説』を編纂したが，これを編纂する過程で，すでに出版されている『針灸治痛』『針具針法』『灸具灸法』などいくつかの専門書および関連する雑誌を参考にした。これは針灸教育・技術関係者・臨床各科の医師および針灸愛好者にとって重要な参考書となるであろう。

賀　普仁

本書を読むにあたって

　本書の第２〜４章および付録は，賀普仁主編『針具針法（第二版）』（科学技術文献出版社・2003刊）を底本として，「第六章　微通法」「第七章　温通法」「第八章　強通法」「【付録】本書用穴一覧表」の箇所を翻訳したものである。
　本書の第１章は，日本語版出版にあたり，賀普仁氏に新たに書きおろしていただいた。

　三通法とは，現代中国を代表する針灸家の一人，賀普仁氏がまとめ上げた実践的価値の高い針灸治療法であり，微通法・温通法・強通法の３つの針法からなっている。
　　①微通法──毫針による刺針法
　　②温通法──火針および灸を用いた針灸の方法
　　③強通法──三稜針による刺針を主とする刺絡法
　賀普仁氏は，病気の原因は種々あるが，治療の目的はただ１つであり，それは「通」であると強調して，「通」を基本に据えた三通法を開発した。三通法は，『黄帝内経』の通調理論を基礎として，さらに歴代の医家の経験を吸収して，著者自身の臨床経験によって総括された，極めて実践的な針法である。
　本書では，まず三通法の概要を述べたうえで，微通法・温通法・強通法それぞれの具体的な運用法について詳細に紹介する。さらに，それぞれの通法の適応する疾患を網羅的に取り上げ，症例を通して臨床実践を学べるようになっている。

　本書に掲載した写真は，賀普仁氏の御子息の賀偉氏に実演をしていただいた。
　なお，本文中（　）で表記しているものは原文注であり，〔　〕で表記しているものは訳者注である。　　　　　　　　　　　　　　　（編集部）

目 次

序 …………………………………………………………………………… i

本書を読むにあたって ………………………………………………… ii

第1章　緒論　　　　　　　　　　　　　　　　　　　　　　1

第1節　賀氏針灸三通法の概略 ……………………………………… 2
　賀氏針灸三通法の基本は「通」／賀氏針灸三通法の基本は微通・温通・強通の3法

第2節　針灸三通法の形成 …………………………………………… 7
　賀氏針灸三通法の理論的な基礎は『内経』／賀氏針灸三通法は歴代の医家の思想の精髄を吸収／賀氏針灸三通法は個人の学術経験の融合

第2章　微通法　　　　　　　　　　　　　　　　　　　　13

第1節　微通法の概念 ……………………………………………… 14
第2節　針に熟練するための身体トレーニングと気の練功 …… 17
第3節　微通法の施術 ……………………………………………… 20
　1 刺入　　　　　　　4 補瀉法
　2 候気　　　　　　　5 置針法
　3 行気法　　　　　　6 抜針法
第4節　正しい刺激量の決め方 …………………………………… 31
　臨床症状の分析／年齢による区別／職種による区別／性別による区別／肥痩による刺激量の区別／季節および気候の影響／気候風土と習慣／部位による違い

第5節　刺激の効果と臨床実践 ……………………………… 36
第6節　適応症と注意事項 …………………………………… 38
第7節　典型的な症例の治験 ………………………………… 39
　1 脳血管障害
　2 眩暈〔めまい〕
　3 暈厥〔失神〕
　4 脳振盪後遺症
　5 小舞踏病
　6 頭揺
　7 癲癇
　8 癲狂〔精神障害〕
　9 癔病〔ヒステリー〕
　10 微熱
　11 慢性気管支炎
　12 胸膜炎
　13 震顫〔振顫〕
　14 肩関節周囲炎
　15 腰腿痛
　16 顔面神経炎〔顔面神経麻痺〕
　17 偏頭痛〔片頭痛〕
　18 周期性麻痺
　19 橈骨神経麻痺
　20 心筋異常
　21 嘔吐
　22 呃逆〔しゃっくり〕
　23 放射線障害
　24 腸癒着〔腸管癒着症〕
　25 水腫〔浮腫〕
　26 慢性腎炎
　27 淋病
　28 癃閉〔排尿障害・排尿困難〕
　29 遺尿〔夜尿症〕
　30 遺精
　31 陽痿〔インポテンス〕
　32 肛門瘙痒
　33 口腔潰瘍
　34 失音〔失声症〕
　35 網膜炎
　36 視神経萎縮
　37 複視
　38 眼瞼下垂
　39 斜視
　40 白内障
　41 鼻炎
　42 耳鳴り・耳聾〔難聴〕
　43 甲状腺腫大
　44 リンパ節炎
　45 白癜風〔白斑〕
　46 湿疹
　47 蕁麻疹
　48 神経性皮膚炎
　49 鵝掌風〔手部慢性湿疹〕
　50 対側性進行性掌蹠紅斑角皮症
　51 脱毛
　52 脱肛
　53 蟯虫病〔ぎょう虫症〕
　54 子宮脱

55 不妊症
56 卵管留水症
57 子宮筋腫
58 溢乳〔乳汁漏出〕
59 小児麻痺〔ポリオ〕

60 驚厥〔小児のひきつけ〕
61 知恵遅れ
62 多動症
63 口吃〔どもり〕

第3章　温通法　139

第1節　火針療法の歴史 ……………………………………… 140
　火針の品質／火針の加熱／火針の刺法／火針の刺入深度／火針の適応症／火針の効果
第2節　温通法のメカニズムと適応症 ……………………… 153
　祛寒除湿／清熱解毒／消癥散結／祛腐排膿／生肌斂瘡／益腎壮陽／昇陽挙陥・温中和胃／宣肺定喘／通経止痛／祛風止痒／解痙止攣／除麻
第3節　温通法の針具 ………………………………………… 160
　細い火針／中ぐらいの太さの火針／太い火針
第4節　温通法の施術 ………………………………………… 163
　火針療法における操作上の必要事項
第5節　温通法の刺法 ………………………………………… 171
　1 針具の太さの分類　　　3 抜針の速さの分類
　2 刺針方法の分類
第6節　典型的疾患の治療例 ………………………………… 175
　1 脳血管障害の後遺症　　　8 痿証〔四肢の運動麻痺〕
　2 哮喘〔喘鳴を伴う呼吸困難〕　9 小児麻痺後遺症
　3 胃下垂　　　　　　　　　10 多発性神経炎
　4 腸管癒着症　　　　　　　11 脳振盪後遺症
　5 便溏〔下痢〕　　　　　　12 アキレス腱断裂
　6 顔面筋痙攣　　　　　　　13 捻挫
　7 鶴膝風〔膝関節の腫大・疼痛〕14 頸部リンパ節結核

⑮ 甲状腺腫　　　　　　　　　㉕ 胯癰〔鼠径部の癰腫〕
⑯ 血管腫　　　　　　　　　　㉖ 乳がん
⑰ 耳下腺炎　　　　　　　　　㉗ 外陰白斑
⑱ 多発性大動脈炎　　　　　　㉘ バルトリン腺膿瘍
⑲ 閉塞性血栓血管炎　　　　　㉙ 神経性皮膚炎
⑳ 血栓性静脈炎　　　　　　　㉚ 凍瘡〔しもやけ〕
㉑ 下肢の慢性潰瘍　　　　　　㉛ 翼状片
㉒ 皮下腫瘤　　　　　　　　　㉜ 鼻出血
㉓ 腱鞘嚢腫　　　　　　　　　㉝ 鶏眼〔うおのめ〕
㉔ 卵巣嚢腫

第4章　強通法　239

第1節　瀉血療法の歴史 ………………………………… 240
第2節　強通法のメカニズムと応用 …………………… 243
　解熱作用／止痛作用／解毒作用／瀉火作用／止痒作用／消腫作用／痺れを治す作用／嘔吐を抑える作用／止瀉作用／救急治療
第3節　強通法の針具と刺法 …………………………… 248
　三稜針／毫針／梅花針／緩刺法／速刺法／挑刺法／囲刺法／密刺法
第4節　強通法の禁忌と注意事項 ……………………… 253
　患者の禁忌／手法の禁忌／大・中動脈の刺針の禁忌／腧穴を正確に取る／消毒を徹底する／針具が鋭利である／持針の確実性
第5節　典型的な疾患の治療例 ………………………… 255
　　① 発熱　　　　　　　　　　⑦ 疳積〔小児の慢性栄養不良〕
　　② 流行性脳脊髄膜炎　　　　⑧ 急性結膜炎
　　③ 高血圧症　　　　　　　　⑨ 酒皶鼻
　　④ 三叉神経痛　　　　　　　⑩ 脱毛症
　　⑤ 麻木〔痺れ・知覚麻痺〕　⑪ 痤瘡〔アクネ〕
　　⑥ 急性胃腸炎　　　　　　　⑫ 黄褐斑〔肝斑〕

13 毛嚢炎　　　　　　　　18 牛皮癬〔乾癬・鱗屑癬〕
　　　14 湿疹　　　　　　　　　19 舌腫〔舌が腫れて痛む〕
　　　15 帯状疱疹　　　　　　　20 丹毒
　　　16 アレルギー性皮膚炎　　21 下肢静脈瘤
　　　17 汎発性神経性皮膚炎

[**参考資料**] 賀氏針灸三通法による頸椎症治療 265 例の臨床報告 …… 297
　　　1 臨床データ　　　　　　4 典型的な症例
　　　2 治療方法　　　　　　　5 考察
　　　3 治療結果

【付録】本書で用いられた腧穴の一覧表 ……………………………… 305

あとがき ………………………………………………………………… 315

索引 ……………………………………………………………………… 317

vii

# 第 1 章

緒論

第1章　緒論

第1節 ● 賀氏針灸三通法の概略

1．賀氏針灸三通法の基本は「通」

　「通」とは，「貫通する」の意味があり，こちらの端からあちらの端まで，遮られることなく的中するということである。「通」にはまた，「通じる」の意味があり，往来・引き継ぎ・結びつきを指す（『辞海』）。経絡系統は人体の正常な生命活動を維持し，生体内外の環境における協調と統一を保証するために重要な働きを果しており，まさに『霊枢』海論篇にいう「十二経絡は，内では臓腑に属し，外では肢節に連絡する」ということである。また『霊枢』本蔵篇でも，「経脈は，気血をめぐらせ，陰陽の気を輸送・分布し，筋脈・骨格を潤し，関節を滑らかに動かすことができるようにするもの」とされている。経絡は，生体内で気血を運行させ，臓腑を連絡し，上下を貫通し，内外表裏を疏通させており，あらゆるところに到達し，あらゆるところに存在している。同時に，手足の陰陽表裏の経絡は，一定の秩序にしたがって引き継がれており，営衛の気血を流注・往復させ，循環して終わるところがない。これは，すなわち経絡の「通」の働きであり，人の生命活動の基本的な生理的特徴でもある。

　疾病の発生とは，まさしくこの生理的機能に対する破壊であり，表に裏に，あるいは臓に腑に，経気・血脈の不通が起こり，疏通・輸送の不都合が生じることである。『素問』調経論篇にいうように，「気血が不和となれば，百病が変化し生じる」のである。孫思邈は『千金方』のなかで，「諸病はいずれも気血の不通・停滞によるのであり，通じさせることができない」と指摘している。著者は，数十年の臨床経験の過程で，多くの書籍に目を通し，古訓に精通し，ついに「通」の文字に行き着いた。つまり，いかに病変が千差万別であり，病因に外感六淫・内傷七情・飲食労倦の違いがあろうとも，その病機の機序はただ一つに集約できる。それはすなわち経絡ということである。気血の運行が順調でないか，あるいは阻害されて不通になるかすると，気血の逆乱が生じ，輸送・分布が無秩序になり，気

血が阻滞され，運行が順調に行かなくなり，気滞・血瘀などの病理現象が起こり，さまざまな病症が産生される。

針灸の方法は多種多様であり，手段は異なるとはいえ，経絡を通じさせるという点では同じである。針灸治療の最終目的は，経絡の「通」の機能を回復させることであり，「通」こそが効能である。『霊枢』九針十二原篇に，「微針をもって，その経絡を通じさせ，その気血を調え，その往来および出入の会合するところを調整したいと考える……」とあるが，「通」をもって法とし，「通」をもって用とし，ただ「通」をもってのみ陰陽を調和させることができる。扶正祛邪・補虚瀉実を行って，治療の目的を達するのは，「通」によってのみ可能なのである。まさに高士宗が，『素問直解』のなかで論述していることである。すなわち「通の法には各種あるが，和血によって調気し，和気によって調血する，これは通である。下逆しているものを上昇させ，中結しているものを散らす，これも通である。虚はこれを通によって扶助し，寒はこれを通によって温める。通の法によらないものはない。必ず下泄によって通とするならば，不具合なことはない」「通をもって本とする」。これこそが賀氏針灸三通法の学術思想の精髄である。

2．賀氏針灸三通法の基本は微通・温通・強通の３法

古代の砭石および九針を源として，今日の針灸療法にいたるまでの発展過程で，およそ経絡学説を理論的根拠とする針法あるいは灸法は数十種にのぼっている。賀氏針灸三通法は，著者の数十年の臨床実践を通して，さまざまな刺法を学ぶなかから選び出した３種の基本法である。

1．微通法

「微通法」というのは，毫針による刺針を主とする針法である。著者が臨床で最もよく用いるもので，最も基本的な毫針刺法を微通法と名づけているが，これには深い意味がある。

まず第１に，微通法で用いられる針具からみると，『内経』において早くも「微針」という呼称がみられ，『霊枢』九針十二原篇にも，「微針をもっ

第1章　緒論

てその経脈を通じさせ，その脈気を調えたいと考える」という文言がある。後世の『標幽賦』〔金元時代の針灸歌賦〕でも，「それ九針の法をみるに，毫針は最も微」として，また「多くの腧穴に用いられる」といわれている。ここにおける「微」とは，細い・小さいの意味であり，針先は「蚊のくちばし」のようといわれ，針体が細く作られた毫針は，全身のいずれの部位の腧穴にも刺針することができ，広汎に応用される。

　第2は，「微」という文字に深く内包されている微妙な毫針刺法である。毫針を用いるにあたって，持針法〔右手の拇指・次指・中指で針柄を握り，薬指で針体を支える法〕，刺入法，刺入後の行針導気法〔刺入後さまざまな行針手法を用いて気を至らせる法〕，補瀉法の実施から，置針して，抜針するまでの刺針の全過程におけるそれぞれの段階で，いずれにも高い技術が要求され，多くの具体的な方法がある。そして最も重要な，最も鍵となる要点は，治神・守神〔精神を調え，心を専一にしたあと，針を用いること〕にあり，さらに刺針後に「気が至る」ところまで到達させ，刺針によって「得気」を得させ，「気が病所に至る」ようにさせるということである。これは毫針による刺針手法の基本的な必要事項である。刺針後に得気を得ることができるかどうかは，治療効果を得ることができるかどうかの鍵となることは実践が証明している。まさに『霊枢』九針十二原篇にいうところの，「刺針の要は，気が至って効果があるのであり，効果の確実さは，風が雲を吹きとばし，蒼天がはっきりと見えるようなものである」。また『標幽賦』でも，「気がすみやかに至れば効果もすみやかであり，気の至るのが遅ければ治らない」といっている。古代から今日にいたるまで，歴代の針灸医家はいずれも治神・守神・得気を，針灸医の医術の程度を判断する重要な指標としている。『霊枢』小針解篇にいうように，「粗工は形を守るとは，刺法を守るということである。上工は神を守るとは，人の気血の有余不足にしたがって補瀉すべきであるということである」。また解釈して「粗工は関を守るとは，四肢を守り気血正邪の往来を知らないということであり，上工は機を守るとは，守気を知るということである」という。そのため，粗工と上工は一目瞭然である。著者は，長期にわたる実践を経て，毫針刺法の豊富な経験を積んできたが，刺針手法において，古

方を尊び古方にこだわらず，継承し，また発揚してきた。「微通法」を臨床に応用して，内科・外科・婦人科・小児科によくみられる病気や多発病および急病・重病・難病を治療してきたが，その治療効果は衆人の認めるところである。刺針手法については，これからも整理，継承し，「微通法」における学術的観点がさらに発掘され発揚されていかなければならない。

2．温通法

「温通法」とは，火針および艾灸を用いた針灸の方法である。火針とは，針具の名称であり，また針法の名称でもある。針具からみると，火針は古代九針中の「大針」であり，早くも『霊枢』九針十二原篇，『霊枢』九針論篇，『霊枢』官針篇および『素問』針解篇のなかで，その形状および用途が具体的に論述されている。針法からみると，火針の刺法は，火で針を焼いてからすばやく人体の一定のツボあるいは部位に刺入し，治療の目的を達成する方法である。この意味から，火針は「燔針」「焼針」「白針」とも呼ばれる。『霊枢』官針篇に「およそ刺針の要は，……それぞれ施すところがある」といわれており，九針の長短大小によって異なっている。『霊枢』官針篇にはまた「およそ刺法には九あり，九変に応じる。……九に焠(さい)刺(し)という。焠刺とは，燔針(はんしん)を刺して痺を取る」とある。張仲景は『傷寒論』において，火針の応用について詳しく説き明かしている。その後，唐の孫思邈の『千金方』『千金翼方』，宋の王機中の『針灸資生経』，明の高武の『針灸聚英』，明の楊継洲の『針灸大成』など多くの古医籍においても，いずれも火針療法について特に取り上げて論じていることから，この方法が針灸療法のなかでも重要な地位と実用的価値をもっていたことがわかる。

50年代のはじめから，著者は火針療法の応用と研究に力を注ぎ，火針と常用される艾灸療法とを合わせて「温通法」とした。そのポイントは「温」にあり，この両種の方法の優位性と特色はすなわち温熱刺激にある。『素問』調経論篇に「人の有するところのものは，血と気のみである」とあり，また「気血は温を好み寒を嫌う，寒ならば滞って流れず，温ならば消えてこれを取り除く」といっている。『素問』八正神明論篇には，さらに「気血とは人の神である」と指摘されており，気血は人体の生命活動

第1章　緒論

の原動力であり源泉なのである。著者は，温通法は火針の火力と艾灸の温熱刺激を借りて，人体の陽気を呼び起こし，下焦の命門の元陽・真火を発動させ，経絡の気血に対する輸送・推動の働きを増強して，脈絡を開閉し，掘り起こし，疏通させることだと考えている。すなわち，「火を借りて陽を助ける」ことによって，補虚をすることができ，また「門を開いて邪を捨て去る」ことによって，瀉実をすることができる。そして「熱によって熱を引く」ことによって火鬱壅滞を瀉す，これが火針および艾灸の独特の効用なのである。著者は数十年にわたる実用の経験から，「温通法」の作用機序の解明においても，また火針治療の適応症の問題についても，いずれも独自の見解をもっており，これを継承し，整理して高めていかなければならないと考えている。

3．強通法

　賀氏三通法における「強通法」とは，三稜針による刺針を主とする刺絡瀉血法である。三稜針は『霊枢』九針十二原などの篇に記載されている九針中の「鋒針」に属する。もっぱら刺針して出血させるもので，刺絡瀉血法も針灸療法のなかで応用範囲が広い。独特の特色のある伝統針法の１つであり，著者はこの針法を「強通法」と命名したが，これもまた学術的価値の高いものである。「強」には，無理に強いる・強迫する・強制するという意味があり，また強大・有力の意味もある。この方法は，三稜針のような，毫針よりも強靭な特殊な針具を用いて，人体の一定のツボあるいはある浅表部位で，血絡を刺して破り，強制的に出血させ，少量の血液を放出させて，疾病の治療を行う方法である。この方法は歴代の医家から重視されており，『黄帝内経』においても，40余篇のなかで，多かれ少なかれ，刺絡瀉血の内容について論及している。以後の歴代の医籍にも多く記載されており，針灸の専門書のみならず，その他の内科・外科，著名な医家の著作においても反映されている。例えば，宋の陳自明の『外科精要』，金元４大家の張従正の『儒門事親』，李東垣の『脾胃論』，その弟子の羅天益の『衛生宝鑑』などである。また，少数民族のモンゴル医学やチベット医学においても運用されており，このことは瀉血療法の実用的な価値を十分

に説明するものである。

　著者の数十年の医療活動において，瀉血療法に対する幅広い応用は，よく見られるものであったが，その瀉血という行為による効果のポイントは，「強」ということである。すばやく巧みな手法によって，病症に適した正確な出血量で，血液を放出し，強く・速く刺針を行えば，血液とともに邪を出して，瘀を取り去り閉を通じさせ，脈絡を疏通させ，経気をめぐらせ，営血の流れは順調になる。このようにして邪熱を外に出せば，祛腐生新・活血瘀祛・醒神開竅・安神定志などすべての方面で治療効果をもたらすことになる。著者は，この方法を臨床各科での疾病治療に広く用いてきたが，とりわけ危急・重症の救急において，常に間違いなくすばらしい効果を上げてきた。

第2節 ● 針灸三通法の形成

1．賀氏針灸三通法の理論的な基礎は『内経』

　賀氏針灸三通法は，『黄帝内経』の理論を基礎とし，歴代の医家の思想的精髄を取り入れ，かつ著者自身の学術上の経験を融合させて作り上げた針灸理論体系である。『素問』『霊枢』を詳細に研究していけば，古人が治病の法則を論述するにあたって強調しているのは通調理論であることがわかるであろう。そしてこの理論は人体における経脈の生理・病理・治療に対する重要性という基本のうえに成り立っており，それゆえ通調理論は針灸治療の重要な法則なのである。『中華大字典』のなかで，「通とは調である」と記載されている。『霊枢』九針十二原篇にも，「微針をもってその経絡を通じさせ，その気血を調え，その往来および出入の会合するところを調整したいと考える」とある。このことから，著者は『内経』の通調理論を針灸三通法学説の理論的な基礎とした。

　賀氏三通法とは，微通法・温通法および強通法のことである。微通法と

第1章　緒論

はすなわち毫針の刺法であり，古人は毫針を「微針」「小針」と称していた。例えば，『内経』のなかで，小針の要とは，陳べやすく入りがたし〔言うのは簡単だが，技術を修得するのは難しい〕といっているが，この方法を代表する主要な工具が毫針である。温通法というのは火針療法のことである。「温」とは火針を代表する特徴であり，その温熱効果を利用したものである。強通法とは瀉血療法であり，「強」とは三稜針を用いた強刺激による皮膚血絡からの出血を目的とする瀉血法を表している。「微」「温」「強」はそれぞれ異なる針具を用いており，技術的な特徴は刺激量の強弱の程度ということになる。

　『素問』『霊枢』を詳細に研究すると，古人が治療法則を述べるにあたって，強調しているのは通調理論であることがわかる。そしてこの理論は，人体の生理・病理・治療に対する経脈の重要性を基礎として成り立っており，そのため通調理論は針灸治療の重要な法則であるといえる。

　『素問』調経論篇は『内経』のなかでも経脈通調の重要性を論じている篇である。その論点は，「五臓の道は，みな経隧に出て，血気をめぐらせる。血気が不和であれば，百病が変化して生じる。そのために経隧を守る」ということである。これは，経脈が内に五臓六腑と連なり，外に四肢関節に連なり，五臓六腑・四肢関節が1つの有機的な整合体を形成しており，経脈の運行が全身の器官と臓腑を緊密に連携させている，ということをいっているのである。もし気血が調和を失えば，さまざまな疾病が発生する。疾病の治療とは気血の虚実にもとづいて経脈を調整することであり，経脈を調整することによってはじめて五臓の病変を治療することができる。このように経脈の生理・病理・治療における重要性を示している。

　『霊枢』九針十二原篇で，「微針をもってその経脈を通じさせ，その血気を調え，その往来および出入の会合するところを調整したいと考える」といっているが，これは，通調理論の核心，すなわち針灸治療の大原則は経絡を通じさせ気血を調えることであることを述べている。

　総じていえば，賀氏針灸三通法の理論は，『内経』の理論に源を発し，『内経』の通調理論から導き出されて形成され発展してきたものなのである。

2．賀氏針灸三通法は歴代の医家の思想の精髄を吸収

　ただ，理論から出発しただけなら不十分であるが，三通法は実用的な有効性のある治療方法として，『内経』の通調理論を指導原則とし，歴代の医家の精髄を絶えず吸収しながら，さらに完璧なものとしてきた。『内経』は針灸治療の総則であり，この法則を運用して臨床治療を行い，歴代の医家はたゆまぬ努力を注いできた。そして針具・手法・補助器具などの方面でも絶えず創造と革新がなされてきた。

　著者が創始した三通法のうちの「微通法」は，最も応用範囲の広い毫針刺法である。元の杜思敬著『針灸摘英集』では，「毫針は，経絡を調え疾病を取り去る」とされており，毫針の主要な作用は経絡にあることがわかる。経絡の痛みは，気血が調えば五臓・六腑を通利することになり，いかなる病気も取り除かれる。また同時に古人は，毫針が九針のなかでも主体となるものであり，応用範囲も最も広いということを認識していた。

　火針療法は，古代には燔針といわれており，『内経』のなかでも，『霊枢』経筋・『霊枢』官針・『霊枢』寿大剛柔・『素問』調経論などの篇で，火針療法の針具・臨床応用・禁忌症について論及されている。このことから『内経』が編纂された年代に早くも火針がすでに広範に用いられていたことがわかる。のちに張仲景の『傷寒論』・晋の皇甫謐の『針灸甲乙経』・唐代の『千金要方』・宋代の『針灸資生経』・明代の『針灸聚英』・清代の『外科正宗』なども，いずれも火針療法について論述している。総じて古人の述べている火針療法の最大の特徴は，火針と灸の併用による相乗作用である。人体の気血は温を好み寒を嫌う。寒であれば凝集して通じなくなり，温であれば流通して通じるようになる。そのため通と調の効能を併せもっている火針は，「寒熱虚実に属するあらゆる病症，病巣の軽重・遠近において適さないものはない」といわれているのである。また，火針と灸との比較については，「灸は艾の燃焼を待つので，痛む時間が長い。火針は見た目は恐ろしそうだが，針の操作をすばやくすれば，一発で済み，痛む時間は長くない。このように灸は必要な壮数まで行うので，苦痛も長くなるが，火針はただ1回の刺針でよい」といわれている。これは火針のほうが艾灸よりも有利であることを示している。著者は，歴代医家の思想の積み重ねを通

して，特に火針を用いる「温通法」を考え出した。

　三通法のなかの「強通法」は瀉血療法である。瀉血療法にはすでに長い歴史があり，古人は砭石を用いて皮膚を刺して切っていた。瀉血による治療は『内経』が編纂される時代にすでに基礎ができており，漢代の華佗・晋代の葛洪・唐代の孫思邈・宋代の類全善・明代の薛立斎・清代の呉尚光などの医家らは絶えず完璧を求め，瀉血療法は広く臨床に用いられてきた。経脈は気血を運行させており，気と血とは密接に関連しているので，血を刺すことによって気を調えることができ，気が調えば血は温和になり経脈は通調するのである。

3．賀氏針灸三通法は個人の学術経験の融合

　針灸治療は『内経』においてすでに記載されており，さらに歴代医家によって発展・改良されてきたが，清代・中華民国時代に針灸はほとんど壊滅に近いほどに打撃を受け，多くの針灸書籍や技法が失われ，大勢の針灸人材が流失した。中華人民共和国成立後，国家の大きな援助を得て，針灸界の同志の結束によって，針灸は再び明るい輝きを取り戻した。著者が提出した「三通法」の理論は，たんに刺針方法のみならず，著者の数十年の臨床経験を包括しており，新しい社会・新しい観念・新しい材料の針灸器具や補助器具の新しい運用方法などを結集したものである。その主な点は，著者が改良した新型の賀氏火針針具と火針刺法であり，針灸の練習において提起してきた気功と針灸刺針とを結びつけた刺針理論である。著者は古代の医書と現代の病症の発展の法則性を参考にして，いくつかの記載されていない難治性の雑病に対して，大胆に「三通法」を運用して治療すること提起し，良好な治療効果を得てきた（表 1-1）。

　このように数多くの疾病について，治療の記載がなくても，中医弁証によって，合理的に「三通法」を運用すれば，たいへんよい治療効果がある。

　針灸界の同志が協力して努力し実践することによって，「賀氏針灸三通法」はいくつかの新型の疾病に対する治療効果をしだいに高めてきており，新しい科学研究の成果は着々と世の患者に福音をもたらしている。しかし個人の能力には限界がある。広大な針灸界の同志に針灸事業の振興と発展

表 1-1　拡大した三通法の適応疾患

内科	関節痛・腰腿痛・流行性耳下腺炎・腎虚腰痛・インポテンス・遺精・胃痛・アレルギー性喘息・慢性気管支炎・肺気腫・顔面筋痙攣・末梢神経炎・頸部痛・背部痛・慢性関節リウマチなど
外科	急性乳腺炎・腱鞘嚢腫・結核性頸部リンパ節炎・帯状疱疹・脂肪腫・線維腫・慢性静脈性潰瘍・脈管炎など
婦人科	子宮筋腫・卵巣嚢腫・外陰白斑症など
皮膚科	神経性皮膚炎など
整骨科	骨硬化・外傷など
耳鼻咽喉・眼科	眼病・鼻出血・ポリープなど

のために協力して努力し，社会を幸福にするようにともに力を尽くすことを望むものである。

第2章

微通法

　「微通法」——すなわち毫針刺法である。古人は毫針を「微針」あるいは「小針」と称しており，その作用は経絡を通じさせ気血を調えることにある。この方法は針灸の臨床に幅広く用いられており，内傷外感・虚実寒熱・老若男女，いずれにも適応する。「微通法」がなければ針灸治療学はないとさえいえる。これはあらゆる針法の基礎となる方法であり，「温通法」「強通法」はいずれも「微通法」を基礎にして発展してきた。このことは針灸の科学的研究にとって最も大切な事柄である。およそ針灸医療に従事する人たちはこの方法を身につけ，この方法を研究し，熟練することによって針灸学に対して貢献していかなければならない。

　『黄帝内経』では「小針の要は陳べやすく入り難い」といわれている。これは，毫針刺法の入門は難しくないが，精髄までマスターしようとすれば相当に困難であることを述べている。針灸に従事するものが毎日毫針を相手にしていたとしても，刺針手法という点からみれば，その研究はわずかなものである。針灸著作のなかにはたいへん奥深いことを論じているものもあるが，臨床では仕事量が多く，実際に刺針を行う場合には手法の乱用という現象もあり，まじめに刺法を訓練して熟練の域にまで到達している人はごく少数である。そのため，われわれは必ず全面的かつ詳細に「微通法」の研究と討論を行っていかなければならない。

第1節 ◉ 微通法の概念

「微通法」研究の本質とは，刺針における，刺激様式・刺激量・刺激効果，およびこれら3者間の相互関係を研究し検討することである。これには一針一穴の手法だけでなく，体全体に対する手法も含まれている。

伝統的な針灸関連文献において，刺針手法についての記載はたいへん多い。ほとんどあらゆる時代の針灸学者は，いずれも刺針手法を重視しており，さまざまな角度から手法の内容を記述してきた。

今日，われわれは習慣的に古人の経験を「刺針14法」（動・退・搓・進・盤・揺・弾・捻・循・捫・摂・按・爪・切）と称している。さらに複式の刺針14法もある。つまり進気法・青竜擺尾（せいりゅうはいび）・白虎揺頭（びゃっこようとう）・蒼亀探穴（そうきたんけつ）・赤風迎源・焼山火・透天涼・陰中引陽・陽中引陰・子午搗臼（しごとうきゅう）・留気法・抽気法・抽添之訣・竜虎交戦である。後世に議論されている手法の大部分は，上述の単式と複式の手法を元にして，さらに補充を加え発展してきたものである。今日の臨床実践では，「平補平瀉」が広く用いられる傾向がある。著作のなかには，刺針手法のなかに現代医学の知識による「興奮・抑制・誘導」などの概念を取り入れて研究しているものもある。また刺針手法を「強刺激・弱刺激・中等刺激」というように簡素化しているものもある。科学の発展と研究が進むにつれ，とりわけ針灸療法のメカニズムに対する研究・経絡学説の解剖生理的特徴の解明・針麻酔の原理の探求・刺針後の生物化学的側面の変化などによって，針灸の学術研究は画期的な段階に押し上げられ，刺針手法はすでに重要な研究課題になっている。多くの研究資料では，刺針の効果が生じるのは弁証や配穴以外に，「針感の有無・針感の強弱・刺針の手法・刺針の強度や深浅・時間や回数・針具の種類」などの要素と関係があり，それらの要素は刺針の効果に影響するだけでなく，刺針作用の性質にも影響することをはっきりと認めている。これらの基礎研究の成果は，疑いもなく臨床に携わるものの刺針手法の研究に理論的な根拠を提供して，さらに臨床実践をリードするようになるであろう。

第1節　微通法の概念

　しかしながら，針灸の文献を繰り返し読み，刺針の手法を詳しく考察してみると，史料の記載は雑然としており，編集したものや，批評・注釈の部分の記載が多く，詳細な具体的操作の記載は少なく，統一性に欠け，基準となるものもなく，不正確なものが非常に多いことが目立って感じられる。同じように，現代の実験室内での研究が到達した臨床実践は，認識論の面からみるとまだあと一歩の飛躍が必要であり，完成までにはさらに多くの実践と膨大な時間が必要になるであろう。以上のことから，針灸の臨床という観点からみて，臨床実践による刺針手法の研究と，具体的な針灸治療の指導とを結合させる必要がある。

　臨床において，針灸師たちはいずれも「同じ腧穴に刺針しているのに，なぜ効果がまちまちなのか？」という経験をもっている。同様に多くの患者たちも「こちらの先生とあちらの先生が同じ腧穴を使っているのに，なぜ感じ方が違うのか？」という経験をもっている。これは針灸の実践における最も肝心な問題，つまり刺法の問題と関連している。

　刺法というのは，「刺針時に医師が手指で針体を操作して，腧穴に異なる空間と形式の刺激を施し，患者に対して異なる感覚と響きを与え最良の治療効果を得る」ということである。ここには刺針のプロセスにおける刺激様式・刺激量・刺激効果が含まれている。そのうちの刺激様式とは，刺入してから抜針するまでの医師の具体的な操作および補瀉の法則である。刺激量とは，術者が操作するときに患者が感じる反応である。刺激効果とは，刺針の全プロセスにおける患者の全身に対する治療作用のことである。この3者の間には，相互作用があり相互に影響し合っており，共同して治療作用を引き起こす関係があり，また局所と全体の関係もある。一針一穴，一つひとつの手技はいずれも真面目に対応しなければならず，そのことが体全体に総刺激の総合反応をもたらす。これこそが，針灸治療を評価する基準であり毫針治療のキーポイントである。

　針灸治療においては，弁証による配穴・正確な取穴・適当な針具・適切な刺法という4つを組み合わせた施治によって，はじめて疾病治療の目的を達成することができる。そのなかでも，刺法は重要な要素の1つである。まず刺激様式は弁証にのっとった治療の重要な手段であり，刺激様式

第2章　微通法

によって刺激量が決定される。刺激様式が適切で，刺激量が適度であって，はじめて最良な刺激効果が現れ，患者も疾病の状態から回復することができる。逆に刺激量が刺激様式を調節している状態，例えば得気が不十分であったり，まったく得気が得られない場合，医師は自分の手法を改めなければならない。同様に，刺激効果が刺激様式をリードするという場合もある。例えば，採用した刺激様式が予期した目的を達成できなかった場合，つまり刺激効果がはっきりしないか，効果がなければ，病状など諸々の要素を考慮して，所期の目的を達成するために刺激様式を改める必要がある。刺激量と刺激効果との関係はたいへん密接である。つまり刺激量によって刺激効果が生み出されるのは，疾病治療に対する「量」から「質」への転換を意味する。一針一穴ごとの刺激量が全身に反映されたものが刺激効果になるのであり，刺激効果は刺激量の「合力」であり，刺激量の「総合的な効果と利益」なのである。同様に，刺激効果によって刺激量の大きさ・多少・早さが決定され，また刺激量によって刺激様式が導き出される。このように，刺激様式は刺激効果に直接的な関係を生じさせている。刺激効果は刺激様式を検証するものであり，最良の効果を得ることができてはじめて刺激様式の目的となり，刺激様式もまた刺激効果という結果を決定づけることができる。刺激様式と刺激効果との関係は，局所と全体との関係ともいえる。刺激様式は，一針一穴に完全であることを要求するので，一針ごと一穴ごとに特定の刺激効果があるが，全身へ反映することによって体全体の状態に対して調整にも補充にもなる。とりわけ刺針技術は，薬物に依らないで行われるものであり，「針」を根とし，「刺」を術とするだけで，体の営衛気血・虚実寒熱を調え，疾病を取り除く。そのため，一針一穴の刺激様式が全身の刺激効果を決定し，同時に全身の刺激効果も刺激様式に影響を及ぼし，両者は補い合いながら協調と統一とを作り上げていく。

　要するに，刺激様式・刺激量・刺激効果の3者は，相互に作用し合い，共同して「微通法」の核心を構成している。3者の相互調整と有機的な結びつきがあってはじめて針が生きてきて，毫針治療がいうにいわれない効果を生み出し，絢爛多彩な局面を引き出すのである。

第2節 ● 針に熟練するための身体トレーニングと気の練功

　刺針手法は針灸治療学における重要な構成要素である。左手で押え揉捻することによって腧穴を確定することは，それほど主要な手法ではない。右手を刺手とすることが針灸刺法における重要な手法なのである。治療効果の良し悪しは，すべて両手の手法と技の力にかかっている。そして主要な技の力は，拇指・中指・示指3本の指の指頭にある。指端は人体の最も小さい部分であり，その力は指関節にあり，腕の力を借りて，ときには全身の力を指端に集めてはじめて，針体を無痛の状態で軽妙に腧穴に刺入させることができる。3本の指頭の技の力がいくらかあっても，まず拇指・中指・示指の3本を訓練して，最良の技の力を出すようにしなければならない。その力が刺針時に，針体という媒体を通して人体に透入され，臨床施術における良好な効果をもたらす。この技量の訓練には両手を同時に練習するべきで，もし片手の3本の指だけしか練習していなければ，左右の手を思い通りに同時に操作して刺入することはできない。

　指の力を強くすることは，刺針手法と密接に関係している。針灸を学ばないのならそれまでだが，本気で針灸を学ぼうとするなら，必ず手指の力を訓練しなければならない。拇指・中指・示指の3指についていえば，拇指・示指が主で，中指は補助的であり，拇指・示指の技の力をしっかり訓練しさえすれば成果は得られる。指力の訓練のやり方はたいへん多い。ここでは著者自身で行ってきた指力の訓練の経験を紹介するが，学習するものは，その道理にのっとって，さらに解明していけば，イメージによって自分の理解を深めていくことも難しくないであろう。

　著者は若い頃に八卦拳を練習したが，これを基本にして二指禅功を練習した。この方法の練習とは，まず机の前に立ち，静かにして吸気し，気を下部の丹田に沈め，それから両手の腕を前に伸ばして挙げ，それに従って腰を前に曲げ，両手の拇指を机の端にかけ（**図2-1**），丹田の気を両肩・上腕・肘・前腕を通って指端までもってくるように意識する。はじめの頃は，

第2章　微通法

意識するのにとても苦労して耐えられなかったが，そのようなときは，示指に変更して机の端を押えてもよい（**図 2-2**）。このように交替しながら練習を積んでいくと，しばらくして苦痛に感じなくなる。こうなったら練習時間を増やしていけばよい。一般に順序を追って一歩一歩進めていけばよいのであって，慌ててしようと思っても成果は上がらない。練習し始めの頃は，毎回5分，1日1〜2回にし，その人の体力や体質に応じて行い，以後は毎日の練習時間を15分ぐらいまで増やしていく。だいたい100日ぐらいで所期の効果が得られる。入門したら中断することなく，普段から練習を行っていけば，だいたい3年後には十分な成果を収めることができるであろう。

　2番目の練習法は頂指法である。はじめは素手で練習する。中指と示指の2指をぴったりとつけて鉤形に曲げ，それから拇指を中指・示指の2指の間につけ，3指の先端を合わせて突き出しきつく押えて，拇指と示指の間を円形にして力いっぱい5分間押える。暇をみて毎日練習し，回数は何

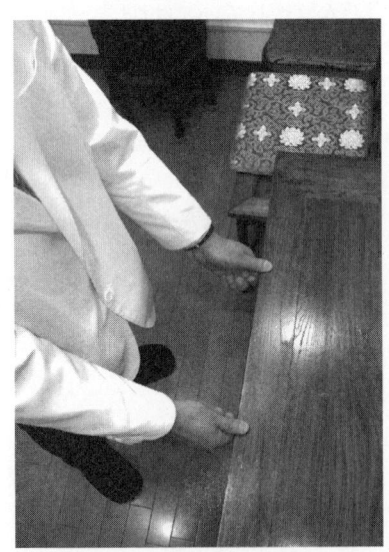

図 2-1　両手の拇指を鍛える
　　　　（二指禅功）練習

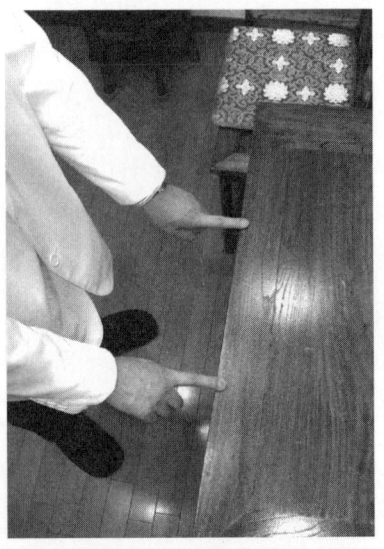

図 2-2　両手の示指を鍛える
　　　　（二指禅功）練習

第2節　針に熟練するための身体トレーニングと気の練功

回でもかまわない（**図 2-3**）。

3番目の方法は木の円柱を挟む方法である。この方法は2個の小さい木の円柱を用意し，左右の拇指・示指・中指の腹の間に挟みしっかりつまむ。円柱は長さ約3寸，太さ約1寸で，根のほうがやや細くなっており，かりんや紫檀など堅い質のものがよい。暇をみて毎日練習するようにすれば，半年で成果が出る（**図 2-4**）。

以上のような方法を練習すると，針灸の治療効果を高めるのに役立つだ

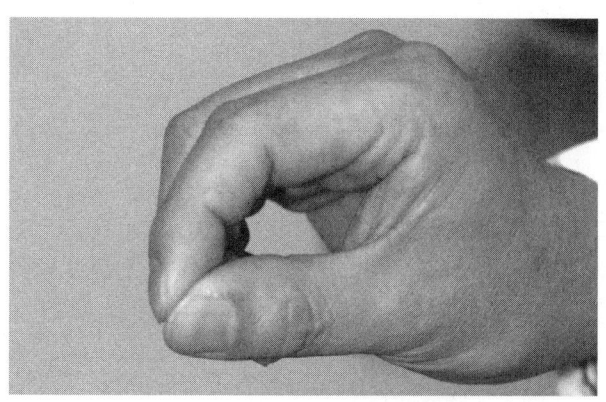

図 2-3　素手による頂指法の練習

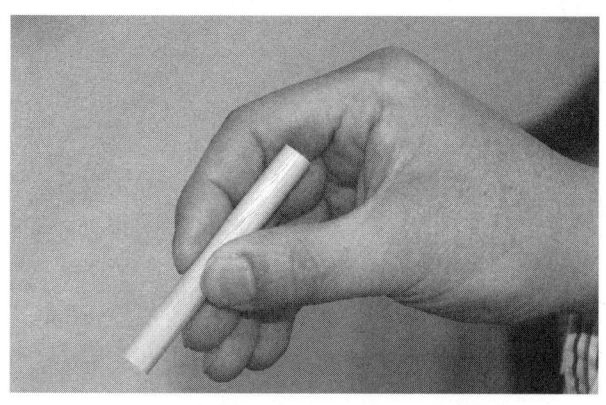

図 2-4　円柱を挟んで行う頂指法の練習

けでなく，自分自身の体の強化という副次的な効果も得られる。

4番目の方法は捻線法である。この方法は何も道具を使わない。拇指・示指・中指の3本の指の腹をしっかりつけて，拇指と示指の間で三角形を作り，3本の指の腹をつけた部位を，第1関節のところまでつけるようにし，腕のすべての力を指に集中して，拇指をゆっくりと前方に捻り出す。これを数回行い，その後拇指を再び後方に捻り戻すことを数回行う。この回数は捻り出しと戻しを同じ回数だけ行う。毎日何回でもよいので，暇をみて練習するようにすれば，大いに効果がある。

次のステップは座功である。針灸師にとって指功の練習は不可欠であるが，座功もまた練習しなければならない。はじめて行うときは規律を守らなければならない。調息座功では，心身を正し毅然として，胸を張り腰を伸ばし，背中を丸めず，左足で右足を抱えるようにし，両手を返して膝の上に置き，目は鼻を見，鼻は心を見る。そしてゆっくりと浅いところから深いところへ呼吸をする。まずゆっくりと胸中の濁気を吐き出し，それから新鮮な空気を吸い込む。はじめはほんのわずかだけ天地の精霊の気を取り入れ，この世の粋を取り込む。胸中の汚濁の気を吐き出し，自然界の清気を鼻から吸い込み，胸中を通って丹田へと導き入れる。丹田とは気海のことであり，臍下の下腹部の上にある。はじめのうちは，気は入っては出て行き，吸入して留めておくことはできないが，しっかり座功を行っていれば，最後には丹田に留めることができるようになり，気が満ちて座功の成果が達成される。針術を行うものにとって，有形の練習の努力に加えて，無形の調息の練習をすれば，刺針を行うのに半分の努力で倍の成果を上げることができる。

第3節 ◉ 微通法の施術

「微通法」とは，毫針施術の方法とテクニックのことである。指力が完

全な程度に達し，刺入・候気・行気・補瀉・置針・抜針の6つの段階を完成することができて，その後，補瀉が適当であり，刺針の刺激量が適度であるところまで到達して，はじめて「微通法」のすべての内容が完成する。

1 刺入

　毫針の針尖が腧穴部位の真皮を通過することを刺入といい，施術者には心手合一・手眼合一・眼心合一の刺針三合と，患者に苦痛を感じさせないか，あるいはできるだけ苦痛を少なくすることが求められる。刺針時に痛みを引き起こす要因はほかにもある。例えば，①患者の精神状態が過敏になっている，②腧穴の部位が血管に近いか，あるいは皮膚に瘢痕がある，③針尖が鋭利でない，④医師の技術不足・練功の不足・指力の不足あるいは精神が集中していない。『内経』に「未だその術を得ず」という記述があるが，努力して克服するべきである。

　古来，刺入に求められるところはきわめて不統一である。『内経』では，「針を用いるには，必ずその経絡の虚実を診察し，切診してこれに従い，押えてこれを弾き，その動じるべきものを視て，しかる後にこれを取って刺し下すべきである」といっている。『難経』第七十八難では，「刺入にあたっては，まず左手で針を刺すべき腧穴を押圧し，それから弾いて気を起こさせて，爪を立てて押し下し，気の到来するのを待って，動脈の拍動のように感じられたなら，それにしたがって針を刺入する」としている。この記述は，刺針前に刺針部位に対して押圧することにより気血を疏通し筋肉の緊張を和らげ，刺針時の痛みを緩和すると同時に，押圧することによってしっかり位置を定め治療の働きを助けることを強調している。金代の何若愚の『流注指微論』では，「針の刺入はすばやく行うことが重要であり，刺入したらゆっくりと入れていく。抜針は緩やかに行うことが重要であり，急速に行えば損傷することが多い」と述べている。またその後の竇漢卿の『針経指南』では，「左手をしっかり当ててよく押え気を散らすようにし，右手は軽くゆっくり刺入させることが痛みのない刺入の要素である」と主張している。現代ではさらに薬物の筋肉注射を行って刺入する方法が主張されることがあるが，これは刺針時の無痛あるいは痛みを少な

第2章　微通法

くするためである。著者は，自身の経験と臨床上の習慣にもとづいて，力強い片手刺針の方法を採用している。臨床では，しばしば治療上の必要性から両手を2カ所の腧穴に同時に用いて刺針することがあり，片手刺針はその点からも必要なことである。その方法は拇指と示指とで針体をしっかりと握り，針尖を2～3分出して腧穴のところに当て（**図2-5**），その手の中指で腧穴の周辺を押圧し，曲げた拇指と示指にきつく力を入れてピンと伸ばし（**図2-6**），針尖をすばやく表皮および真皮に刺入させる。特殊

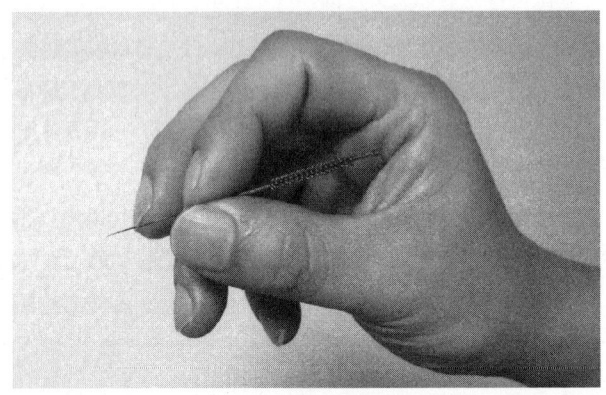

図2-5　片手刺針

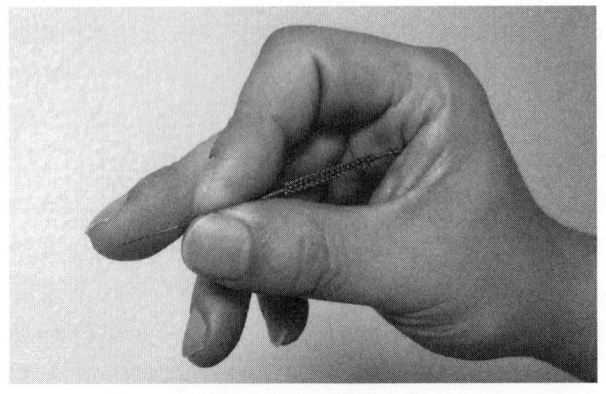

図2-6　片手刺針

な腧穴（井穴など）以外は，大体この刺針法を用いることが多い。

このような力強い片手刺針法は痛みのない，あるいは痛みのきわめて少ないものであり，しかも患者のいかなる体位でも，いかなる腧穴にも操作することができたいへん便利である。もちろんこれは両手刺針と比べると難しく，ある程度の「内功」と「指力」の訓練を必要とする。

刺針時に痛くないことや，操作しやすいことは「得気」「響き」あるいは「補瀉」および治療効果を上げるという面において大切な基本となる。そのため，刺針の手法を重視し，念を入れて研究する価値がある。

2 候気

刺入後に，針尖をゆっくりと一定の深さまで到達させたところで（例えば足三里なら1.2〜1.5寸，内関なら0.5〜1寸，環跳なら2〜4寸），候気の段階に入る。候気とは，刺針後に，針の刺激に対して体に「反応」を生じさせ，患者は常に針の下に異常な感覚を覚え，術者は常に指の下に重く締まるような感じや吸い付くような感じを覚えることである。取穴が適切でない・手法や操作が適当でない・患者の気血の虚実・経気が滞りなく流れているかどうかなどの要素によって，これらの「反応」の早さに違いがでる。いろいろな手段を用いて「反応」を生じさせ，はっきり現れるようにさせることが候気の段階の内容である。これは「催気」「気至る」「導気」などともいわれる。

候気のときに，取穴・手法・操作などが不適切な場合（例えば，刺針が深すぎる・浅すぎる・方向や角度が不適切・血管を刺している・針体が曲がっているなど），すぐにきちんと修正しなければならないだけでなく，疾病の性質や患者の身体状況を考えて，相応する候気法を行わなければならない。必ず気を至らせて，はじめて刺針の段取りが整う。主な候気法は次の通りである。

①**弾指法**：手を針柄から離し，指で針柄を弾き針体を振動させる。示指を外に向けて弾けば瀉法となり，拇指を内に向けて弾けば補法になる。

②**刮針法**：示指で針柄を押え，拇指の爪で緩やかに針柄をこする。実証は上向きに，虚証は下向きにこする。

第2章　微通法

　上述の2つの候気法は、いずれも効果を出すためには繰り返し操作しなければならず、急ぎすぎても重くやりすぎてもいけない。候気を待つ忍耐が必要である。

　③**飛針法**：拇指・示指の2指で、針柄を捻転する方法。回しては手を離し、捻ってはまた離す。李梃の『医学入門』に、「拇指と示指で捻針し、続けて3回行うと、手が震えるようになるので、これを飛という」とある。文献にいわれている方法は、気血・経気が順調にめぐらない患者に適用される。

　④**搗針法**：右手の腕部を震わせて、刺針部位で上下に小刻みな早い提挿を行うもの。局在的な痺れや、難治の疾病、瘀血が停留した疾病に適用される。

　上述の2つの方法は、疼痛性の疾患にとって催気の作用が強く、経気の流れをせき立てる意味がある。

　候気の方法はまだたくさんあるが注意しなければならないことは、深刺ししたり、大幅な捻転をしたりして気を至らせようと考えてはならないということである。臨床で繰り返し証明されているように、粗暴あるいは強すぎる刺激が引き起こす感覚は、無益であるばかりでなくときにはかえって有害でさえある。

　臨床では、たいていの患者は上述の方法を用いれば「気が至る」ようになるが、なかには、ある腧穴ではなかなか「気が至る」ようにならない患者もいる。その場合は、弁証・立法・配穴が適切であるかどうかを検討しなければならず、必要であれば腧穴を変更したり、治則を変えたりするべきである。灸法・瀉血・火針などは、置針している間に解決するようにするとよい。例えば、腰痛に対して委中の瀉血で効果が思わしくなければ、腎兪に灸を行うようにする。内関で悪心・嘔吐を治療したが効果がなければ、金津・玉液に瀉血を行う。痺証には毫針を用いて奏功することがあるが、もし無効であれば火針に改める。

3　行気法

　行気法とは、気が至ってから針感の面を拡大し、感覚の伝導を引き伸

ばす段階である。疾病の性質と候気中の患者の機能状態を理解したうえで，適当な刺針の形式を選び，刺針の質と量を適宜増加して，針感面と感覚の伝導ラインとを可能な限り拡大し延長させ，刺針のすばやい効果を十分に発揮させようとする。

この段階は，実質的には候気法の延長であり，補瀉法の始まりでもある。

4 補瀉法

「補瀉」とは，針灸学において広く浸透している概念である。体の虚実の状態に対して，針灸治療学では，補（虚）瀉（実）の概念が広く用いられており，刺針手法においても同様である。刺針手法における補瀉は，体の虚実と結びついてこそ意味がある。およそ体の虚の状態を改善する手法を補法といい，その反対が瀉法である。

経絡そのものに調整作用があり，腧穴自体に双方向性の治療作用があるが，補瀉手法には方向を導く非常に大きな作用があると同時に，相対性という特徴もある。腧穴にはこのような相対性があるにもかかわらず，歴代の文献やわれわれの臨床体験において，刺針手法はほとんどの状況において，依然として体の「虚」の状態を改善する働きがあるとしか表明されていない。しかし別の刺針手法には，当然，ほとんどの状況においてはっきりと「実」の状態を改善する作用がある。例えば，頑固な痺れや寒湿による感覚障害などの症状を改善する手法には「補」があり，腫脹や熱毒による疼痛の症状を改善する手法には「瀉」がある。これは，われわれが刺針手法の補瀉を検討するときの客観的な根拠となる。

補瀉を行うときの刺針手法は，体の状態によって決める必要がある。配穴の目的は，患者の病状を考慮し一針一穴を具体的に選択し体の状態を改善するものでなければならない。体の状態が虚であるか実であるかということは，刺針前に客観的に存在しており，補なのか瀉なのかは，刺入の段階から刺針が終わるまでずっと頭のなかに入れておかなければならない。したがって弁証施治を行う場合，刺針の全過程においてどのような刺激の形式を取るのか，どのような刺激量を与えるのか，体に対してどのような刺激の反応を起こさせるのか，体の状態に対してどのような影響を及ぼす

第2章　微通法

のかなどについて，補瀉それぞれに対して求められることは同じではない。実際の臨床では，次のようないくつかの点が考えられる。

1．補法

　刺針の形式は，軽・柔・徐を主とする。刺激量は，小・漸・久を主とする。体に対して与える作用の性質は，酸・柔・熱とするのがよい。体に対する影響は，心地よい・軽快・元気が出ることを目的とする。

　具体的な操作法は，刺針後，刺入した部位を「探索する方式」を採る。「探索する方式」とは，徐々に針を刺入していって，軽いタッチで針尖を所定の部位まで到達させ，弱い得気から次第に十分な得気へともっていき，行気の段階では，薄氷を踏むように，高貴な人を待つときのように，小さい角度の捻転法あるいは微弱な雀啄法で，感覚の伝わる面をゆっくりと拡大していき，感覚の伝わる線を細く緩やかにしていく。このような状態を保って，柔らかい一方向の捻転を持続する。角度は通常180度がよい。それから再び針を1～2分深く入れ，その後置針する。置針している間に，針感がゆっくりと増加し，抜針時までそのまま保つようにする（**図2-7**）。置針している間，針感がずっと存在し，場合によっては次第により鮮明になり，その後ゆっくりと弱まり消失するようだと理想的である。一般に十分に補うときにはこの手法を用いる。

　軽く補いたいときは，刺針して得気を得てから，再度操作を繰り返さない。このとき患者の腧穴にははっきりとした感覚はないが，置針している間，患者はしばしば局所に，だるい・痺れる・腫れぼったいなどの感

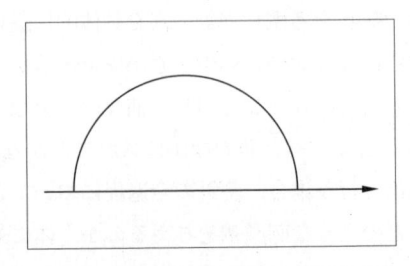

図2-7　十分な補法を行う際の針感のイメージ

第3節　微通法の施術

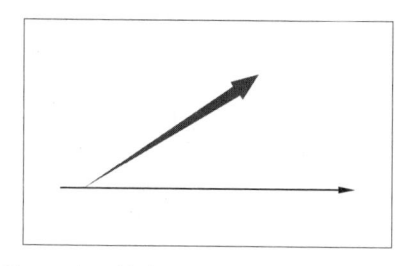

図 2-8　軽い補法を行う際の針感のイメージ

覚を覚えるか，経絡線上に沿って一方向に伝わる感覚・心地よい感覚・気分のよさなどを感じる。そのうえこのような感覚は次第に増強される（図2-8）。

2．瀉法

　刺針の形式は，重・剛・疾を主とする。刺針の質と量は，大・迅・短を主とする。体に生じる作用の性質は，感電様・すばやく伝導する清涼感がよい。体に対する影響は，はっきりしており，感電性のだるい痺れ感が好ましい。このようにして祛邪の目的を達成する。

　具体的な操作法は，刺針後，針尖をすばやく所定の部位まで挿入し，得気は速く大きく，行気時は針柄を頻繁に捻るか，あるいは針体をすばやく大きく提挿するようにし，感覚の伝導面は大きくかつ迅速に，感覚の伝わる線は太く速くするのが理想的である。そのようにしたうえで，左右の角度を同等にしてすばやく捻転し，同時にすばやい提挿の動作を加え，針感を鮮明にし，感覚の伝導面を最大にし，感覚の伝導距離を最長にもっていく。この操作を3～5回繰り返し，針を1～2分引き上げて，さらに10分程度置針する。一般に，十分な瀉法を行うときは，この方法を採る（図2-9）。

　もし病状からみて軽い瀉法を行う必要があれば，刺針後，得気を得てから，捻転・提挿などの操作をして，局所にだるい・痺れる・腫れぼったいなどの感覚を起こさせ，すぐに手法による操作を止める（図2-10）。

第2章　微通法

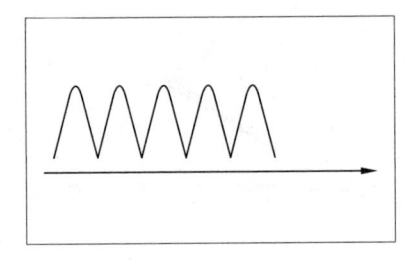

図 2-9　十分な瀉法を行う際の針感のイメージ

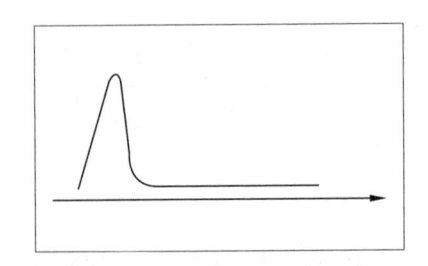

図 2-10　軽い瀉法を行う際の針感のイメージ

3．補瀉における刺激量に関する問題

　刺針の手法の目的というのは，特定の腧穴に，一定の強さの刺激を与え，さらに一定の時間それを持続させて，適当な刺激量に到達させることである。このような刺激量が，刺針療法において引き起こす作用は，体の気血の調整を促進し，通経活絡をするということである。また，体の状態を転化させる外因条件でもあり，矛盾を解決する重要な方法である。

　適度な刺激量とは，実践のなかで徐々に体得していく針感であり，すべての刺針手法は，いずれも針感を誘導するためのものといえる。

　補瀉の手法は，刺激様式においては完全に異なっており，相互に対立する2つの状態である。したがって刺激量の投与形式についても完全に異なっている。刺激量は絶対値という点では比較することはできない。刺激量とは，患者の体の状態・疾病の性質・患者の個体差など患者の感受性による結果である。ここで，刺針の刺激総量の投与方式における補瀉法の違いを分析してみる。**図 2-11** と**図 2-12** を比較してみると，刺針の刺激総量

第3節　微通法の施術

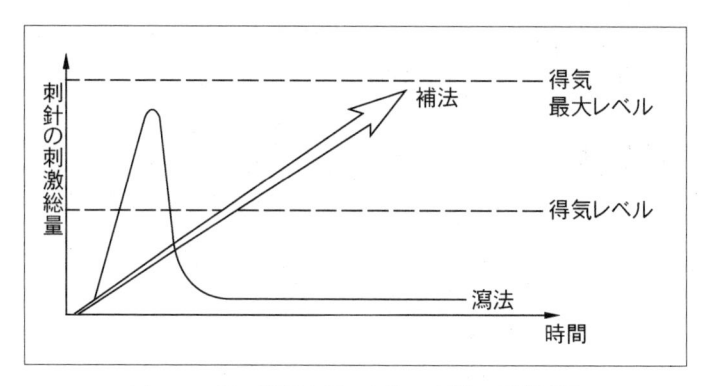

図 2-11　軽い補瀉を行った際の刺針の刺激総量

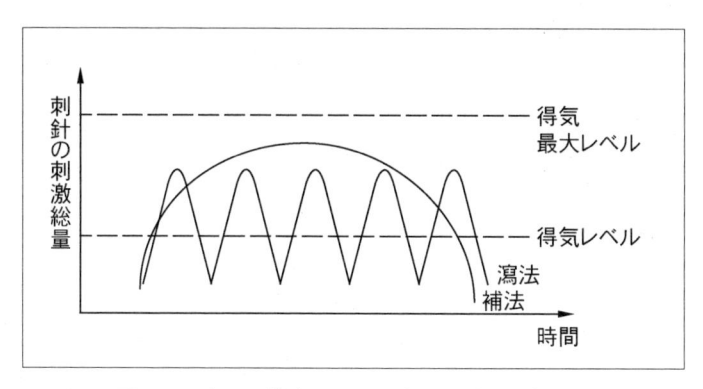

図 2-12　十分な補瀉を行った際の刺針の刺激総量

には違いがみられる。

　この違いをよくみると、補法の刺針刺激の総量は刺針の全過程でゆっくりとした投与となっている。しかし瀉法では、刺針刺激の総量は短時間内に急速かつ集中的に投与されている。補法の刺針刺激の総量が持続的に上昇する、あるいは先に上昇し後に下降してなくなっていくという形であるのに対して、瀉法の刺激量は爆発的に上昇と下降を繰り返してなくなっていく（図 2-11・図 2-12）か、あるいは1度爆発的に上昇して、置針をしている間になくなっていく。刺激量が補瀉手法における投与方式によって異なることを認識することは、さまざまな補瀉手法を分析するうえでたい

へん大きな意義がある。補瀉という2種類のはっきりと異なる手法を正確に修得し運用するうえでも意義がある。

5　置針法

　これは，刺針して補瀉法を行った後に，針を腧穴上に留めておく段階である。今日，20～30分置針するのが大部分であるが，病状や病気の種類とは無関係に補瀉を分けず一律に行うのは正しくない。われわれは病状や病気の種類にもとづいて補か瀉を決め，補瀉によって刺激様式と置針時間を決めるべきであると考えている。補法では刺針上の腧穴が緩むのを待って抜針するが，再度一方向に捻転し再び腧穴が緩むのを待って抜針するというように何回か繰り返してもよい。また針感が消失したときに抜針してもよく，これらが補法である。瀉法では置針中にたえず瀉法の操作を行い，刺激量が十分になったら抜針するのがよい。また，いったん十分な刺激量を加えてから置針し，刺針上の腧穴が緩んだら抜針する。

6　抜針法

　中国では，「出針」あるいは「起針」などと呼ばれる。この手法はたいへん重要で，上手に抜針することによって患者の苦痛は軽減される。抜針がうまくいかないと出血しやすくなったり腫れや痛み，重篤な場合は針ショックを起こすことがある。また抜針をいい加減にしてはならないし，刺針部を不潔にしたり，針を患者の体の上に置き忘れてもいけない。

①抜針時には必ず精神を集中しなければならない。もし気持ちが集中していないと，針を置きっぱなしにしやすいし，無造作に引き出すと出血を起こしたり，内出血を発生させたりする。

②抜針時は，左手でアルコール綿を持って腧穴を押え，右手の拇指と示指で針柄を握り，外に向けて引き抜く。その後，左手で軽く針孔を押えて出血しないようにする。

③頭部の太陽穴・聴宮・睛明・翳風・下関などの腧穴の部位は，血管が多く，組織が柔らかいため，抜針するときに内出血を引き起こしやすいので，すぐに後揉捻をしないようにする。これらの腧穴は特に注意すべき

である。

④補瀉手法によって抜針は異なる。補瀉による異なる手法においては，抜針によってその補あるいは瀉の状態を継続させるために，補法においては抜針を緩やかに行う必要がある。これは抜針時に体に再び刺激を与えないようにするためである。特に置針時間が短くて針の下に重いとか締めつけるような感覚がまだ残っていれば，針体を「順」にして緩めさせてから徐々に抜針し，針孔を後揉捻する。瀉法においては，抜針を速くし針孔を軽く押えればよい。後揉捻は必要ない。

古代の刺針手法の文献には，たいへん多くの種類の手法が提示されているが，本当に臨床に応用できるものは少ない。煩瑣にすぎるものや簡単すぎるもの以外でも，多くの手法がわれわれには理解しにくい。それは，歴史的な状況の影響によるためかもしれない，またわれわれの知識の限界によるためかもしれない。概して，刺法については依然として研究不足であり，本当に有力な実験室の研究さえも一針一穴に対するものであり，総合的な研究は未だ空白である。今後のさらに進んだ詳細な研究を待ちたい。

第4節 ● 正しい刺激量の決め方

刺針においては異なった手法を用いるが，その目的は，大きさ・速度・時間・多いか少ないかなどの異なる刺激量を産生することにある。刺激量が適当であるか否かは，効果に影響する。それでは，正確な刺激量とはどのようにして求められるのだろうか？　その前に，まず刺激量とは何かを明確にしておかなければならない。いわゆる刺激量とは，その根本に弁証施治と正確な取穴があり，刺針時に体に一定の反応を起こさせ，体の病理状態を改善するのに必要な強さのことである。もちろん，刺法における施術者の熟練度や，患者の体の状態および過敏性・反応性とも関係する。刺激量に対する個々の患者の反応の差は非常に大きく，同じ刺法を行っても，

第2章　微通法

Aに対しては適当であっても，Bに対しては足りない，Cに対しては過剰であることもある。したがって正確な刺激量というのは，必ず臨床の実践と正しい分析のなかから求められるものでなければならない。次にいくつかの主要な問題点について述べる。

1．臨床症状の分析

　臨床では，1人ひとりの患者に四診と八綱にもとづいて弁証施治を行う。病状の期間・気血の虚実によって，軽重・緩急を明らかにし扶正祛邪の治療法を確定し，最も適切な腧穴を選び処方する。

　新病で実証のものであれば邪を取り除くことが主となり，瀉法を用いてできるだけ早く病勢を弱める。そのため，取穴は多めになり針具もやや太めのものを使い，手法は必要に応じて強くし，邪気を取り正気が安定するようにする。

　病気が長引いて正気がすでに虚となり，邪気が取れず慢性病になっている場合は，補法を用いる。この場合の刺針は穏やかにしなければならず，急いで成果を求めるようなことをしてはならない。腧穴は少数にして，手法は軽く慎重に刺針を行い，弱刺激から次第に強刺激になるようにし，十分な治療効果を得るようにする。軽はずみなやり方をして，患者に不必要な苦痛を与えるようなことはけっしてしてはならない。

　臨床において，もし中風閉証〔中風で邪気が内陥し，臓腑の機能が閉塞された状態〕がみられるなら，祛邪を主とすべきである。反対に脱証〔中風で陰陽気血の損耗が激しい状態〕がみられるなら，先に扶正を行わねばならない。また，高血圧の患者は上実下虚のものが多いので，攻補両方の手法で施術すべきであり，配穴は多めになる。ただし肝経の腧穴に対しては，手法は軽くすべきで，肝が亢進して肝気が上昇しているようなものには，弱刺激を用いなければならない。肝は将軍の官であり，その性質は強く激しく，実体は陰であるが働きは陽であり，上昇・活動をよくするので，手法が重すぎると，その上昇・活動を助長してしまい，血圧をさらに高めてしまうからである。柔和な手法を用いて，その上昇の勢いを緩和すれば，血圧は次第に下降する。

臨床では，瀉法による強刺激に適合する病気がある。すなわち炎症・痙攣・ひきつけおよび各種の疼痛である。これに対して，麻痺・痺れ・肺労〔肺臓の虚損によって起こる虚労病の1つ〕・心臓病・消化不良・夜尿症などの疾病およびあらゆる機能低下の症状などは，補法による弱刺激に適合する。

2．年齢による区別

　幼年・少年・青年・壮年・老年への移り変わりは，人類の生命発展の自然な法則である。人類の生存活動において，一般的に，体質の発育は，小から大へ・弱から強へ・強から衰へと推移している。思考活動でも，単純から複雑へ，低レベルから高レベルへと進む。人間の体と智恵の発育は，それぞれの段階で異なっているので，体質と気持ちの持ち方にはそれぞれ差がある。そのため罹る病気も，まったく同じというものはない。例えば，子供は消化不良やカゼなどの外感病に罹ることが多い。同時に注意しなければならないことは，子供の皮膚は脆弱なので，刺激を上手に与えるべきで，たいていは置針しない。青年は飲食による損傷が多く実証が多いので，瀉法を用い刺激量も大きくするとよい。中年のものは生活習慣において不規則な面が多く，その証はしばしば虚実が入り混じっているので，刺激量は中程度がよい。老人は七情が傷つけられることが多いので虚証であることが多く，補法を用い刺激量は弱いほうがよい。

3．職種による区別

　社会は一時も止まらずに前進し発展しており，それにつれて社会的分業も日ごとに複雑化している。職種が異なると労働の質や強さも異なり，手足の関節や五臓六腑などが受けもつ任務もまた違ってくる。どのような職業なのかでその臨床症状は異なっており，変化も多彩であるため，刺針の刺激総量に対する受容量にも差が現れる。そのため，治療にあたっては，異なる応対をすべきであって，けっして一律にしてはならない。

　一般的に，工業・農業に従事する人は，皮膚や筋肉が堅固で体もしっかりしており，気血は充実して盛んである。したがってその病は実証のこ

第2章　微通法

とが多く，虚証は少ない。このような患者に刺針をするときは，瀉法を用いて強刺激を行えば，効果はてきめんに現れる。これに反すれば，しばしば焼け石に水となったり，毒にも薬にもならなかったり，徒労に終わったりする。事務に携わる頭脳労働者は，皮膚や筋肉が薄弱で体も軟弱なので，罹る病気も虚証が多く実証は少ない。針治療をするときは補法を用い刺激量は少なくするほうがよい。これに反すれば，無益なばかりでなく，かえって症状を悪化させる。商業に従事するものは，上記の両者の中間にあり中等度の刺激が適しており，平補平瀉の手法を用いる。『霊枢』根結篇に，「一般の平民を刺すときは深く刺して針を留め，王侯貴族を刺すときは軽くゆっくりと刺す」とあるが，これは職業の違いによって対応も違うことを述べている。

4．性別による区別

性別の違いによって，それぞれ生理的な特徴があるので，罹る病気もまったく同じというわけではない。女性は妊娠や出産による影響があり，体質は多くが虚であるが，男性は一般に女性よりも壮健である。治療をする場合に両者を比較してみると，相対的に刺激量は男性のほうが瀉法を用いて強くするが，女性には補法を用いて弱くするほうがよい。このようなことは，いずれも弁証論治にもとづき行うことであって，刺針時になおざりにしてはならない。しかしながら，これも絶対的ということではなく，もちろん女性でも瀉法を用いたり，男性にも補法を用いたりすることはある。

5．肥痩による刺激量の区別

肥っている人と痩せている人に同じ刺激量を与えても異なった反応が出るので，臨床上，軽視することはできない。例えば，われわれがよくいう「結核体質」の痩せた人には，補法を用いて刺激量を弱くするほうがよい。また「中風体質」の患者には，瀉法を用い刺激量も強くする。

6．季節および気候の影響

　自然界の変化はまず寒と暑であるが，自然の法則が人間に与える影響はたいへん大きい。治療にあたっても，時節の推移に従って，客観的な様相に照らして行わなければならない。例えば，春夏の季節は陽気が浮上し，人の気もまた浮上するので刺針は弱く浅くするべきである。秋冬は陰気が下降し，人の気もまた同じように深く入るので，刺針は強く深くする必要がある。

7．気候風土と習慣

　これは，その地域の気候の変化・地理環境・生活習慣などである。天地の果てまで人家はあるが，それぞれさまざまに異なっており人々の体質の発育度も一様ではない。『素問』異法方宜論篇に「東方の地域は，……魚を食する地であり，……その病はみな癰腫となる。その治療には砭石を用いる」とある。また「南方は，天地の長養するところ（長養とは，南方は夏に法り，気候風土は万物を成長し養うのに適しているということ），……その病は拘急や痺れであり，その治療には微針を用いる」とある。この文章は2千年以上も前に記述されたものであるが，今日でもなお参考に値する。ここでは，刺針治療を行うときには，機械的に一律に同程度の刺激量を与えるのではなく，必ずその土地の事情を考慮して，それぞれに応じた対処をするべきであることを教えている。一般に，南方の人の体質は痩せて虚弱であることが多いので，補法で弱刺激を多用するが，北方の人の体質は強壮であるので，瀉法で強刺激を多用する。特に内蒙古一帯では強刺激を用いることが多い。

8．部位による違い

　全身の腧穴の数はたいへん多く，十四経の腧穴数は，『針灸大成』で359カ所，今日の教科書では361カ所（現在，経外奇穴や阿是穴については正確な数字はない）あり，体の頭部・体幹・四肢に分布している。あるものは筋骨の間にあり，あるものは臓腑や器官の近くにある。所在部位によって，その知覚の感度も異なる。そのため刺針時には，必ず部位を考慮

して異なった刺激量を与える必要がある。一般的に，頭部や臓腑・器官に近い部位および四肢の末端（手足の関節以下）の腧穴では，刺激量を少なめにする。体幹部位の腧穴では，中等度の刺激を用いる。筋肉の充実している部位では，刺激量は大きくしてもよい。

　以上これらは一般的な決まりである。特殊な状況であれば，臨機応変に捉え，適切に行うべきである。特に錯綜した複雑な状況であればなおのこと大切である。
　このように，臨床応用における刺針手法については，熟練した技術と一定レベルの弁証配穴理論と，さらにできるだけ豊富な臨床応用の経験とが要求される。このようにしてはじめて優れた刺針手法の応用が可能になり，治療効果を高めることができる。

第5節 ● 刺激の効果と臨床実践

　「微通法」による治療の特徴は，病状によって陰陽表裏・寒熱虚実の弁証を行い，適切な腧穴を選んで処方し，患者に施術してそれぞれの部位の陰陽の調和をはかり，疾病を除去し健康を保持するということである。ほかの「2法」と比べて，「微通法」の取穴は，用いる腧穴が比較的多い。施術する場合は，一針一穴で完成しているが，刺激の効果は臨床実践の総合的な反応によるものである。体の状態が施術前に安定しているなら，八綱にもとづいて治療を行う。その治療原則は「虚ならばこれを実し，充満していればこれを瀉し，古いものが溜まっていればこれを取り除き，邪が盛んであればこれを虚させる」ということである。腧穴による処方の基本は，多くの腧穴の共同作業であり，いくつかの腧穴の総合的な刺激効果により，体の状態を次第に六経の調和にもっていくということだといえる。したがって，刺激の形式が一針一穴において単純に現れるということでは

なく，全身の総合的な刺激効果をより重視することが大切である。例えば，陰虚証の場合は滋陰しなければならないが，潜陽することも必要である。そうして陰陽を平衡状態にもってゆく。全身についていえば「補う」べきだが，いくつかの腧穴に対していえばそうではない。つまり滋陰の腧穴には「補法」を行うが，潜陽の腧穴には「瀉法」を用いるべきである。ただし体に対する刺激の総合的な効果は，主として滋陰となる。

　そのほか，腧穴自体，可変性が非常に大きく，基本的には双方向性の治療作用がある。刺激様式の違いによって，腧穴を「補」とすることもできるし，「瀉」とすることもできる。これはたいへんよくわかることで，そのため，われわれはこれを双方向性の治療作用といっている。例えば，脾の運化機能が失調して便がゆるくなり下痢をしているものに，天枢穴に「補法」を用いると下痢は止まる。また陽明燥結のために大便が乾燥しているなら，「瀉法」を用いれば便通がつく。関元は排尿障害（尿意があるのに尿を自力で排出できない状態）を治療することができるが，また尿失禁を治療することもできる。さらに腧穴の配穴処方においては，相対的な特異性もある。同一の腧穴が異なった疾病・症状に対して異なった治療作用を現すため，腧穴の治療作用は相対的な特異性があると考えられる。これは処方における腧穴と腧穴の相互の関わり合いのなかで，総合的な特異性が構成されるからである。例えば，臨床においてしばしば経験するが，聴宮穴には非常にはっきりとした相対的な特異性がある。聴宮穴は主として中風や体の腫脹を治療することができるが，またさまざまな状況による耳聾〔難聴〕を治療することができ，失声症や斜視なども治療できる。病因には内因・外因・不内外因があり，病の性質には実証・虚証・熱証・寒証があり，病位には表証・裏症の区別があるが，聴宮穴はいずれにおいてもたいへん優れた治療作用を現す。これは腧穴と薬物の違いと考えることができるが，腧穴の治療作用は固定不変のものではなく，逆に腧穴の性質の可変性が非常に強いということである。要するに，腧穴には双方向性の治療作用と相対的な特異性とがあり，総合的な刺激の効果を出現させるだけの必然性がある。また，経絡体系相互間の影響や，腧穴間の連絡の不可分性によって，総合的な刺激の効果を引き起こす可能性があるため，臨床

実践は総合的な刺激の効果であると考えられる。

臨床実践の面からみると，総合的な刺激効果は，一針一穴ごとの刺激効果の全面的な反映である。そのため施術を行うときには，木を見て森を見ないのではなく，必ず全過程を考え，体を総合的にみて，一針一穴の刺激様式を重視しなければならない。針灸治療の作用機序とは，さまざまな要素が総合的に反映して具体化したものである。患者の身体状態・罹病期間・選穴・刺針手法および医師の技術レベルなどの要素である。それは，深く関わりあった高度で複雑な治療体系であり一致協調する連続した過程であるため，どこか1つの連携のなかで間違いが生じた場合，治療効果に影響が及ぶ。そのため効果が現れるということは，上述の諸要素を調整するということである。治療するということは，絶えざる発展・絶えざる改善の認識過程なのである。

第6節 ● 適応症と注意事項

臨床実践の試練を経て，「微通法」は，内科・外科・婦人科・小児科・五官科〔耳・鼻・咽喉・口腔・眼の5科〕・皮膚科など多くの病症に広く用いられてきており，病気の種類はおよそ300種以上，そのうちで，治療効果が確実なものは約100種以上である。「微通法」は，麻痺・慢性皮膚病・婦人科疾患などの多くの慢性病に適用されるだけでなく，失神・高血圧状態・脳震盪・中風などの急性あるいは重篤な症状に対しても，救命効果がある。

「微通法」を施術するにあたって，責任感・技術に対する向上心・基本的な技術をしっかり訓練すること・刺針刺法の熟練が必須の条件になる。重要な腧穴や重要な臓器に近い部位に対しては，いかなる状況にあっても，けっしてうかつにならないように注意しなければならない。万一異常な事態が発生した場合，施術者は沈着・冷静になって，適切に処理しなければ

ならない。通常の状況では，真剣に責任をもち，すぐに処理しさえすれば，重大な結果を招くことはない。

第7節 ◉ 典型的な症例の治験

1 脳血管障害

中医でいうところの「中風」である。突然意識を失って倒れ，人事不省に陥る，あるいは顔面神経麻痺・言語障害・半身不随を主症とする。

【病因病機】 本病の機序はたいへん複雑である。気血虧損によるものが多く，心・肝・腎の3経の陰陽失調と関係があり，風・火・痰の3者に属する疾患である。それに加えて，思い悩み・過労により，風陽顫動・心火暴盛・気血上逆となる，あるいは飲食の不節・脾虚痰熱・化火動風・蒙蔽清竅〔五官を塞がれる〕により，上実下虚・陰陽の連係を失うという重篤な証候が起こる。

【臨床症状】 臨床では，病位の深浅および病状の軽重によって，中経絡〔中風証候の1つで，一般に精神の異状がなく，顔面麻痺・痺れ・半身不随などの症状を現すもの〕と中臓腑〔中風証候の1つで，昏倒・意識不明・牙関噤急などの症状を現すもの〕に分けられる。病状の軽いものは，頭痛・頭がクラクラする・手足の痺れ・突発的な顔面神経麻痺・言語傷害〔構音障害〕がみられ，重篤な場合は，半身不随あるいは四肢や体のひきつり・痙攣などがあり，舌苔白膩・脈浮数となる。病変が深く臓腑に及んでいるものは，突然昏倒し意識不明となる・牙関噤急〔歯を食いしばり口が開かない〕・舌がこわばって構音障害が起こる・顔面は赤く呼吸が粗い・舌苔黄膩となる。さらに重篤な場合は，目を閉じて口を開ける・鼻呼吸は微弱・尿失禁・手足厥冷となる。これは暴脱〔ショックや虚脱〕の危機的症状であり，予後は悪い。

第2章　微通法

【治則】　熄風降逆・通経活絡・理気行血
【取穴】　四神聡〔百会の前後左右各1寸の4穴〕・合谷・太衝・太渓・聴宮など
【刺法】　毫針で腧穴に0.5～1寸の深さ刺入する。多くは瀉法を用いる。

症例1

　　　　　李〇〇，男性，57歳。言葉がどもり，手足や体に力が入らなくなって10日になる。10日前，2階から降りるときに突然左半身が不随となり，言葉もはっきりしなくなり，顔面麻痺となって，2回嘔吐した。大小便の失禁はない。
望　診：舌苔白膩で中心がやや厚黄
脈　象：沈細
弁　証：気虚・中風中絡
治　則：化瘀通絡
取　穴：聴宮を主とし，列缺・条口を配穴する。
経　過：5回の治療で，言葉ははっきりしてきて，精神状態も好転し，歩行も安定してきた。数回治療を行って治療効果を確実なものとした。

症例2

　　　　　王〇〇，男性，53歳。左上肢が動かせなくなって2カ月になる。2カ月前，突然嘔吐し，下痢・頭痛・言葉が不明瞭などの症状が現れ，左上肢が動かなくなった。高血圧症の既往歴がある。
望　診：舌体が左に偏向・舌苔白で中間が黄
脈　象：沈弦
弁　証：陰虚陽亢・肝風内動
治　則：滋陰潜陽・平肝熄風
取　穴：聴宮
経　過：聴宮を取穴して10回治療した。最初の治療後，運動が前より軽くなったように感じた。3診目以後，痛みが取れ，5診目以後，

左手の浮腫が消退した。

症例3

高〇〇，女性，54歳。右手に力が入らず，動きが鈍くなって1年以上になる。1年前に中風を患い治療を受けたが，たびたび症状が現れ一向に改善しない。現在は右手に力が入らず，冷たく，腫れている。高血圧症の既往歴がある。

- 望　診：舌質淡・舌苔白
- 脈　象：弦細
- 弁　証：陰虚陽亢・肝風内動・経脈失養
- 治　則：滋陰潜陽・平肝熄風・通経活絡
- 取　穴：列缺・太渓，のちに聴宮穴を加える。
- 経　過：はじめに列缺・太渓に刺針して一定の効果を得た。その後，聴宮穴を加えて，2回治療すると，効果ははっきりしてきた。右手の痺れと冷えは緩解し，腫れも退いた。

症例4

李〇〇，男性，35歳。高血圧症の罹病歴が数年になり，血圧は不安定で高いときもあれば低いときもある。昨夜，突然頭がクラクラしてめまいが起こり，ベッドに倒れ込んだ。その後すぐに言葉がうまく出なくなり，顔面神経麻痺が起こり，涎が流れて左半身不随となった。他院で「脳出血」と診断された。

- 望　診：意識ははっきりしている・顔面は赤い・口角が右に引っぱられている・左眼が閉じられない・言葉がうまく出ない・左半身が動かせない・血圧220／120mmHg・舌苔黄燥
- 脈　象：弦滑
- 弁　証：陰虚陽亢・肝風内動
- 治　則：滋陰潜陽・平肝熄風
- 取　穴：四神聡・合谷・太衝・太渓
- 刺　法：四神聡に点刺して出血させ，合谷・太衝に瀉法を用いる。太渓に

第2章 微通法

補法を施す。

経　過：2診目で病勢は軽減し，左眼を動かすことができるようになり，脈も前日より緩和した。舌苔はまだ黄だが燥はすでになくなっていた。血圧が130／90mmHgに下降したので，曲池・陽陵泉・足三里・金津を加え，玉液に瀉血を行い環跳に点刺した。3診目で言葉が出にくいのもかなり好転し，話ができるようになったが発音はまだ不明瞭である。諸症状はいずれも好転したようである。取穴は，金津・玉液を止めて，頬車・地倉を加えた。4診目になると，歩行もできるようになり，患側の手でものを持つこともでき，言語機能も次第に回復してきた。脈は弦が少なくなり，舌苔は白になったがまだ厚膩である。前回と同じ取穴をした。5診目に症状は基本的に消失し，舌苔薄白・脈緩微滑。治療は前回と同じである。6診目には患側の上下肢の機能および言語はいずれも正常に回復し，舌苔薄白・血圧120／80mmHgであった。同じ取穴で治療効果を確実なものにした。

症例5

翁〇〇，女性，53歳。昨日，突然頭がクラクラしてめまいが起こり，口が右に引っぱられ，左側の手足と体が麻痺し動作が不自由になった。上肢の症状は下肢より重く，ものを握ることができない・腕を高く挙げられない・震えが止まらない・言葉がうまく出ない。

望　診：顔面蒼白・口は右に引っぱられている・舌質紅・舌苔少・血圧180／120mmHg。

脈　象：弦細

弁　証：陰虚陽亢・肝風内動・中経絡

治　則：滋陰潜陽・平肝熄風・疏通経絡

取　穴：四神聡・曲池・合谷・陽陵泉・足三里・太衝・気海（灸）

経　過：2診目で患側の四肢と体に回復がみられ，ものを握ることができるようになったが，力が入らない。精神的には良好だが四肢や体

の震えは依然としてある。頭がクラクラしてめまいがするのは好転したが，その他の症状や舌象に変化はない。処方が合わないため，刺針後も変化がない。上述の取穴を加減して18回続けて治療を行ったところ，患側の四肢と体の運動機能は完全に正常に回復した。頭のふらつきや手足の震えも治り，気分もよくなり食事も進み，血圧は140／95mmHgとなり諸症状は治癒した。

症例6

許〇〇，女児，13歳。3日前に突然左側の四肢と体が麻痺し，運動機能が失われ，顔面神経麻痺となり右に引っぱられている。ある医院の小児科の検査で「小児急性片麻痺」と診断された。患児はあまり食べず，頻尿である。

望　診：舌苔白
脈　象：細数
弁　証：もともと体質が虚の状態であり，そのうえに風邪の侵襲を受けたため，経脈の流れが阻滞し，気血不暢により筋脈失養となった。
治　則：祛除風邪・疏通経絡
取　穴：頬車・曲池・合谷・環跳・足三里・絶骨
刺　法：点刺法で一側に施術する。
経　過：2診目で症状は明らかに緩解し，運動機能に回復がみられ，1人で歩行できるようになりものを持つこともできた。まだ頻尿があり，便はやや乾いている。脈細数・舌苔薄白。足三里を止めて，風市・陽陵泉を加えた。3診目で患側の上下肢は前回より力強くなり，屈伸運動も可能になり，食も進むようになり，頻尿も少なくなった。排便は1日1回，気分もよく，数脈も減り前回より有力になった。刺針の手法は変えなかった。
しばらくして父親がわざわざ礼を言いに来て，患児の運動機能は正常に回復し，顔面のゆがみも治り食事も正常になり，学校にも行っているということであった。

2 眩暈〔めまい〕

　天地がグルグル回るような感覚や，足がフラフラして安定しないような感覚を覚える。このような症状を総称して眩暈と呼ぶ。

【病因病機】　本病は，思い煩いや心脾の損傷と関係のあることが多い。心が虚すれば血虚になり，血虚になると脳が栄養されなくなる。あるいは憂うつや怒りなどがあると，肝陰が損耗し肝火偏亢となり，脳がかき乱され眩暈を発症する。そのほか，腎精虧損のため脳髄を生じることができない，味の濃いものを食べすぎて脾胃の働きが不足し，運化機能が失調するなどにより，眩暈を引き起こすことがある。

【臨床症状】　目がちらつき，頭がクラクラし，船酔いや車酔いのように，グルグル回るような不安定感があり，よく眠れなくて夢をよく見る・脈弦数。顔面晄白・動悸がして意識がぼんやりする・吐きけがある・ひどければめまいがして倒れる・脈細弱，思い煩いや怒ると増悪し，多くは肝陽上亢となり，胸悶・悪心・食が少ない・よく眠る・痰濁が中焦を塞ぐ・舌苔白・脈滑。なかでも高血圧のものは肝陽上亢が多い。

【治則】　補益心脾・平肝潜陽・滋養肝腎あるいは化湿祛痰

【取穴】　百会・気海・曲池・合谷・陽陵泉・足三里・太衝・豊隆

【刺法】　毫針で腧穴に0.5～1寸の深さ刺入し，先に補法，後に瀉法を行う。

症例1

　孫○○，男性，60歳。1年前に右腕および手に痺れを覚え，腕が重だるい・目がぼんやりしてものがはっきり見えない・足がふらつく・動悸があり不安感を覚える。血圧160／96mmHg。

望　診：太っていて顔が赤い・舌苔薄黄
脈　象：弦滑有力
弁　証：痰火風陽で，痰濁を兼ねる。
治　則：平肝熄風・清熱化痰
取　穴：百会・気海・曲池・合谷・陽陵泉・豊隆・足三里・太衝

刺　法：気海に補法を用いる以外は，すべて瀉法を用いる。
経　過：症状は日ごとに軽減し，合計5回の治療で血圧は130／80mmHg に下がり，諸症状はいずれも正常になり治療を終了した。

症例2

馬○○，女性，53歳。高血圧症になって4年，頭が常にボーッとしてクラクラしている・目がぼんやりしている・熟睡できない・腰痛・腕痛。血圧170／110mmHg。

望　診：顔面は赤い・舌苔薄黄
脈　象：弦細
弁　証：陰虚于下・陽亢于上
治　則：滋陰潜陽
取　穴：百会・気海・曲池・合谷・内関・陽陵泉・足三里・三陰交
経　過：初診後，頭がボーッとしてクラクラする症状は軽減した。3診目で睡眠・摂食レベルは改善され，頭のクラクラも軽減した。5診目でめまいは完全に取れ，諸症状は消失した。血圧は128／84mmHgに下がった。さらに治療効果を確実なものとするため2回治療を行った。

③ 暈厥〔失神〕

暈厥というのは，急激に起こる一時的な意識および行動の喪失である。

【病因病機】　発作の原因の1つは，元気の衰弱・病後の気血の回復不全・産後の失血過多などであり，いずれも過労によって急激に起こり，経脈の気血が十分に上部に行かなくなり，陽気が手足の末端まで行き渡らなくなって起こる。もう1つの原因は，感情の異常な変化あるいは外傷による激しい痛みなどによって，気機〔臓腑の機能活動〕の逆乱が起こり，気血の運行が一時的に混乱し，清竅〔五臓の精気が発するところ〕などが撹乱されて起こる。

【臨床症状】　はじめに疲労と無力感があり，目の前が暗くなり，しばしば吐き気がして，その後，突然昏倒し意識不明となる。同時に顔面

第2章　微通法

は蒼白となり，汗が出る・手足の逆冷・血圧の低下・脈細緩となる。
【治則】　回陽醒脳〔亡陽を治し意識昏迷を救う法〕・清心開竅
【取穴】　人中・内関・合谷・太衝，あるいは百会・大陵・心兪など
【刺法】　毫針で腧穴に0.5寸の深さ刺入し，虚には補法，実には瀉法を施す。

症例1

張〇〇，女性，32歳。痙厥を罹患して5年になる。平素はウツウツとして怒りっぽく，発作が起こると意識不明となり，手足がひきつけを起こす。これらの症状はいつも2〜5時間で緩解する。覚醒した後は，頭痛・悲しみ・異常な泣き笑い・わけのわからないことを言うなどがある。今日の発作は6時間に及び，覚醒できない。

望　診：顔面はチアノーゼ状態・手足は冷たい・手足のひきつけ
脈　象：沈細
弁　証：鬱悶気結・肝風内煽・気血錯逆により竅絡〔五臓と五竅を結ぶ精気の通路〕が塞がり起こった。
治　則：平肝熄風・寧心開竅
取　穴：人中・内関・合谷・太衝
刺　法：毫針を用いて，先に補法，後に瀉法を施す。
経　過：刺針を行うと意識が回復し，1時間の置針後には諸症状はいずれも治癒した。

症例2

張〇〇，女性，38歳。精神の異常を来して10日になる。発症は次のとおりである。子供が多く経済的に困窮しており，夫は出稼ぎのため長い間，精神的に抑うつ状態にあり，楽しみも少なかった。ちょうどそのようなときに驚くことがあって，それからわけのわからないことを言うようになり，感情が不安定になった。挙動は異常で，食欲不振，数日も便秘をするようになった。

望　診：医師と協力できず恐れ怒りしょげたような様子。顔面は黄色・舌

尖紅・舌苔白・声の力は弱い・息切れ・言葉は支離滅裂。
脈　象：弦細
弁　証：気持ちが抑うつ状態で思うようにならず，うっ積して脾を傷め心神喪失となり，また驚きや恐れが起こり精神錯乱となって，癲〔精神異常〕を発症した。
治　則：鎮驚解鬱・養心安神
取　穴：心兪（点刺）・大陵・百会・人中・中脘（灸）・隠白
刺　法：1寸の毫針で0.3～0.5寸の深さ刺入し，先に補法，後で瀉法を施す。
経　過：2診目で，精神はやや好転したが舌苔と脈の変化はそれほどでもないため，そのまま同じ刺法を用いた。8診目で，明らかに効果があり，精神症状は大きく好転し自分の苦しみが理解できるようになっていた。脈象は浮数で外感風邪の証である。そこで疏風清熱・扶正祛邪の法によって，まず表邪を取り除くことにした。取穴は，大椎・風府・肝兪・脾兪（補）・中脘で，30分の刺針とした。10診目で精神症状は消失したが，反応がやや遅く，記憶力も少し低く，睡眠がよくない。これは，邪がまだ取れず正気も回復していない証拠なので，主穴として心兪・神門・大陵・百会・中脘をそのまま用いて，さらに四神聡・合谷・太衝・至陰・鳩尾・後渓を組み合わせ，交替して使用した。6回目の治療で精神は完全に正常に回復し，意識もしっかりして，言葉もはっきりし，諸症状はすべて正常になり，治療を終了した。

4　脳振盪後遺症

　頭は諸陽の会であり，「精明の府〔頭部〕，髄海の蔵するところ」とされる。つまり脳は全身を統括する働きがある。したがって，頭部を打ったり衝撃を受けたりすると，直接脳を損傷して脳振盪を起こすことがある。

【病因病機】　不内外因〔内傷外感によらない病因〕によるものである。つまずくなどの不意の出来事による衝撃や暴力的な衝撃を受け，脳内の脈絡が損傷を受けて脳髄の脈絡の気機が逆乱し，気血が阻害

第2章　微通法

されて脳が撹乱するため，突然昏倒しさまざまな後遺症を発症する。

【臨床症状】 脳内の脈絡が損傷を受け，突然昏倒し，手足に力が入らずダラリとしてしまい，覚醒後には何が起こったかほとんど覚えていない。軽いものなら，意識ははっきりしているが，頭がクラクラしたり，頭痛や記憶力の低下がある。悪心・嘔吐などを伴うことが多く，病気の経過は一定していない。

【治則】 通竅開閉・蘇厥醒脳・寧神熄風・調達経絡・行気活血

【取穴】 聴宮・臂臑

【刺法】 毫針で腧穴に1〜1.5寸刺入し，補法を用いる。

症例

張〇，女児，6歳。交通事故で頭部を損傷し，救助された後に数回嘔吐した。外傷はないが，両眼に腫れぼったい痛みがあり，頭を低くすると激しく痛む。小児病院での検査によって「脳振盪」と診断された。すでに2カ月経つが好転せず，食は進まないが，排便・排尿は正常である。

望　診：顔色は正常・舌苔白

脈　象：沈細数

弁　証：不内外因によるもので，脈絡が損傷を受け気血瘀滞となり，両眼の脹痛〔脹るような痛み〕が生じた。

治　則：通経活絡・行気行血

取　穴：聴宮・臂臑（両）

刺　法：毫針で腧穴に1寸の深さ刺入し，補法を施す。

経　過：1回の治療で，症状は明らかに軽減し，頭を低くしても両眼の脹痛は起こらない。引き続き聴宮と臂臑の2穴に刺針を行った。合計5回の治療で両眼の脹痛は消失し，食事も元通りになったので治療を終えた。

5 小舞踏病

【病因病機】 本病は，元気不足・脈絡の阻滞によって，気血の運行が滞り筋脈に栄養が行き渡らなくなって起こる。

【臨床症状】 発病は緩慢で初期症状ははっきりしないが，症状としては注意力散漫となり動作が鈍くなる。その後，きわめて速く，不規則で無意味な不随意運動が起こり，額に皺を寄せる・口を突き出す・まばたきをする・舌を出す・眉をひそめるなどのさまざまな顔面の表情を作る。舞踏様の動作があるが，気持ちが高ぶっていたり，自主的な動作をしているときや睡眠時には完全に消失している。

【治則】 増補元気・通経活絡

【取穴】 中脘・気海・関元

【刺法】 1寸の毫針で腧穴に0.5～0.6寸の深さ刺入し，補法を施す。1週間に3回，児童には置針せず，成人は30分置針する。

症例

白〇，男児，11歳。2年前に両方の眉が不随意的に動き出し，舌・口唇・鼻稜部も動き出した。踵は動かないが不快な感覚があり，1日に何回も起こる。最近は動きが激しくなり，手足も不規則に震える。病院で「舞踏病」と診断された。食欲不振・ときどき腹痛があるが便は正常・頻尿・尿検査値は正常である。

望　診：顔面は黄色・舌苔白・呼吸音は正常。

脈　象：滑細

弁　証：先天不足によって経脈が空虚となり濡養できない

治　則：培元補気・温煦経絡

取　穴：気海・関元・中脘

刺　法：1寸の毫針で腧穴に0.5～0.6寸の深さ刺入し，補法を施し，置針しない。2日に1回行う。

経　過：12回の治療で病状は次第に軽減し，ついに震えは止まった。

第2章　微通法

6　頭揺

頭揺は，中医では「揺頭風」と呼ばれる。

【病因病機】　気血虧損によって肝腎陰虚となり，血虚のために肝を抑えられず，肝風内動となって起こる。

【臨床症状】　不随意的に頭を揺り動かす。気持ちが高ぶったときや，見知らぬ人に出会ったときなどにひどくなることが多い。睡眠時には止まるが，目覚めると再び起こる。

【治則】　養血熄風

【取穴】　長強

【刺法】　4寸の毫針で，尾骨の後縁に沿って上向きに3～4寸刺入する。補法を施し，置針しない。

症例

裴○○，女性，56歳。頭が不随意的に揺れ動くようになって数年になる。自分ではコントロールできず，病状は軽くなったり悪化したりする。一般的には，怒ったり，気持ちが落ち着かないときに悪化する。ある病院の神経内科で検査を受け，「脳動脈硬化」と診断されたが，治療は受けていない。その後症状は重くなり，頭が揺れ動く状態は1日中休みなく続き，熄風の中薬を3剤服用したことがあるが，効果はなかった。食欲はあり，便通・排尿は正常。頭暈・煩躁の症候が現れることもある。

望　診：顔色は正常・舌苔白

脈　象：弦滑

弁　証：腎陰不足により肝木が滋養されず，肝風内動となるため，頭が揺れ動き止らなくなる。

治　則：補腎熄風

取　穴：長強

刺　法：毫針で4寸の深さに刺入し，補法を施し，置針しない。

経　過：治療後，不随意な頭の動きは明らかに好転したように感じ，精神を集中させると自分でコントロールできるようになった。

2診後，発作は1日2〜3回になり，前回よりさらに軽減した。合計5回の治療で，頭の揺れ動く症状は止まった。

7 癲癇

癲癇(てんかん)は発作性の意識障害の疾病である。中国では「羊癇風」とも呼ばれる。特徴は発作的に意識がもうろうとなり，ひどければ突然昏倒し，意識不明となり，口から泡を吹き，両眼は直視し，手足は痙攣する，あるいはまるで羊のような鳴き声を上げ，しばらくして覚醒する。

【病因病機】 本病症は，七情〔喜・怒・憂・思・悲・恐・驚の7つの精神活動〕の失調によるものが多く，突発的な驚きや恐怖から気機逆乱となるか，あるいは過労やその他の病気の後で，臓腑の機能が失調し痰濁阻滞となり，気機逆乱により風陽内動となる。そのほか，先天的な要素とも密接に関わっており，もし母体が突然恐怖に襲われると，気機逆乱となり，精が傷ついて腎虚となり，母体の精気が損耗して，必ず胎児の発育・出生に異常を来す。あるいは出生後に癲病を発症する。転倒による打撲，あるいは出産時の難産など，いずれも脳に損傷を及ぼすので，癲病を起こしやすい。

【臨床症状】 癲癇は典型的な症候であるが，病状はさまざまで，発作の持続時間も，数秒から数分ないし数時間まで長短がある。発作の間隔も，長いものから短いものまであり，毎日発作が起こるものもあれば，1日に数回のもの，数日に1回のもの，長ければ数年に1回のものもある。発作の程度も軽重があり，軽ければ，ぼんやりして何もわからず，聞きもせず見もせず，動きもせず話もせず，顔面は蒼白だが，ひきつけはない。患者は突然動きを止め，手に持っていたものを落とすか，あるいは突然前方に傾き，またすぐに戻る，あるいはほんの少しの間，目を上方に向け，あるいは上目使いにし，数分から数秒経つと回復する。重いものは，発症が急で，倒れて泣き叫び，ひきつけを起こして泡を吹き，尿失禁し，いずれも覚えていない。しばしば頭暈・力が出ないなどの症状を伴う。

第2章　微通法

- 【治則】頻繁に発作が起こるものには，標治を主として，豁痰順気・熄風開竅を重点的に行う。通常は，本治を主とし，健脾化痰・補益肝腎・養心安神を行うとよい。
- 【取穴】大椎・腰奇〔尾骨端の直上2寸〕
- 【刺法】4寸の毫針で大椎穴に皮下まで刺入してから，針尖を下に向け，針を寝かせて，下方に皮膚に沿って3寸半の深さ刺入する。さらに4寸の毫針で腰奇穴の皮下に刺入し，その後針尖を上向きにして，針を寝かせ，皮膚に沿って上方に3.5寸の深さ刺入する。

症例 1

張○○，男性，24歳。日頃からしばしば突然昏倒し，全身が痙攣して，口から泡を吹き，牙関噤急となり，尿失禁する。毎月1～2回発作が起こり，毎回1～2分ですぐ止まる。覚醒後は頭痛がひどく，全身の力が抜ける。いつもフェニトインナトリウムを服用するが，効果はあまりはっきりしないので，中薬の滌痰剤を服用するが無効であった。食欲不振・排便と排尿は正常である。

- 望　診：顔面は黄色・舌苔白
- 脈　象：細滑
- 弁　証：患者は幼いときに母を失い，情緒不安定となったために，痰濁阻滞・気機逆乱となって起こった。
- 治　則：滌痰開竅・経絡の通調
- 取　穴：大椎・腰奇
- 刺　法：4寸の毫針を，大椎穴に針尖を下に向けて，皮膚に沿って3.5寸の深さ刺入する。腰奇穴には，針尖を上に向けて皮膚に沿って3.5寸の深さ刺入する。
- 経　過：1日おきに1回，2カ月治療を行った段階で発作は起きていない。現在，すでに2年発症していないので，自動車の運転手として仕事に復帰した。

症例2

朱○○，男児，9歳。父親の話：息子は以前ひきつけを起こしたことがある。発作時間は毎月1〜3回，ひどいときは6,7回起き，顔面は黄色く，ひきつけると急に倒れて意識不明となる。その後，斜視となり，口から泡を吹き，だいたい30分後に覚醒する。覚醒後は疲れて，元気がない。針灸治療によって症状は好転し，すでに8カ月発症していない。ところが今またひきつけが起こり，記憶力は低下し，食も細くなっている。睡眠・排便・排尿は正常。

望　診：顔面はやや黄色・舌質淡紅・舌黄白。言葉ははっきりしている，声は低く覇気がない。

脈　象：滑数

弁　証：痰飲が中焦に瘀滞し，中気が降りず，肝胆の気が上昇して上部をかき乱した。

治　則：化痰飲・熄風降逆

取　穴：四神聡・中脘・頬車・地倉・合谷・太衝

刺　法：点刺し置針しない。毎週1〜2回。

経　過：10回目の治療のときに父親が言うには，初回の治療以来現在まで約2カ月間，ずっと痙攣は起こらず，元気もよいが，記憶力はまだかんばしくなく，物忘れがひどい。

取　穴：百会・上星・中脘・合谷・太衝

刺　法：同前

経　過：16回目の治療での父親の話：前回の針治療以降，状態はたいへんよくなり，ずっと発作は起きなかったので，2カ月ほど治療に来なかった。しかし，1週間前に再び連続して痙攣が2回起こった。1日1回，約10分後に緩解した。痙攣の後，手足は疲れ，元気もなくなり，脈沈滑であった。これは陽気不足のため，化痰できないことによるものである。

取　穴：大椎・腰奇

刺　法：大椎には針尖を下に向けて刺す。腰奇には針尖を上に向けて刺し，

第2章　微通法

いずれも 3.5 寸の深さ刺入する。
経　過：半年間治療しながら観察したところ，9回の治療で，再発しなくなり，治療を終了した。

8　癲狂〔精神障害〕

　癲狂とは精神障害の病症で，青年・中年に多い。癲証は静のことが多く，陰に属しており，狂証は動のことが多く，陽に属している。

【病因病機】　癲証は，考えすぎて思い通りにならず，そのため肝の条達機能が失調し，脾気が働かず，津液が凝滞して痰となり，痰が心竅を塞ぐことになり，精神障害を引き起こす。狂証は，思い煩いや悩み・怒りなどのために，気持ちが抑うつ状態になり，脾胃の働きが亢進し，痰を挟んで上部を乱すようになり，精神の逆乱が起こる。

【臨床症状】　癲狂証のなかで，癲証は，沈黙・痴呆・精神的な抑うつ・表情があまりない，あるいはブツブツと独り言を言う・言うことが支離滅裂，あるいは悲しんだり喜んだり，泣いたり笑ったりし，汚いものと綺麗なものの区別もできず，食思不振となる。舌苔黄膩・脈弦細滑。狂証は，最初はせっかちな性格で，頭痛・不眠・顔や目が赤い・眼光がするどくものを見すえるなどの症状があり，その後妄言や罵りを始め，家族と他人の区別もなくなり，ものを壊したり，人を傷つけたりし，通常では出せないような力がでる。数日食べなくても疲れない。舌質紅絳・舌苔黄膩・脈弦滑。

【治則】　解鬱化痰安神・清心瀉熱・醒脳開竅
【取穴】　合谷・太衝・内関・豊隆・頬車・地倉・気海・心兪・譩譆
【刺法】　毫針で腧穴に 0.5～1 寸の深さ刺入する。

症例 1

　張〇〇，女性，34歳。半月前に嚥下困難となり，しゃっくり・息切れがあり，また落ち込んで考えすぎ，病状はひどくなった。精神は混乱し異常行動があり，言うことは支離滅裂，口の周辺は

第 7 節　典型的な症例の治験

　　　　　緊張して口を開けるのが困難になった。さまざまな治療を行った
　　　　　が無効であった。排便・排尿は正常である。
望　診：体は痩せている・顔面は黄色・口を開けるのが困難なため舌象は
　　　　　見ることができない。
脈　象：弦滑
弁　証：抑うつのために，営血を損耗し気結痰凝となり，絡脈が閉ざされ
　　　　　て，癲証を発症した。
治　則：舒肝解鬱・順気豁痰・寧神安神
取　穴：合谷・内関・太衝・豊隆・頰車・地倉・気海
刺　法：毫針で腧穴に0.5～1寸の深さ刺入し，いずれも瀉法を施し，気
　　　　　海だけは補法を施し，1時間置針する。
経　過：治療後すぐに気分がよくなり，言語・行動も平常に復した。怒り
　　　　　や感情を抑えるように諭し養生するように指導した。

症例 2

　　　　　王○○，女性，29歳。日頃から独り言を言い，人を罵ることが
　　　　　多い。「統合失調症」になって2年になる。入院治療をして落ち
　　　　　着いたので退院した。退院後1年足らずで，再び頻繁に発作が起
　　　　　こるようになり，言語は支離滅裂で，いつも罵り，食欲はあって，
　　　　　排便・排尿は正常である。
望　診：舌苔白・歯痕がある
脈　象：沈細数
弁　証：感情は常に抑うつ状態で，気血損耗したために，癲証となった。
治　則：清心開竅・補益気血
取　穴：心兪・譩譆
刺　法：伏臥位で毫針を0.5寸の深さ刺入し，補法を施し，30分置針する。
　　　　　毎週1回の治療とする。
経　過：40回余りの治療で，精神状態は次第に正常に回復してきた。追
　　　　　跡調査を行い，精神は正常になったと判断した。現在は結婚し，
　　　　　すでに妊娠している。

第2章　微通法

9　癔病〔ヒステリー〕

癔病は，中医では臟躁と呼ばれる。

【病因病機】　感情の発揚ができず，気機失調となって引き起こされる臟腑の不和によるものが多い。そのなかには，気鬱のため肝木が条達できず，肝気が疏泄機能を失って起こるもの，あるいは怒りや驚きなどのために気機逆乱となって起こるもの，あるいはもともと元気が衰弱しており，気虚下陥となり，清陽が上昇しないもの，七情を損ない営血が不足し，心が安寧を失い，精神的に不安となり，飲食が停滞するために熱が生じ痰を形成し，痰熱が神明を乱すものなどがあり，いずれも本病症を引き起こす。

【臨床症状】　患者は女性に多くみられ，臨床症状は多様である。また，しばしば繰り返し，似たような発作が起こる。主な症状は以下のようなものである。精神症状としては，意識障害と感情の失調がよくみられ，患者の感情反応はとりわけ強烈で，知覚麻痺となることもある。運動面では，せわしく動き回る場合と麻痺になる場合の異なる状況がみられることがあり，また感覚障害および内臓の機能失調もある。

【治則】　平肝降逆・理気寛胸

【取穴】　素髎・内関・合谷・太衝・中脘・心兪・神門など

【刺法】　毫針で腧穴に0.5〜1寸の深さ刺入し，瀉法を施し，1時間置針する。

症例1

呂○○，女性，23歳。全身がひきつけて9時間になる。昨晩怒りのために，胸悶し気分が悪くなり，明け方4時にしゃくり上げ，手足がひきつけ，胸中苦満し，声を出してげっぷし，激しい頭痛があり，食べものが下りていかず，飲み込もうとしてもできない。

望　診：正常に呼吸できない・よくため息をつく・胸腹や手足が突然ひきつける・舌苔黄厚

脈　象：沈弦有力

第 7 節　典型的な症例の治験

弁　証：肝気久鬱・怒りのために閉塞不通となる。
治　則：平肝降逆・理気寛胸
取　穴：素髎・内関（両）・合谷（両）・太衝（両）
刺　法：毫針で腧穴に0.5～1寸の深さ刺入し，瀉法を施し，1時間置針する。治療後にはひきつけは治った。
経　過：2日後の2診ではひきつけはすでに治まっていたが，午後に少し発作があり，睡眠はよいが，頭痛があり食欲不振。3診目には，患者は自分で診察を受けに来ることができた。ひきつけは起こっておらず，食欲もある程度回復し，倦怠感と軽い頭痛以外は，症状は安定した。

症例2

趙〇〇，女性，14歳。1カ月前に，上肢が痛くなり力が入らず，下肢も歩行が不便になった。学校で突然言語錯乱となり，泣いたり笑ったりして，立って歩くことができなくなった。「ヒステリー性麻痺」と診断された。

望　診：顔面は黄色・煩躁・驚きやすい・両足に力が入らない・歩けない・舌苔薄白
脈　象：弦細
弁　証：陰虚燥熱・火擾心神
治　則：滋陰潤燥・清火安神
取　穴：心兪・瘂門・大椎・神門・大陵・内関・隠白・中脘
刺　法：毫針で腧穴に0.2～1寸の深さ刺入し，1時間置針する。
経　過：2回の治療で，精神的には正常に回復し，言語も正確にスラスラ言えるようになり，自力で歩くこともできるようになった。

10　微熱

　生理的な原因がなく，体温が37.4～38℃まで上昇するものを微熱という。中医では陰虚の症状の1つである。

【病因病機】　多くは人体が温邪を感受することによって起こる病気で，邪

第2章　微通法

正相争によって陽熱が亢盛となる，あるいは邪熱が長引いて，陰津が虧損し，陰虚のため熱を生じ，熱が少陽に溜まり，人体の枢機が働かなくなって起こる。

【臨床症状】　熱があっても38℃を越えないものがほとんどで，1日の体温差も大きくない。食欲がなく，力が出ないことが多く，また，多汗・寒がり・動悸・不眠などを伴うこともある。

【治則】　陰液を滋養する・元気を補う

【取穴】　大椎・四花〔第7，第10胸椎棘突起下間の両傍1.5寸〕・肝兪・腎兪など

【刺法】　1寸の毫針で腧穴に0.5～0.6寸の深さ刺入し，補法を施す。

症例1

李〇〇，女性，25歳。37.4～37.7℃の微熱があり，すでに3週間続いている。夜間は比較的ひどく，全身に力が入らず，食欲も低下し，頸部リンパ節腫大がある。排便と排尿は正常。

望　診：舌苔薄白

脈　象：細数

弁　証：陰分不足・陰虚による発熱

治　則：陰液を滋養する・大補元気

取　穴：大椎・四花穴・肝兪

刺　法：1寸の毫針で腧穴に0.5～0.6寸の深さ刺入し，いずれも補法を施す。

経　過：6回の治療で，微熱は取れ仕事に復帰した。

症例2

王〇〇，女性，25歳。身体内部に熱があるように自覚するようになって1年以上になる。1年前に手術をしてから，食思不振・全身の無力・動悸・不眠があり，ときに高血圧，咳はなく，排便と排尿は正常。

望　診：舌尖紅・舌苔薄白

脈　象：細数
弁　証：手術後に元気が大いに傷められ，陰液虧損となって，虚熱の微熱が出た。
治　則：大補元気・滋陰退熱
取　穴：大椎・四花・気海
刺　法：1寸の毫針で腧穴に0.5～0.6寸の深さ刺入する。気海には1～1.5寸の深さ刺入し，いずれも補法を施す。
経　過：8回の治療で全快した。

症例 3

王〇〇，女性，32歳。この3カ月，午後になると37.5℃の微熱が出る。3カ月来の午後の微熱・顔面紅潮・身体がだるい・動悸・夜眠れない・食欲がない・月経不順・帯下・咳はない・排便と排尿は正常。

望　診：顔面は黄色で艶がない・舌体胖・舌苔薄白
脈　象：細弦
弁　証：思い煩いや過労によって脾を傷め，気血を産生する源が弱り，そのために陰虚となって発熱した。
治　則：脾胃を強化・微熱を取る
取　穴：大椎・四花・脾兪
刺　法：1寸の毫針で腧穴に0.5～0.6寸の深さ刺入し，いずれも補法を施す。
経　過：治療後，食欲が出て，体温は37.5℃から37℃に下がった。引き続き同じ腧穴で治療し，合計10回の治療をすると，微熱は取れ，体温は36.5℃になり，飲食も正常となり，動悸や倦怠感もなくなり全快し，仕事に復帰した。

11　慢性気管支炎

気管支炎は中医では咳嗽に属する。

【病因病機】　咳嗽は肺系の疾病の主証である。肺は気を主っており，鼻

に開竅し呼吸を行い，外は皮毛に合している。外邪が口や鼻から入って肺を侵襲，あるいは皮毛から感受すると，肺は宣肺・粛降の機能が失調し，肺気が上逆して咳嗽となる。

【臨床症状】　風寒束肺であれば，咳嗽・薄く白い痰を吐く・悪寒・頭痛・鼻づまり・鼻水・舌苔薄白・脈浮。風熱犯肺であれば，咳嗽・白く粘っこい痰あるいは黄色で粘っこい痰を吐く・口が渇き飲みものを欲する・あるいは微熱・あるいは便秘・舌苔薄黄・脈細滑数。燥傷肺陰であれば，乾咳・痰を喀出しにくい・咽乾・舌苔薄白・脈細弦数。

【治則】　疏風散寒・宣肺止咳，あるいは清熱化痰，あるいは潤燥止咳。

【取穴】　大杼・風門・肺兪。

【刺法】　1寸の毫針で腧穴に0.5〜0.6寸の深さ刺入し，先に補法，後に瀉法を施す。

症例

王〇〇，女性，48歳。明け方，あるいは夜間に咳嗽がひどく，白く粘っこい痰を吐く・冬はさらにひどいといった状態が1年以上続く。食欲は正常・排便と排尿は正常。X線検査で「慢性気管支炎」と診断された。

望　診：舌苔白

脈　象：沈滑

弁　証：肺気不足で風寒を感受し，肺が粛清機能を失った。

治　則：祛風化痰・清肺止咳

取　穴：大杼・風門・肺兪

刺　法：1寸の毫針で腧穴に0.5〜0.6寸の深さ刺入し，先に補法，後に瀉法を施す。大椎穴には抜罐〔吸角法〕を加える。

経　過：初診後に症状は軽減し，咳嗽は少なくなったが，痰の量は減らない。選穴と手法は変えず，大椎に抜罐を行った。6回の治療で，症状は顕著に軽減し，白く粘っこい痰は減少した。合計12回の治療で症状は消失した。

12　胸膜炎

【病因病機】　本病症は，正気不足のために外邪の侵襲を受け，胸脇が閉塞され，通じないことから痛む。あるいは罹病期間が長いか，過労などのために臓器を損傷するなどして，脾腎不足となり，胸陽不振から胸脇に水湿が停滞し，貯留して水飲を形成し，鬱結して化熱し，本病症を起こす。熱邪が長く停留すると傷陰し，さらに陰虚内熱の証候を引き起こす。

【臨床症状】　初期は発熱することが多く，咳嗽を伴い，胸脇に疼痛があり，脹満し，食が進まず，ときには息切れ・呼吸促迫となることもあり，咳をすると痰が出る・舌苔黄膩・脈滑数。

【治則】　清熱瀉肺・和陽逐飲

【取穴】　曲池・丘墟から照海へ透刺

【刺法】　3寸の毫針で曲池に2寸の深さ刺入し，瀉法を施す。丘墟に3寸刺入し，照海へ透刺し，先に補法，後に瀉法を行う。

症例

王〇〇，男性，39歳。37.6～38℃の熱が1週間続いている。咳嗽があり，右側の胸痛を伴い，咳をするとすぐに痛む。右側を下にして寝られない，そうでなければ呼吸促迫して眠りにつけない。某軍隊病院でX線検査を受け，胸膜の肥厚がみられ，「胸膜炎」と診断された。胃の受納機能が滞り，食欲不振・消化不良になっているが，排便と排尿は正常。

望　診：呼吸促迫・舌苔薄黄
脈　象：滑数
弁　証：痰熱蘊結・胸陽不振
治　則：清熱宣肺・振陽逐飲
取　穴：曲池・丘墟から照海へ透刺
刺　法：3寸の毫針で曲池へ2寸の深さ刺入し，瀉法を施す。丘墟に3寸の深さ刺入し照海へ透刺し，先に補法，後に瀉法を行う。
経　過：3回の治療後，元の病院で再度検査を受けたところ，X線検査に

第2章　微通法

よって，胸膜の肥厚は明らかに好転していた。微熱は取れ，体温は36.5℃，右の胸痛ははっきりと軽減していた。さらに6回の治療で，咳嗽は止まり疼痛は消失した。

13　震顫〔振顫〕

震顫麻痺は中年以上に発症する中枢神経系の変性疾患である。

【病因病機】　本病症は，高齢になって体が弱り，肝腎陰虚となって，肝陽偏亢となるか，あるいは思い煩いがひどく，気血虧損し，真気を損耗して，元神失養〔中枢神経に栄養が行き渡らないこと〕となって起こる。

【臨床症状】　本病症は，振顫・固縮・動作緩慢を3大主症とする。振顫は体の遠端部位で顕著であり，手指の振顫を「丸薬まるめ動作」と呼んでいる。筋肉の固縮症状は頭部の前傾・体幹部の前屈・四肢の特殊な姿勢において現れ，歩くときは「加速歩行」がみられ，表情に乏しく「仮面様」を呈する。

【治則】　祛風養血・滋補肝腎

【取穴】　対症取穴：気海・中極・列缺・聴宮・条口

【刺法】　毫針で腧穴に刺入し得気を得たら，補法を施す。

症例1

劉〇〇，男性，35歳。過労となり，夜間に突然飢餓感を覚え，胸悶・動悸がして，右側の頭部が腫れぼったいようになり，続いて上肢と下肢に不随意の振るえが生じた。その後次第にひどくなり，1日に数回発生し，短くても10分，長ければ10時間以上持続する。症状が現れてすでに1年半になり，さまざまな治療を行ったが無効であった。

望　診：顔面は黄色で艶がない・舌はやや巻いて縮んでいる・舌苔白

脈　象：弦細

弁　証：肝腎陰虚・過労のため脾気を損傷したため，筋に栄養が行かず振顫が起った。

治　則：滋肝補腎・益気調脾
取　穴：気海・中極
刺　法：毫針で腧穴に1.5寸の深さ刺入し，補法を施す。

症例2

夏〇〇，男性，51歳。右上肢に1カ月前から振顫がある。1カ月前に突然脳血管病を発症し，半身不随となり，右手拇指に振顫が起り，ボールを丸めるような動作が止まらないため外来に来た。
望　診：舌質暗・舌苔白
脈　象：沈緊
弁　証：陰虚陽亢によって，筋が栄養されない。
治　則：益陰潜陽・養血栄筋
取　穴：列缺・聴宮
刺　法：毫針で腧穴に刺入し，補法を施す。
経　過：はじめに列缺に刺針したが，治療効果ははっきりしなかった。2，3診で聴宮を加えると，4診目で振顫の症状は消失し，治癒した。

症例3

荆〇〇，男児，6歳。1年前に恐怖におびえることがあって左側の頸肩部をひきつけた。意識ははっきりしていた。食事と睡眠，排便・排尿はいずれも正常。この3日間，頸肩部のひきつけがひどくなっており，発作性のひきつけが起こると止まらない。夜尿症もある。
望　診：意識ははっきりしている・顔面は黄色・舌苔薄白
脈　象：細数
弁　証：気血紊乱により，筋脈を濡養できない。
治　則：経絡を通じさせる・気血を調える
取　穴：聴宮・条口（両）
刺　法：点刺による補法を行い，置針はしない。

経　過：2診目，初診からの5日間でわずか1回のひきつけが起っただけであった。引き続き同じ刺法で治療を行った。合計4回の治療で，ひきつけは完全に止まった。さらに関元と三陰交に針を施して，夜尿症の治療をした。4回の治療で治癒した。

14　肩関節周囲炎

　肩関節周囲炎は「漏肩風」「五十肩」などとも呼ばれ，関節嚢と関節周囲組織の退行性炎症の1つである。

【病因病機】　中高年の人は気血不足となりやすく，営衛の働きが不十分になるので，肩部の経絡に風寒湿邪が侵襲すると気血凝滞を引き起こす。あるいは，過労や打撲なども経絡の痺阻を引き起こし本病症となる。

【臨床症状】　本病症は，はじめは軽度の肩痛であるが，次第にひどくなり，夜間の痛みも出てきて，肩部の活動が制限され，上腕の外転・挙上・内旋の運動が顕著に制限される。ひどければ衣服の紐を結ぶ・衣服を着る・背中に手をやる・髪をとかすなどの動作もできなくなり，日常生活にも影響が出る。初期は痛みが主であるが，時間が経つと機能障害が現れることが多い。

【治則】　通経活絡・祛邪止痛
【取穴】　条口から承山への透刺，健側を取る。
【刺法】　毫針で2寸ぐらいの深さ刺入し，初期であれば瀉法を，日にちが経ったものには補法を行う。行針しながら患者に患側の肩部を動かさせる。

症例

　麦〇〇，男性，54歳。左肩が痛くなって8カ月になる。はじめは重いものを運搬中に左肩を捻挫し，局所に疼痛を覚えるようになり，その後スキーに行って同じところを痛めてしまった。次第に左肩の活動機能が制限されるようになり，痛みも次第にひどくなり焼かれるような痛みになった。1カ月前に他の病院で手術を

受けたが，術後の症状にはっきりした改善はみられない。依然として痛みがあり，程度はやや軽減したものの，前方挙上の角度は45度以下，後方挙上の角度は30度以下である。飲食・睡眠は問題なく，排便・排尿も順調である。

望　診：舌質淡紅・舌苔薄白
脈　象：弦滑
弁　証：気滞血瘀
治　則：行気活血
取　穴：健側の条口
刺　法：承山の方向に透刺し，2寸ぐらいの深さ刺入して，30分置針する。
経　過：置針している間に患者の痛みは軽減し，運動範囲は明らかに増大した。前方挙上の角度は70度になり，後方挙上の角度は30度になった。

15　腰腿痛

　腰腿痛〔腰・足の痛み〕は，脊椎神経根の病変・腰椎間板ヘルニア・リウマチ性脊椎炎・腰部の筋肉疲労・梨状筋損傷・急性腰部捻挫といったさまざまな病変から引き起こされる。

【病因病機】　湿気のある寒冷の地に長く留まっていると，風寒湿の邪が経脈を侵襲し，腰痛や脚痛を起こす。過労や捻挫などによって瘀血が停滞し，経気を阻滞すると痛みを引き起こす。腎虚のために腰に力が入らなくなるとやはり腰腿痛を起こすことがある。

【臨床症状】　腰痛・脚痛あるいは腰腿痛が主な症状である。風寒湿痺によるものは，雨や寒冷の気候になるとひどくなる。捻挫であれば，突発的な激しい腰痛となり，立つことも腰を曲げることも捻ることもできず，痛みは下肢にまで及ぶ。腎虚によるものは，腰痛がいつまでも取れず，だるい痛みが主であり，多くは下肢がだるくて力が入らないようになる。

【治則】　祛邪除痺・行気活血・益腎通絡
【取穴】　養老

第 2 章　微通法

【刺法】　毫針による刺法で，先に補法，後に瀉法を行い，竜虎交戦の手法〔針を刺入した後，まず左に9回捻転し，その後右に6回捻転し，繰り返してこれを行う刺針法〕を行い，30分置針する。

> 症例

劉○○，女性，42歳。3カ月前に腰と右下肢に放射状の痛みが発生し，3分以上立っていると，腰および右下肢に痛みと痺れが出る。日常生活にも深刻な影響があるので，病院で腰部のCTを撮ったところ，腰椎間板ヘルニアと告げられた。横になって休息するよう言われた。しかし3カ月休息していたが，症状は緩解しなかった。病院に歩いて行くこともできないので，救急センターに送られた。

望　診：舌質淡・舌苔薄白
脈　象：弦滑
弁　証：気滞血瘀により，経脈が栄養されない。
治　則：行気活血・経脈を通利する
取　穴：養老
刺　法：毫針による刺法で，竜虎交戦の補瀉手法を行う。
経　過：行針時に患者に腰部を動かすように伝える。行針している間に患者はすぐに痛みが明らかに軽減するのを感じた。引き続き腰部および右下肢を動かすように伝え，1時間後には，患者の腰腿痛は消失し，歩いて診察室を出た。

16　顔面神経炎〔顔面神経麻痺〕

中国では，「面癱（めんたん）」あるいは「口眼歪斜」と呼ばれる。

【病因病機】　本病症は，経絡が空虚になっているところに，虚に乗じて風寒の邪が陽明・少陽の経絡を侵襲することによって，気血が阻滞され，経脈が栄養されなくなって起こる。

【臨床症状】　発病は突然で，顔面の片側がこわばる・痺れる・弛緩するなどの症状が現れ，額に皺を寄せられなくなり，歯が露出し，頬

が膨らみ，口角が健側方向に引っ張られ，患側の目は閉じられず，涙が出て，額の皺がなくなり，鼻唇溝は浅くなる。患者によっては，最初に耳の後ろや耳の下および顔面部に痛みが起こることもある。

【治則】疏風止痛・通経活絡
【取穴】陽白・四白・瞳子髎・下関・顴髎・頬車から地倉へ透刺・合谷・足三里。
【刺法】毫針で浅刺する。下関・合谷・足三里以外はいずれも横刺し，先に補法，後に瀉法を行う。

症例 1

周〇〇，男性，21歳。10日前，朝起きると，口角から涎が流れ，口が曲がり，2日後には右眼の開閉がうまくできなくなり，下に引っ張られるような感覚があった。食事・睡眠・排便・排尿には特に変わりはない。

望　診：口が左に曲がっている・頬が膨らんで，ときに息が漏れる・右眼は閉じられない・右眉は上に動かせない・額の皺は消失している。舌質紅・舌苔少。

脈　象：弦滑

弁　証：衛気の防御作用の低下により，風邪が体を侵襲し経絡に留まり，気血の流れが停滞し引き起こされた。

治　則：風邪の除去・経絡の疏通

取　穴：陽白・四白・瞳子髎・下関・顴髎・頬車から地倉へ透刺・合谷・足三里

刺　法：毫針で患側に刺針し，先に補法，後に瀉法を行う。

経　過：2日に1回の治療で，10回余り続けて治療したところ，口や目の諸症状は正常に回復した。

症例 2

方〇〇，女性，60歳。3日前，長い距離車に乗った折，左側の

顔面筋に麻痺が発生し，2日前にはさらに右側の顔面の筋肉にも同様の麻痺が現れた。額はのっぺりして皺がなく，目を大きく見開き両目を閉じられない，鼻孔は広げることができず，唇音を発音できない。咀嚼もうまくできず，両方の口角からは涎が流れ出る。心煩・胸悶・不快感・体がだるく力が入らない・食欲もあまりない・おびえた様子で喋りたくない・安眠できない・排便と排尿は正常。

望　診：顔面は黄色・まったく表情がない・元気がない・舌質淡・舌苔白膩

脈　象：弦滑，強く按(おさ)えると無力の脈を感じる。

弁　証：還暦を迎えて気血が衰えているところに，長旅による疲れにより邪が経絡を犯し，上述の症状が出た。

治　則：疏風通絡・調和気血

取　穴：翳風・頰車から地倉へ透刺・陽白・四白・瞳子髎・下関・顴髎・人中・承漿・合谷（両）

刺　法：毫針で患側を刺針し，先に補法，後に瀉法を行う。

経　過：2診目では病状に明らかな改善はなく，両足は膝から下が痛む。取穴は上述のほかに足三里（両）を加えた。3診目で病状にやや好転がみられ，配穴はそのまま用いた。

原処方で合計9回治療すると，顔面神経麻痺は正常に回復し両目も完全に閉じられ，額の皺も出てきて涎も止まり，眼痛も消失してすべて正常となった。

症例3

姚〇〇，男児，2歳半。20日以上前から，右側に顔面神経麻痺が起っており，目を閉じることができず涙が出て，口角には涎が流れ息が漏れている。耳の後ろの髪際のところに圧痛がある。

望　診：右眼瞼が閉じられない・舌質淡・舌苔薄白

脈　象：滑数

治　則：熄風通絡・行気活血

取　穴：陽白・四白・瞳子髎・下関・顴髎・人中・頬車から地倉へ透刺・合谷・足三里
刺　法：毫針で患側に刺針し，先に補法，後に瀉法を行う。
経　過：3回目の治療後，口のゆがみは軽減し，耳の後ろの圧痛も好転し，目もやや閉じられるようになった。同様の治療を9回行うと，諸症状は消失した。

顔面神経麻痺の針灸治療・160症例の分析

　顔面神経麻痺は，針灸治療において比較的よくみられる疾病であるが，しばしば治療の遅れによって生涯にわたり障害が残り，患者に苦痛をもたらしている。われわれは基本的に1964年の総括のうえに，1989年3～12月に外来で治療を行った本病症160症例をまとめた。次のとおりである。

【性別】　男性84例（52.5%），女性76例（47.5%）。

【年齢】　最年少は生後11カ月，最高齢は74歳。年齢分布は**表2-1**を参照。

表2-1　年齢分布

1年未満	1～6歳	7～12歳	13～18歳	19～25歳	26～35歳	36～45歳	46歳以上
1例	20例	5例	10例	21例	58例	18例	26例

　表2-1から，本症はいずれの年齢にも発生する可能性があり，26～35歳および就学前の児童に発病が集中していることがわかる。

【職業】　ここで取り上げた症例を見ると，いずれの職業でも本病症が発生する可能性があり，職業による顕著な差はない。

【病気の経過】　最短で1日，最長で16年（**表2-2**）

表2-2　経過の分布

1～30日	31～60日	61～90日	3カ月～1年	1年以上
121例	21例	2例	7例	9例

【発病原因】　外因（風寒）38例，感情問題13例，過労8例，罹病期間が

長く気虚・血虚となったもの5例,外傷2例,肝陽偏旺7例,耳病2例,小児麻痺後遺症からきたもの1例,過剰な服薬によるもの1例などで,77例は不明であった。

【左右】 ここで取り上げた症例では,はっきりとした差はみられない。

【治療方法】 散風通絡・調和気血を原則とする。取穴は,風池・陽白・頬車から地倉への透刺・四白・瞳子髎・顴髎・巨髎・合谷・下関。刺法は,症状の虚実に応じて,毫針で補虚瀉実の手法を用いる。一般に浅刺で,置針時間を短く(10〜15分)するか置針しない。病状の軽重によって,毎日か隔日に1回とする。治療の過程で,病状の違いに応じて,人中・承漿・足三里・内庭・太衝・内関・曲池などを配穴する。気血瘀滞・裏熱の軽重によって,瀉血を伴う抜罐を行う。風寒の軽重によって,後期には灸法を併用する。

【治療効果】

・治療効果の判断基準

治癒:外貌が正常に回復しており,健側と同じであり,いかなる不快感もない。

著効:外観は正常に回復しているが,患部の動きが健側と比べるとやや差がある。あるいは患側に不快感を覚える。

好転:客観的な検査と主観的な感覚がいずれも好転している。

無効:症状が治療前と同じである。

ここで取り上げた症例の治療効果は,**表2-3・表2-4・表2-5**に示した。

表2-3 治療効果

治癒	著効	好転	無効	合計
80例 (50%)	30例 (18.75%)	32例 (20%)	18例 (11.25%)	160例 (100%)

第 7 節　典型的な症例の治験

表 2-4　経過と治療効果との関係

治療効果 \ 経過	1〜30日	31〜60日	61〜90日	3カ月〜1年	1年以上
治癒	71例	8	0	1	0
著効	21例	6	0	2	1
好転	17例	7	2	3	3
無効	12例	0	0	1	5

表 2-5　発病原因と治療効果との関係

原因 \ 治療効果	治癒	著効	好転	無効
風寒	20例	7例	11例	6例
感情問題	7	5		1
罹病期間が長く気虚	3	1		1
肝臓	3	1	3	
耳の疾患		1		1
過労	3	4		1
過剰な服薬				1
小児麻痺				1
外傷	2			
不明	43	15	11	8

　ここで取り上げた症例を分析すると，年齢が低いほど回復は早く治療効果もよく，年齢が高いほど回復は遅く治療効果も劣る。

【顔面神経麻痺に対する中国伝統医学の認識】　顔面神経麻痺の症状は顔面に現れるので，経典では「陽明経脈は顔面に現れる」としており，また『諸病源候論』には，「風邪が足の陽明，手の太陽の経に入り，寒気に遇うと，筋肉がひきつれ頬を引っ張る。そのため口眼がゆがみ，目は見ることができない……」と記載されている。『霊枢』経脈篇でも，陽明経筋に病変が発生すると歪斜の症状が現れることに言及している。

71

第2章　微通法

　　文献にみられる臨床経験によると，本病症の病位は経筋・絡脈にあり，陽明・手の太陽経脈と直接関連している。また臨床経験からみて，上述の2経との関連だけでなく，手足の陽経・任脈ともある程度関連がある。

　　本病症の発生原因については，『霊枢』経筋篇では，寒によっても，熱によってもいずれでも本病症を発生することがあるとはっきり指摘している。このほか，『諸病源候論』でも「風邪」をあげており，これらのことから，風・寒・熱の3邪がいずれも本病症の発生原因であるといえる。臨床経験においても，本病症は単純な外因（風寒）によって発生している。そのほか，精神状態の不調・気血不順・長期の鬱結から化熱する・さまざまな外邪・あるいは病気が長期に及び体が虚す・発汗により邪を感受する・思い悩み・過労・外邪の感受など，いずれも本病症を発生させる。

【臨床経験】　臨床を行うなかで，われわれは，本病症は経過が長ければそれだけ治療効果が低く，あるいは効果のないこともあり，治療期間が長くなると認識している。

症例

　　付〇〇，女性，19歳。顔面神経麻痺になって16年になる。顔面部は変形しており，眼球は外方に飛び出し左の頬は腫れ，目は見開き……治療は無効であった。本症例は，病気の経過が長いと治療効果がよくないことが示されており，早期に治療をしなければ効果が出ない。

　　そのほか，病気の経過が短く病状が比較的重い，同時に電気刺激による検査で部分変性あるいは重度の変性があっても，早期に治療すれば，たとえ治療期間が長くなったとしても回復することがある。

症例

　　張〇〇，男性，30歳。発病して10日，顔面神経麻痺は比較的重く，

顔面部は全面的に運動不能である。顔面には腫脹したような感覚があり，味覚は低下し，同時に病院で電気刺激による検査を受けた結果，「右顔面神経部の重度変性反応」であった。針灸治療を行い，71回の治療で著効という結果となり，その後電気刺激による検査の結果，基本的に回復となった。

> **症例**
>
> 徐○○，男性，23歳，学生。顔面神経麻痺になって1年，右顔面の腫脹・両側は明らかに非対称・目を完全に閉じられない・額の皺は消失・鼻唇溝も消失している。患者は1964年7月に発病し，病院で電気刺激検査を受け，自然に回復すると思って治療しなかった。半年後に治療を始めたが，71回治療しても無効であった。

以上のことからわかるように，本病症は病状の軽重にかかわらず即時に治療を開始し，しっかり治療することが大切である。同時に治療にあたっては，取穴・手法・置針時間などに注意を払わなければならない。これらはいずれも治療効果に直接影響する。

本病症の後遺症および有効な治療方法については，今後研究・討論を続けていく必要がある。

ここで取り上げた治療過程において，病状としてしばしば，耳の後ろ・頸部・頭部の痛みと緊張，あるいは顔面部の比較的重い腫脹・舌の麻痺・味覚の欠如・顔面全体の麻痺などが現れており，同時に電気刺激による検査では，神経の部分変性あるいは重度変性がみられている。治療過程が比較的長いものについては回復するものもあるが，しばしば後遺症が残る。

17 偏頭痛〔片頭痛〕

偏頭痛は臨床上よくみられる症状である。遺伝性のものもある。現代医学ではセロトニンの代謝異常などとの関連が考えられている。

【病因病機】 多くは内傷によって起こる。気分がすぐれない・肝火上擾・肝陽上亢・瘀血内停・気血不順・飲食不節・痰濁停滞・陽気不足

で脳が働かないなどは，いずれも偏頭痛を発症させる。

【臨床症状】　発作は片側のことが多く，突発的で激しい，あるいはいつまでも止まらない。肝陽上亢型は，頭痛が激烈で，煩燥・怒りっぽい・夜間の睡眠不良・口乾・顔面紅潮などがあり，舌質紅・舌苔少あるいは黄苔・脈弦数。血瘀気滞型は，いつまでも治らず刺すような痛みがあり，健忘・不眠などを伴い，舌質紫暗・舌苔白・脈弦渋。痰湿内蘊型は，頭が沈むように重く，いつまでも持続する。舌苔白・脈弦滑。

【治則】　平肝潜陽・行気活血・豁痰化濁

【取穴】　糸竹空・率谷・風池・合谷・列缺・足臨泣・翳風

【刺法】　毫針を用い，瀉法を主とする。糸竹空から率谷へ透刺し深刺する。

症例

同〇〇，男性，55歳。左側の頭痛が11年続いている。症状は軽かったり重くなったりし，ここ1カ月は仕事による過労で頭痛はひどくなっている。左目に脹痛が広がり就眠にも影響しており，耳鳴り・めまいも伴う。食事・排便・排尿は正常である。

望　診：舌質淡・舌苔薄白
脈　象：沈細
弁　証：気血損耗による少陽不利。
治　則：補益気血・少陽の疏通
取　穴：糸竹空から率谷へ透刺・風池・合谷・列缺・足臨泣・翳風
刺　法：毫針を用い，平補平瀉法を行い，20分置針する。
経　過：1回の治療で偏頭痛は起こらなくなり，2回目の治療で治癒した。

18　周期性麻痺

【病因病機】　本病症は，カリウム代謝障害と関連があり，臨床上は，低カリウム血性型・カリウム血性型・正常カリウム血性型の3種に分けられ，低カリウム血性型がよくみられる。青年・中年の男性に多くみられ，発病前に，過労・飽食・飲酒・外傷・感染などの誘

因があり，上述のさまざまな原因に，脾胃・中気の損傷が加わって，飲食物の受納・運化機能・分布機能が失調し，気血津液の産生源が欠乏し，筋骨・筋肉に栄養が行かず，あるいは脾の運化機能が失われ，停湿化熱となり湿熱が経脈を侵し，気血の運化機能が失調し，筋脈・筋肉が栄養されなくなって起こる。

【臨床症状】　発病は急激で，多くは明け方あるいは真夜中に発作が起こり，四肢は対称性に弛緩性麻痺となり，下肢から始まって次第に両側の上肢に広がってくる。頸部・体幹部にまで波及し，重度の場合は呼吸筋や心筋にまで達するが，意識ははっきりしており感覚と括約筋は正常である。

【治則】　健脾合胃・清熱利湿
【取穴】　中脘
【刺法】　毫針で中脘に刺入し，1.5寸の深さで補法を用いる。

症例

韓○○，男性，30歳。上下肢の運動に力が入らなくなって10年以上になる。10年余り前に，疲労と寒さによって，両側の下肢が動かせなくなったが，カリウム注入の治療によって好転した。その後しばしば発作が起こり，同時に上肢にも力が入らないようになり，ダラリとするようになった。病院での検査で，「低カリウム血性型周期性麻痺」と診断された。最近，発作の間隔が短くなっており，ほとんど毎週1回起こっている。食事・睡眠は問題なく，排便・排尿も正常である。

望　診：呼吸音は正常・舌質紅・舌苔薄白
脈　象：滑
弁　証：脾胃の経気が筋骨・関節を栄養できなくなった。
治　則：中焦の健運・気血をめぐらせ四肢に至らせる
取　穴：中脘
経　過：2回の治療で自転車に乗れるようになり，追跡調査でもその後再発していない。

19 橈骨神経麻痺

【病因病機】　よくみられる原因は，上腕骨上部骨折と脱臼・松葉杖による圧迫・手術中長時間上肢を手術台の縁から垂らしておく・外転位にしておく・酒に酔ったり睡眠あるいは昏迷などで腕を体の下にして圧迫したなどによって，橈骨神経を損傷して起こる。このほか，外傷や鉛中毒などでも単独で橈骨神経を損傷することがある。中医では，上述の諸原因はいずれも気血の運行を滞らせ，経脈を栄養することができず本病症を発症させると考えている。

【臨床症状】　上肢の伸筋が麻痺する。肘・腕・掌指関節などがいずれもまっすぐに伸ばすことができず，動かすことができずにダラリとなる，また感覚障害が起こることもある。

【治則】　益気養血・経脈を濡養する

【取穴】　天鼎・条口・列缺・肩髃・曲池

【刺法】　4寸の毫針で，条口・天鼎に刺針し，0.5寸の深さ刺入して，針感が前腕に伝わるようにする。

症例

郭〇，女性，49歳。右前腕を手術した際に，過度に引っ張られて橈骨神経を損傷した。右手に麻痺が出て，手指の屈伸ができなくなって1カ月以上になる。食欲はあり，排便・排尿は正常。

望　診：顔面は黄色・舌苔白
脈　象：緩
弁　証：不内外因・経脈の損傷
治　則：経気を通調する
取　穴：天鼎・条口および肩髃・曲池・八邪など
刺　法：4寸の毫針で条口に刺入し，得気を得たら補法を施す。天鼎は1寸の毫針で0.5寸の深さ刺入し，針感が前腕に伝わるようにし，補瀉手法は用いない。肩髃・曲池には補法を施す。上述の治療法で11回治療を行って治癒した。

20 心筋異常

【病因病機】 本病症の発生は，体質が虚弱のものが，繰り返し外邪を感受し，体内で邪気が心と合することによって起こる。外邪の侵襲は熱毒によるものが最も多いが，体質の虚弱は本病症発生の内因であるので，体が虚弱であったり，過労・寒暖を調整できない，あるいは日常生活で養生が悪かったりすると，温熱の邪毒が人体を侵襲し，気血を損傷し，心が栄養されなくなり，動悸が起こるようになる。

【臨床症状】 動悸・息切れ・精神的疲労・胸悶・寒気・発汗あるいは下肢の浮腫・手足厥冷

【治則】 益気養陰・温陽通絡

【取穴】 内関・郄門

【刺法】 4寸の毫針で患側の内関を刺針し，皮膚に沿って上向きに郄門に透刺し，補法を施す。

症例

孟〇〇，男性，34歳。胸悶・息がつまる状態が1年以上になる。ここ2日間，症状がひどくなっており，息切れしてあえぎ，酸素吸入によって生活している。検査では，「心尖ポリープ」という診断であった。食は進まないが，排便・排尿は正常。

望　診：舌苔白膩・呼吸困難
脈　象：細おおむね数
弁　証：心陽不振・気血鬱滞
治　則：温陽通絡・活血化瘀
取　穴：内関・郄門
刺　法：4寸の毫針で内関から上向きに郄門へ透刺し，補法を施す。4回の針治療で諸症状は消失したため，故郷に帰郷した。最近，人に託して来た手紙によると，体はずっと好調で，農村の仕事にも参加できているということであった。

第 2 章　微通法

21　嘔吐

【病因病機】　発病は，外邪が胃を犯し，胃が和降機能を失って，胃気上逆するために起こる。痰湿が脾胃を阻滞しており，生ものや冷たいもの・油っこいものを食べすぎることなどによって，中焦の昇降機能が失調し，飲食物が消化されない。あるいは中気虚弱のため，運化機能が失調し，食べたものが消化されない。あるいは感情の抑うつがあり，肝気が胃に横逆し，胃気が下降できないなどは，いずれも胃気の上逆を招き，嘔吐を引き起こす。

【臨床症状】　寒気が上腹部にあるものは，ときに水のような液体あるいは薄い唾液を吐く・食べるとしばらくして吐く・舌苔白・脈遅。温めると心地よく，寒けを嫌う，便はゆるい。熱邪内蘊のものは，たいていは食べるとすぐに吐き，嘔吐は酸っぱく苦く熱気があって臭い。口渇・冷たいのが心地よく熱いのを嫌う・便は乾燥。痰飲内行し，多くは胸痞・眩暈がみられ，痰や涎を吐く。食べたものが消化しないものは，上腹部の脹満・疼痛，食べると吐く，げっぷ・食べたくない・便秘。肝気横逆のものは，脇痛・酸味のものを吐く・胃気虚弱・ときどき嘔吐する・食が細い・顔は黄色で艶がない・便はゆるく元気がないなど。

【治則】　和胃降逆止嘔

【取穴】　曲沢・内関・足三里・金津・玉液・中府・魄戸

【刺法】　内関・足三里・中府・魄戸には毫針を用いて刺針し，金津・玉液は三稜針を用いて刺針する。

症例

王○○，男性，13歳。4年以上前から頻繁に嘔吐をしており，以前，オーストラリアで入院して何回も治療を受けたが治らなかった。いつも感冒・車酔い，あるいはその他の原因があると，頻繁に嘔吐が起こる。枕に突っ伏して苦しみ，元気もなくなり，嘔吐時はまったく食べることができない。帰国後も3カ所の大病院で治療を受けたが治っていない。平均して20分ごとに1回吐

いており，ひどいときは３カ月連続して嘔吐が続き，毎日そのようなので，頭がクラクラしたり，頭痛がしたりする。
望　診：舌苔白
脈　診：細数
弁　証：肝の清粛機能が失調し，胃気上逆となる。
治　則：理気降逆・和胃止嘔
取　穴：魄戸・中府・内関・足三里
刺　法：毫針で腧穴に刺入し，魄戸・中府は斜刺，内関・足三里は直刺する。
経　過：上述の取穴で３回治療すると，症状は緩解し，正常に寝ることができるようになり，元気も回復し，食べられるようになった。左の内関と右の足三里に取穴した。病状はずっと平穏だったが，夏になって冷たい飲みものを飲みすぎたところ，胃陽を損傷し，下降機能が失調して，嘔吐がぶり返した。しかし以前よりは回数も少なく，中府・魄戸に針をすると，症状は軽減し，翌日には嘔吐は止まった。冬になって外邪を感受し，発熱・嘔吐・脈浮数・舌質紅・舌苔黄であった。熱が中焦を阻害し，胃気不降となったものと弁証し，三稜針で金津・玉液を刺して出血させたところ，症状はたちまち取れて治癒した。

22　呃逆〔しゃっくり〕

【病因病機】　呃逆(あくぎゃく)は飲食の不節・生ものや冷たいものの食べすぎによって，胃陽が抑制されて発症する。感情の抑うつ・肝火犯胃・胃気上逆，あるいは脾胃の陽気が弱く，清濁を分けられないなど，いずれでも本病症を発生させる。

【臨床症状】　気逆上衝により，しゃっくりが連発し，自分では抑えることができず，上腹部の不快感を伴い，舌苔白・脈緩。あるいはしゃっくりの音は低く弱く，顔色は蒼白・腰や膝に力が入らない・あるいは口乾・舌燥・煩渇して不安などの症状がある。

【治則】　降気和胃して，呃逆を抑える。

【取穴】　左章門・右合谷および内関・足三里・気海・期門など

第2章　微通法

【刺法】　毫針で腧穴に 0.5 〜 1 寸の深さ刺入し，補法を施す。

症例 1

石〇〇，男性，36 歳。1 年 4 カ月にわたってしゃっくりが続いている。気が滅入るので酒を飲んで眠りにつくと発症する。腹内で気が上衝するような感覚があり，上衝するとすぐにしゃっくりが起こる。毎日 800 回ぐらい起こっている。食事や睡眠はよいが，便は乾燥していたりゆるかったりする。

望　診：顔面は紅色で潤いがある・舌苔薄白潤・舌質絳
脈　象：両脈弦細
弁　証：肝鬱気滞・木盛土衰・肝逆上衝
治　則：寛中理気・培土抑木
取　穴：天突・膻中・内関・天枢・足三里・三陰交・中脘・気海（灸）
刺　法：平補平瀉で，30 分置針する。
経　過：初診後胸部・上腹部の不快感は和らいだ。取穴から天突を除く。2 診ではしゃっくりの連発が半減した。原処方に期門を加え，この処方で 11 回治療を行ったところ，症状はなくなり治癒した。

症例 2

張〇〇，男性，59 歳。脳血管傷害を起こしてから，突然しゃっくりが止まらなくなり 7 日になる。もともと高血圧だったが，10 日前に突然激しい頭痛があり，言葉が喋れなくなり，血圧は 190 ／ 110mmHg であった。脳血管傷害と診断され，7 日間しゃっくりが止まらないでいる。上腹部の痛み・脹満感があり，食後すぐに吐く・食が進まない・排便は 1 日 1 回・便はゆるくない・排尿は平常。

望　診：顔面は黄色で艶がない・元気がない・舌苔白やや膩で少し湿っている・舌は右に偏向している
脈　象：弦細
弁　証：陰虚肝旺・木克脾土・中気虚弱・胃気上逆

治　則：健脾和胃して，呃逆を抑える。
取　穴：章門（左）・合谷（右）
刺　法：平補平瀉で30分置針する。
経　過：2診後，しゃっくりはわずかに緩解し，頑固なしゃっくりはなくなったが時折発作がある。食事はやや好転した。同じ取穴で刺針した。3診後にしゃっくりは止まり，昨夜2回起こった後ずっと発作はない。嘔吐はなくなり気分もよく食も進むようになって，舌苔白となった。2カ月後に追跡調査をしたが，ずっと再発していない。

23 放射線障害

　放射線治療を受けた患者の多くに，力が出ない・脱毛・白血球数の低下などの副作用が現れる。さらに一部の患者には，胃腸反応が顕著に現れ，放射線治療を止めた後でも，好転しないばかりか，さらにひどくなることもある。筆者は以前，針灸治療によって全快した例をみているのでここに紹介する。

症例

　牛〇〇，男性，45歳。患者は脳下垂体腫瘍の手術後に放射線治療を受けた。治療中に頭がクラクラし，悪心・嘔吐・食べるとすぐ吐くなどの症状があり，ひどいときは黄緑色の苦い液を吐き，全身の力が抜けたようになった。3週間の治療が終わっても，嘔吐が止まらず，白血球数が4,000／μL，血小板は3,000／μL以下で，下痢を伴い，起き上がることができなかった。

望　診：顔面蒼白で艶がない・舌苔薄白
脈　象：沈細
弁　証：本症状は，手術および放射線治療によるダメージによるもので，不内外因に属し，腎陽虚弱・命門火衰となり，脾虚による運化機能の失調・中陽不振・中焦虚寒を起こし，胃が食べものを受けつけなくなり，気が津液を生成できなくなり引き起こされる。

第2章　微通法

治　則：補益正気・降逆止嘔・健脾止瀉
取　穴：内関・足三里
経　過：初診後に効果が現れ，2診で全快した。嘔吐と下痢は完全に消失し，気分もよくなり，食欲も出て，体力は正常に回復した。

24　腸癒着〔腸管癒着症〕

　腸癒着は癒着の起こる原因として，先天性のものと後天性のものとがある。先天性のものは，発育異常あるいは胎便性腹膜炎によるものが多い。後天性の癒着は，腹腔内手術・炎症・創傷・出血・異物によるものである。臨床上最も多くみられるのは，手術によるもので，とりわけ虫垂手術後あるいは骨盤内手術後のものである。

【病因病機】　生ものや冷たいものを食べすぎて，脾胃の陽気を損傷することによるものが多い。あるいは陽気がもともと虚弱で，脾陽不振のために，脾の運化機能が働かず，胃が食べものを受けつけない，あるいは暴飲暴食によって，胃腸の輸送機能が失調するなどによる。これらのことから，腸内に瘀血が凝滞し，腸内に熱を帯び，瘀熱が結して発症する。

【臨床症状】　症状の多くは，持続性の腹痛で，発作的にひどくなり，ときには腹脹を伴う，あるいは患者が腹部の疼痛や不快感を訴える。癒着の範囲は比較的広範で，腸閉塞を起こしているものもある。頻繁に嘔吐があり，ひどければ排便できなくなったり，ガスが出なくなる。舌質淡・舌苔薄白・脈沈滑。

【治則】　陽明の腑気を調整・通利する，散瘀消腫，清熱止痛。

【取穴】　曲池・内関・足三里・上巨虚・下巨虚

【刺法】　毫針で腧穴に1～1.5寸刺入し，補法を施す。

症例

　許〇，女性，33歳。7年前に空腸吻合術を受けたが，術後に癒着性の腸閉塞となり，2回目の手術を行った。術後からずっと腹部が痛み続けて治らない。気候の変化で痛みはひどくなる。便秘

しており2,3日に1回の便通。食欲不振・夜に腹脹する・体重は減少し日増しに痩せている。腰背痛もひどく睡眠に差しさわり，目覚めやすい。
- 望　診：痩せ・元気がない・舌苔薄白
- 脈　象：沈細
- 弁　証：もともと体質虚弱であり，何回かの手術によって，陽明胃気が大いに虚して胃寒となり，気滞してめぐらず，痛みとなった。
- 治　則：胃腸の調整・通利，陽明胃気を補益する。
- 取　穴：曲池・内関・足三里・上巨虚・下巨虚
- 経　過：2回の針治療によって痛みはなくなり，冷たい空気に触れても発病していない。そのうえ食欲も改善され，体重も増え，良好な効果を得ることができた。

25　水腫〔浮腫〕

【病因病機】　水分は気によって動いており，基本は腎にある。肺は皮毛を主っており，風邪が肺を犯すと，脾気が失調し，水道が通じなくなり，風と水が対抗し合って，皮膚に溢れ，水腫を形成する。脾は水湿に包囲されると，運化機能を失い，水分の気化がなされなくなり，水腫を形成する。また腎精虧損となると，気が水を行かせることができず，膀胱の機能が失調し，開合が正常に働かず，水液が内に留まり，水腫を形成する。いずれにしても，肺・脾・腎の3臓が互いに因果関係となり，水腫が悪化する。このほか，三焦の水道が阻滞されて，頑固な浮腫となることもある。

【臨床症状】　体内に水分が貯留し，眼瞼・顔面・手足・腹部・胸腔に及び，重篤な場合全身の浮腫になる。

【治則】　宣肺健脾・補腎利湿・化気行水

【取穴】　水溝・支溝・中脘・足三里・三陰交・太渓

【刺法】　毫針で0.3～1寸の深さ刺入し，補法を施す。

第2章　微通法

症例

　　　　　　李○○，男性，69歳。両下肢の浮腫が，2カ月以上になり，次第にひどくなっている。最初に両足から始まり，次第に上に向かって波及し，大腿部が腫脹して重くなってきた。ここ5日ぐらいは，顔面にも浮腫が現れ，尿量が少なくなり，食も進まない。以前に胃病を患ったことがあり，ときどき胃痛がある。排便は正常。

望　診：顔面は黄色く艶がない・舌質淡・舌苔薄白・眼瞼は蚕のよう・声は低く弱い・呼吸は規則的・下肢に浮腫があり押えると泥を押しているよう。

脈　象：寸は微・関は弱・尺は弦

弁　証：脾胃気虚・運化機能の失調・水湿が氾濫し集積して浮腫となった。

治　則：三焦の調理・健脾利湿

取　穴：水溝・支溝・中脘・足三里・三陰交・太渓

刺　法：1.5寸の毫針で腧穴に刺入し，補法を施す。

経　過：6回の治療で，両足の浮腫は消えたが，膝上はまだ残っていた。同じ取穴で偏歴を加え，刺法を同じにした。合計11回の治療で，浮腫は完全に消失した。今後の処置を十分に行い，治療を終えた。

26　慢性腎炎

　慢性腎炎は，中国伝統医学では「水腫」の範疇に入る。本疾患はよくみられる腎疾患であり，病期は長く，臨床症状は多岐にわたる。尿検査で，蛋白尿・円柱・赤血球が確認されるなどが主な症状である。しばしば高血圧・浮腫などの症状がみられ，また，異なる程度の腎機能障害もある。男性のほうが女性より発病率は高い。

【病因病機】　風邪の外襲によって，肺気の宣発ができなくなり，風と水が互いに対立し，皮膚に集まって水腫を形成する。飲食の不節から，水湿の気が内に侵入し，脾が運化機能を失って，清濁の昇降ができなくなり，水気の流れが悪くなり，皮膚に溜まって，水腫を形成する。あるいは腎気が損傷されて，腎陽が虚弱となり，膀胱の

気化が失調し，水液が氾濫して水腫を形成する。
【臨床症状】　慢性腎炎は，肺・脾・腎の３臓と関連していることが多く，とりわけ脾陽の衰弱による運化機能の失調，腎陽の虚弱が主である。主な症状は，体の浮腫・腰がだるい・尿量の減少・上腹部の脹満・四肢厥冷・体が疲れてだるい・食思不振・舌質淡・舌苔白・脈細で尺は弱。
【治則】　補益腎気・化気行水
【取穴】　腎兪
【刺法】　１寸の毫針で，腧穴を点刺し，置針しない。

症例

戴〇，男性，17歳。２年前から繰り返し蛋白尿陽性となっている。２年前に外感病を患ってから，全身が痒くなり，尿検査で蛋白「＋＋」とされ，腰がだるく力が入らない。水腫や高血圧はないが，某病院で「腎炎」と診断された。中医・西洋医の治療を何度も受けたが，尿蛋白は依然として「微量」「＋」あるいは「＋＋」であり，ときには「陰性」のこともあった。過労や精神的な不安，あるいは感冒罹患後に尿蛋白は増加する。ここ２年ずっとこのようで治らない。

望　診：顔面眈白・生気がない・舌苔薄白・舌質淡
脈　象：沈細
弁　証：風寒の邪を外感したことにより肺気が働かなくなったもので，化水できなくなり，脾陽不振となり，脾土が利水できず，腎陽虚弱となり，膀胱の気化不能となって起こった。
治　則：元気を補う・温腎利水
取　穴：腎兪
刺　法：１寸の毫針で腧穴に0.3寸の深さ点刺し，置針しない。
経　過：毎週２回治療した。２カ月後に数回尿検査をしたところ，いずれも正常であった。

27 淋病

　排尿回数が多く，尿は量が少ない・色が濃い・ポタポタと出るようであり，刺痛がある・下腹部が痛む・腰痛があり，尿道の働きが悪いものを淋病という。本病症は，尿管結石・尿路感染・結核あるいは腫瘍および男性の前立腺炎・前立腺肥大などによくみられる。

【病因病機】　油っこいもの・甘いもの・味の濃いものを食べる人に多くみられ，湿熱が下焦に蓄積したり，膀胱に集中したりして，水分代謝の機能が障害される，あるいは感情の抑圧があり，気鬱から化火し膀胱の機能に影響して起こる。または房事過多のため腎脾虚弱となり，そのために排尿が渋る・疼痛を発生するといったさまざまな原因のいずれも淋病を引き起こす。

【臨床症状】　頻尿・排尿が渋る・耐えがたい刺痛・腰痛・腹痛を伴うことがある。あるいは尿が米のとぎ汁のように混濁し，ひどければ血尿となったり，あるいは尿はそれほど赤く渋ることはないが，たえずシトシトと出ており，ときどき発作があり，いつまでも治らない。

【治則】　消石利尿・清熱涼血・補益脾胃・清化湿熱・通利膀胱

【取穴】　腎兪・関元・大赫・気衝・三陰交・中封

【刺法】　腰部の腧穴には1.5寸の深さ刺入，下肢の腧穴には1寸の深さ刺入し，補法を施す。

症例1

　許〇〇，男性，61歳。腰痛・陰嚢の腫れ・頻尿で我慢できない・尿がたえず少しずつ出ている。すでに4年経つが治らない。両膝の関節痛を伴い，全身に力が入らない・食欲不振・便は乾燥している。普段から酒をたしなむ。

望　診：舌苔白
脈　象：沈細
弁　証：甘いものや味の濃いものを食べすぎたり，飲酒や房事の不節などにより，腎陽不足となり排尿機能が失調した。

第7節　典型的な症例の治験

- 治　　則：補益肝腎・通利膀胱
- 取　　穴：腎兪・関元・大赫・気衝・三陰交
- 刺　　法：腎兪には補法，点刺して置針しない。その他の腧穴には30分置針し，補法を施す。
- 経　　過：合計20回の治療で，諸症状は消失した。

症例2

房〇〇，女性，56歳。尿が米のとぎ汁のように混濁して1年以上になる。排尿痛はないが，尿意急迫・食が進まない・精神的な疲労・腰と膝に力が入らないなどがある。排便は正常。

- 望　　診：顔面は黄色で艶がない・舌苔黄膩
- 脈　　象：細数
- 弁　　証：脾胃湿熱・下注膀胱
- 治　　則：健脾化湿・清熱利尿
- 取　　穴：関元・水道・三陰交
- 刺　　法：腰部の腧穴には，1.5寸の深さ刺入，下肢には1寸の深さ刺入し，瀉法を施す。

症例3

劉〇〇，男性，58歳。20年来，前立腺肥大で，頻尿，ときに排尿困難，いつも残尿感があるが痛みはない。以前，消炎剤や尿の通りをよくする薬などを服用したが，いずれも無効であった。摂食不振であるが排便は正常。

- 望　　診：顔色は正常・舌苔白
- 脈　　象：沈細
- 弁　　証：美食家で，房事も不節のため，腎陽不足となり，排尿機能が失調して発症した。
- 治　　則：補益腎気・通利水道
- 取　　穴：関元・大赫・気衝・中封
- 経　　過：初診後，排尿に勢いが出てきて，排尿はうまくいくようになった。

第2章　微通法

　　　　　3回目の治療で諸症状は軽減し，尿の回数は減少し，排尿のために力を入れなくてもよくなった。合計15回で排尿は正常になった。

28　癃閉〔排尿障害・排尿困難〕

　癃閉（りゅうへい）とは，排尿困難で，下腹部に脹痛があり，重症の場合は尿閉となることを主症とする疾病である。排尿がスッキリせず，病勢が緩慢なものを「癃」といい，出そうとしても出ず，病勢が急なものを「閉」という。

【病因病機】　本病症の病位は膀胱にあるが，水道の通り具合や三焦の機能とも密接に関連している。その病因病機は複雑である。感情の抑うつ・七情の損傷・肺熱による津液の損傷などが水道の通りを阻む，あるいは中焦湿熱や中焦虚弱となって運化機能が働かなくなる，あるいは腎陽不足のために膀胱の機能が失調するなどによって，癃閉が発生する。房事過多によっても腎気が損傷され，膀胱を塞ぐことになる。また外傷や経脈の阻害によっても癃閉になることがある。

【臨床症状】　主症は排尿困難で，ポタポタとしか出ない。尿は熱をもって赤く，下腹部に脹痛があり，便や尿の出が悪く排出に力がない，腰がだるく足が冷える。あるいは尿が細い線のようだったり，阻害されて出ない。病気が長引けば，顔色の艶がなくなる。

【治則】　清熱利水・行瘀散結・補腎温陽

【取穴】　気海・関元・水道・大赫・陰陵泉

【刺法】　2寸の毫針で1.5寸の深さ刺入し，補法を施す。

症例

　王○○，男性，65歳。2年前に過労と精神的抑うつによって，はじめに尿の出が悪くなった。ここ半年ぐらいに2度目の結婚をして，その後さらに排尿困難がひどくなり，腹が張って耐えがたく，尿意はあるが自分で排出することができない。入院して治療したが，尿量が多いときに，ようやく尿が外に溢れ出ることがある。このため本患者は辛くて死にたくなり，なんども自殺しよう

と思った。さまざまなところで治療を受けたが，好転していない。病院では「瘻管形成」手術を勧めているが，まだ同意していない。食は進まず，むくみがある。

望　診：顔色は黄ばんで艶がない・痩せている・下腹部が硬く脹満している・むくみ・舌質淡・舌苔薄白
脈　象：細弱
弁　証：腎気虚弱・肺の粛降機能失調・膀胱の働きが悪い・三焦の水分下注機能がないなどによって尿閉が起こった。
治　則：補益正気・温腎健脾・昇清降濁・通調水道
取　穴：気海・関元・水道・大赫・陰陵泉
刺　法：2寸の毫針で，腧穴に1.5寸の深さ刺入し，補法を施す。治療後その日の夜に500mLの排尿があった。原処方の治療を6回行うと，排尿困難は完全に消失して，スッキリ出るようになった。

29　遺尿〔夜尿症〕

　遺尿とは，満6歳になって正常な排尿機能のある児童が，夜間睡眠時に自分でコントロールできず排尿してしまうものをいう。

【病因病機】　腎は蔵することを役目としており，気化を主っている。膀胱には貯蔵と尿の排泄の機能があるが，腎気不足により収斂作用が低下した場合，膀胱括約筋が機能せず遺尿が起こる。

【臨床症状】　睡眠中に尿をもらす。症状の軽いものは数日に1回，重いものは毎晩1回あるいは数回となり，症状が長期間続いた場合，元気もなくなり食欲が低下し，痩せて萎縮したようになるなど全身症状が現れる。

【治則】　脾胃を調理・補益する，下元〔腎気〕を収斂する
【取穴】　関元・中極・気海・三陰交・腎兪
【刺法】　毫針で腧穴に1寸の深さ刺入し，補法を施す。

症例1

　趙○○，女性，17歳。10年以上遺尿がある。毎晩2〜3回，昼

第2章　微通法

　　　　　間は尿意急迫感があり，コントロールしにくい。長い間治療を受
　　　　　けているが効果がない。
望　　診：顔面は黄色で艶がない・舌体胖・舌苔少
脈　　象：沈滑
弁　　証：気虚腎弱によって，膀胱括約筋が失調した。
治　　則：益気補腎
取　　穴：気海・三陰交・豊隆
刺　　法：毫針で腧穴に1寸の深さ刺入し，補法を施す。
経　　過：6回の治療で諸症状は治癒した。3カ月後に追跡調査をしたが，
　　　　　再発していなかった。

症例2

　　　　　孟○，女児，5歳。頻尿で，昼間にひどく，ズボンがいつも濡れ
　　　　　ている。すでに1年以上になる。ここ2カ月はさらにひどくなっ
　　　　　ており，いつもジトジト出ていて，抑えられない。眠るとよくな
　　　　　る。食事は通常で，排便も正常。
望　　診：舌苔白
脈　　象：細
弁　　証：先天的な稟賦不足・腎気虚弱
治　　則：温陽補腎
取　　穴：気海・中極・三陰交
刺　　法：毫針で腧穴に0.5寸の深さ刺入し，補法を施す。冬休みの間に合
　　　　　計8回治療して，全快した。

針灸による遺尿治療85例

　中医では，遺尿症は主として腎気不足であり，膀胱も虚すため，しばしば睡眠中に無自覚に排尿してしまうと考えている。ここで取り上げた症例では，腎虚の証がみられるものがある。例えば，頭暈・腰がだるく足に力が入らない・記憶力低下・昼間に尿が多いなどの症状がみられる。成年患者の場合は，精神的な抑圧感などがあると，病状はいっそう悪くなる。

【性別】 85例中，男性は54例で63.5％を占めており，女性は31例で36.5％である。

【年齢】 最低年齢は3.5歳，最高齢は62歳。3.5～4歳が2例で2.35％，5～10歳が29例で34.12％，11～18歳が45例で52.94％，19歳以上が9例で10.59％。

【経過】 5年以下は27例で31.8％，6～10年が50例で58.8％，11年以上は8例で9.4％。多くの患者は幼少時に発病しており，5～8歳の発病が少数あり，またごく稀れに成年以降に発病している。

【病状】 大部分の患者は毎晩遺尿があり，1週間に3～5回が少数あり，稀れに間隔がもっと長いものがある。多くの患者は毎晩1～2回遺尿があり，3～5回が少数ある。

【治法】 治療原則は補腎であり，元気を補う。補法を施し，棒灸を併用する。主穴は，腎兪・関元・三陰交・中極で，足三里・陽陵泉・膀胱兪・太衝・百会を配穴する。毎回主穴を2カ所，配穴を1～2カ所用いる。主穴の組み合わせは，①腎兪・三陰交，②関元・三陰交，③中極・三陰交。具体的な運用は次の3通り。①1組の主穴だけを用いる，②2組の主穴を交互に用いる，③主穴と配穴を併用する。三陰交は交替に用いてもよい。すなわち毎回一側に刺針する。毎日1回の治療で，5回を1クールとする。

【刺法】 毫針で補法を施す

【治療効果】 著効は39例，そのうち29例は治療後5～85日間遺尿が起こっていない。10例は明らかに好転しており，10～15日に1回遺尿があった。39例中1クール治療を行ったものは8例，2クールが18例，3クール以上が13例。症状が軽減したものは41例，毎晩から隔日になったり，あるいは毎晩3～4回だったものが1回に減っている。無効は5例，そのうち3例は1クールの治療，2例が2クールの治療であった。全体の有効率は94.1％であった。

30 遺精

遺精には，夢精と滑精の2種類がある。夢を見て起こるのが「夢精」，

第2章　微通法

夢を見ないで起こるのが「滑精」である。

【病因病機】　本病症は，過度の疲労により，心陰虧損・心火内熾〔心火が亢盛となって現れる病変〕となり精室を乱す，あるいは性欲を抑制せず，腎元が損傷され，腎精が堅固にならず起こる。

【臨床症状】　夢精とは，睡眠時に夢のなかで射精するもので，勃起しやすく泄れる。長期にわたって頻繁に起こるものは，頭がクラクラしたりめまいがする・元気がない・腰がだるく耳鳴りするなどの症状を伴う。滑精とは，昼夜問わず妄想が起こると精液が漏れてしまうもので，痩せて気が弱い。ひどければ動悸・インポテンスなどの症状がある。

【治則】　陽気を引き上げる・腎精を堅固にする

【取穴】　環跳

【刺法】　4寸の毫針で環跳に3.5寸の深さ刺入し，補法を施す。針感が下腹部あるいは陰茎に伝わるようにする。

症例

劉○○，男性，47歳。心身症になって7年になり，常に頭暈・めまい・激しい動悸・息切れ・倦怠感・歩くと呼吸が苦しい・記憶力低下などの症状がある。食事や睡眠は正常であるが，自分自身で虧虚だと感じており，「鹿茸精補養」を服用しているが，服用後に遺精がある。毎晩3～6回起こり，両足がだるく力が入らない。以前，自慰行為をしていた。

望　診：顔色は黄ばんで暗い・痩せている・元気がない・舌苔薄白で潤

脈　象：沈芤・細無力

弁　証：幼年期は腎気が未熟であり，自慰行為によって腎気を損ない，臓気虧損となり，腎精を固蔵できなくなる。また補剤を服用せず，非常に強い薬剤を急に服用したため，虚が亢進してしまい重篤な結果を招いた。

治　則：少陽相火を疏通して瀉し，漏出を止め，腎陽を温存して腎気を補益する。

取　穴：環跳（左）
刺　法：4寸の毫針で3～4寸の深さ刺入し，針感を下腹部あるいは陰茎の方に放射させる。先に補法，後に瀉法を行う。
経　過：2診後，患者は，陰茎の勃起は変わらないが，滑精の回数ははっきりと減少したと述べた。3診後，1,2回勃起したが，3日間遺精はなかった。4診後，陰茎の勃起は1,2回だけあったが，遺精はない。ただ足がだるく息切れする。この時点で「急であれば標を治す」という目的はすでに達成しているので，今は「緩であれば本を治す」の段階である。そこで，神闕・気海の2穴に針ではなく灸をすえて，腎元を補益した。3カ月の観察を行ったが，遺精はずっと起こっていない。

31 陽痿〔インポテンス〕

　陽痿とは，男性が性交するときに，陰茎が勃起しないか，あるいは勃起が不完全なものをいう。

【病因病機】　本病症は，早婚で性欲に節度がなく，腎気を損傷し命門火衰となり，精気虧損となって起こることが多い。また恐れや不安のために腎を損傷して起こるものもある。

【臨床症状】　陰茎が萎えて勃起しないか，勃起が不完全なもので，しばしば頭暈・めまい・元気がない・感情の抑うつ・腰がだるく膝に力が入らないなどがあり，舌質淡紅・脈細弱。

【治則】　補益腎気
【取穴】　環跳・関元・大赫・三陰交
【刺法】　4寸の毫針で環跳に3.5寸の深さ刺入し，針感が下腹部あるいは陰茎に伝わるようにする。その他の腧穴には，1.5寸の深さ刺入し，補法を施す。

症例1

　陳〇〇，男性，70歳。4年前にインポテンスになり，早漏・勃起不完全である。独身であったため，治療しようと思わなかった

が，最近再婚して治療の必要に迫られている。食欲はあり，排便も正常だが，頻尿である。
- 望　診：顔面は赤く潤いがある・舌苔薄白
- 脈　象：沈緩
- 弁　証：年齢が古稀になっており，腎陽不足である。
- 治　則：精髄を増やして腎陽を補う
- 取　穴：関元・大赫・三陰交（両側）
- 刺　法：毫針で，腧穴に1.5寸の深さ刺入し，補法を施す。
- 経　過：2診では症状にはっきりとした改善はみられなかった。3診目で，症状は好転し，朝起きる前に自然に勃起すると言った。4診目では陰茎がしっかりしてきて，勃起も十分になり壮年のようになったと語った。

症例2

孫〇〇，男性，28歳。24歳の頃から遺精が始まり，最近結婚したが，陰茎の勃起不全となり，性交がうまくできず，早漏もある。食欲・排便・排尿は正常。
- 望　診：顔面は黄色・舌苔白・呼吸音は正常
- 脈　象：弦滑・両尺脈弱
- 弁　証：若くして遺精となっており，腎気不足である。
- 治　則：補益腎陽
- 取　穴：環跳
- 刺　法：4寸の毫針で，針尖を上向きにして斜刺し，刺入が適当な深さに到達したときに，電気に触れたような得気が出れば，下腹部あるいは陰茎の方に放射する。
- 経　過：治療後，その夜に勃起が起こり，性交はうまくできた。再度治療し，2回で治癒したので治療を終えた。

症例3

肖〇，男性，27歳。結婚後，妻のほうがこわがって性交がうま

くできない。ストレスが溜まって，ついに勃起不全になってしまった。また勃起しても妻に触れると萎えてしまう。食欲・睡眠・排便・排尿はいずれも正常。
- 望　診：舌苔薄白
- 脈　象：細弦
- 弁　証：感情の抑うつ・腎陽の損傷によって起こった。
- 治　則：脾腎を補う・陽気を強壮する
- 取　穴：関元・大赫・三陰交・内関
- 刺　法：毫針で腧穴に1.5寸の深さ刺入し，補法を施す。
- 経　過：初診後，陰茎はやや勃起して，緊張がほぐれた。2診後，勃起の程度は以前より強くなった。3診後，陰茎の勃起は硬くなり，その夜は性交ができた。その後，治療効果を確実にするため，原処方により1回治療して観察した。後で聞くと，数カ月無事に過ぎて，性交は正常にできて，しかも妻は妊娠4カ月という朗報であった。

32　肛門瘙痒

【病因病機】　脾胃虚弱のため，脾虚による運化機能の失調となり，水湿が運化されず，長く留まって化熱し，湿熱下注して起こる。あるいは病原虫に感染し，侵蝕されて起こる。

【臨床症状】　肛門の搔痒感が夜間に増強するため，睡眠に影響を及ぼし，煩躁不安・頻尿・尿失禁・注意力散漫などになることがある。また，食欲不振・悪心・嘔吐および腹痛なども現れることがある。

【治則】　清熱利湿止痒

【取穴】　後渓・陽渓

【刺法】　毫針で腧穴に0.5～1寸の深さ刺入し，補法を施す。

症例

金〇〇，男性，56歳。肛門の瘙痒が起こって6年になる。はじめは少し痒いぐらいだったので，過マンガン酸カリウムの坐浴を

用いたり，何種類かのビタミン剤を服用したりして数カ月治療を行ったが，好転しなかった。しかも次第に悪化して，温水洗浄を行わないと気持ちが悪い。ここ1年くらいは，必ず熱い湯で随時洗浄しており，1日少なくとも5～6回，多ければ7～8回行う。さもなければ痒くてたまらない。食欲は良好で，排便・排尿は順調である。

望　診：顔色は平常・呼吸音は正常・舌苔薄白少
脈　象：滑
弁　証：「痛痒瘡はいずれも心に属す」「腎は二陰に開竅する」といわれるが，働きすぎて，心腎両虚となり，陽明の実熱が肛門に流れ込んだために，肛門の瘙痒が起こった。
治　則：心腎を調整して補う・利湿止痒
取　穴：陽渓・後渓
刺　法：毫針で1寸の深さ刺入し，補法を行う。
経　過：初診後，瘙痒ははっきりと軽減し，その夜は肛門の洗浄を1回しただけだった。2診後，症状は引き続き軽減し，肛門の洗浄をしなくても耐えられるようになった。3診後，基本的に痒みはなくなり，夜も安眠できるようになった。合計6回の治療を受けた後，外国に赴任した。

33　口腔潰瘍

　本病症は，中国伝統医学では，「口瘡」あるいは「口疳」に属し，口腔粘膜に黄白色のマメ粒大の潰瘍ができるものである。

【病因病機】　一部は口腔内の邪毒感染によるものであり，さらに脾胃積熱によるもの，あるいは虚火上炎によるものがある。

【臨床症状】　潰瘍は，唇や舌あるいは頬の内側などの粘膜に生じ，ダイズ大あるいはエンドウマメ大の黄白色の潰瘍斑点となり，周辺は鮮紅色の辺縁ができ痛みを覚える。特に食事中の痛みがひどい。発熱し熱盛の場合は脈数，虚証の場合は脈虚細で再発しやすい。

【治則】　疏表解毒・あるいは陰血を養い虚火を鎮める

【取穴】 労宮・照海

症例1

楊〇〇，男性，37歳。口唇内および舌尖に潰瘍があり，すでに4年もの間，再発を繰り返している。痛みのために話をするのにも影響し，食事のときはいっそうひどく，これまで上海や北京などの大病院で何回も治療を行ってきた。食欲・排便・排尿は正常。

望　診：舌苔薄黄
脈　象：沈細
弁　証：心脾火盛となり，経脈に沿って上炎し口腔に至った。
治　則：清熱解毒
取　穴：労宮・照海
刺　法：毫針で腧穴に0.5寸の深さ刺入し，先に補法，後に瀉法を行う。合計2回の治療で治癒した。

症例2

王〇〇，女性，45歳。口腔がただれて痛む症状が7年も続いている。口腔全体が黄白色の潰瘍面となり，話すこともできず，食事を採ることもできない。体は日増しに痩せているが，排便・排尿は正常である。

望　診：顔面は黄色で生気がない・舌苔白
脈　象：沈細
弁　証：平素から体が虚弱で，虚火が乗じた。
治　則：清火・解毒して潰瘍を治す
取　穴：労宮・照海
刺　法：毫針で腧穴に0.5寸の深さ刺入し，先に補法，後に瀉法を行う。
経　過：治療後，4時間して患者は食事ができるようになった。初診後に症状は明らかに軽減し，話せるようになった。2診後，口腔の潰瘍面は縮小した。合計6回の治療で治癒した。

34 失音〔失声症〕

　発声がうまくいかず，ひどければしわがれて声が出ないものを，失音〔失声〕という。中国伝統医学では，「喉暗」という。

【病因病機】　本病症は，肺・腎と関連がある。寒邪を外感し，肺気が宣発機能を失う，あるいは風熱を感受し，灼熱して痰を形成し，肺が昇降機能を失い，気道が働かなくなる，あるいは肺に燥熱があり，肺が濡養できなくなり，発声ができなくなる。腎の脈は舌を挟んでいるため，肺燥によって津液を損傷すると，腎精不足となり，肺・腎の2臓が虚となって起こる。

【臨床症状】　本病症は，声がしわがれるのが特徴である。急に発病するものと緩慢に発病するものとがある。急なものは突然声が出なくなり，緩慢なものは次第に発症する。このため失声は暴暗・久暗の2種類に分けられる。

【治則】　肺気の宣発機能を高める，あるいは清肺化痰，あるいは潤肺清燥，あるいは滋陰降火。

【取穴】　液門・聴宮・水突

症例1

　呉○○，男性，63歳。のどがしわがれ声が出ない状態が20年続いている。口乾・眠れない・声は低く小さくしわがれている。排便・排尿は正常。

望　診：舌苔薄白
脈　象：沈細
弁　証：腎陽不足・津液が上部を潤すことができずに失声になった。
治　則：滋陰増液
取　穴：液門・聴宮
刺　法：毫針で液門に上向きに2寸の深さ刺入し，聴宮は1.5寸刺入し，先に補法，後に瀉法を施す。
経　過：はじめに液門に4回刺針したが，効果はあまりなかった。5回目に両側の聴宮を加えると，すぐにしわがれ声は明らかに改善され

第7節　典型的な症例の治験

澄んだ小さい声を発することができ，さらに高い声を発することもできるようになって，唾液も多くなった。合計10回の治療で治癒した。

症例2

齋〇〇，女性，49歳。患者は40日前に，甲状腺切除術を受け，次第に言葉が出なくなり，声を発することができなくなった。

望　診：舌苔白
脈　象：滑
弁　証：経脈を損傷して，気血瘀滞した。
治　則：経絡を通じさせる・気血を調整する
取　穴：水突・液門
刺　法：補法を用いる。毫針で液門に2寸の深さ刺入し，水突には0.5寸の深さ刺入し，経脈に沿って上に向かうように得気感を伝導させる。局所の水突穴の針感はのどの方に響かせる。抜針後すぐに発声して言葉を話した。
経　過：合計5回の治療で治癒した。

35　網膜炎

本病症は，中医の暴盲の範疇に属する。

【病因病機】

1．激しい怒りや恐れによって，臓腑の気の働きが逆乱し，血も気にしたがって逆上する，あるいは感情の抑圧によって，肝が条達の働きを失い，気滞血瘀となり，脈絡が阻滞されて起こる。

2．酒やたばこを好み，油っこいものや甘いものをよく食べることによって，痰熱が内生し目を障害する。

3．熱邪を外感し臓腑に伝わり，邪熱が内で盛んになり目を攻撃する。

4．肝腎陰虚のため，陽気が亢進し風を生じ風火上逆となり，のぼって目を障害する。

99

第 2 章　微通法

　　　　　このほか，目の打撲などによっても暴盲が引き起こされることがある。
【臨床症状】　発病前に，目の調子が悪く，突然視力が急激に落ちて，ひどければ失明する。あるいは前額部にシクシクとした痛みを伴い視力が急激に低下する。眼球を圧迫すると，回転して引っ張られるような痛みがある。
【治則】　清肝明目
【取穴】　睛明・太陽・風池・光明
【刺法】　毫針で睛明に 1 寸の深さ刺入する。出血させないため，補瀉の手法は用いない。その他の腧穴には，0.5 〜 1 寸の深さ刺入し，先に補法，後に瀉法を施す。

症例

　　　　　彭○○，女性，23 歳。視力が衰えてきて，まるで膜がかかったようになり，1 年以上になる。頭痛がひどく，専門病院で「網膜炎」と診断された。治療を続けているが治らない。食は進まないが，排便・排尿は正常。
望　診：顔は黄色で生気がない・舌苔白
脈　象：弦数
弁　証：肝血不足・陰精〔臓腑の精気〕が目に上注することができず，視力が衰えた。
治　則：養血明目
取　穴：肝兪・睛明
経　過：1 カ月治療を行い，合計 12 回の治療で治癒した。現在は農村で仕事をしており，視力は正常である。

36　視神経萎縮

【病因病機】　本病症は，中国伝統医学では肝腎不足・精血損耗・心営虧損・神気〔真気，元気〕の消耗・久病による虚衰・脾陽不振による精微不化，感情の抑うつによって肝が条達の働きを失ったことによ

る気血閉塞，および先天の素質不足・脾腎陽虚，頭部の外傷あるいは腫瘍の圧迫による気血瘀滞などと関連があると考えられている。上記の諸原因はいずれも脈絡の阻滞あるいは精気・津液の虧損を引き起こし，目の滋養ができなくなって本病症が発症する。

【臨床症状】 外観上異常はなく，はじめはものが見えにくくなり，はっきりしなくなり，視力が次第に落ちて，ついには失明する。
【治則】 肝腎の補益・気血を補う・頭部の阻滞を取り明目する
【取穴】 百会・睛明・肝兪・腎兪・臂臑・球後・太白・光明
【刺法】 毫針で腧穴に刺入し，補法を施す。

症例1

賈〇〇，男児，4歳。百日咳から肺炎を併発し，その後両目が失明した。驚くと眼瞼を閉じるが，ものが見えている所見はない。

望　診：顔は黄色で生気がない・元気がない・舌質淡・舌苔黄
脈　象：弦数
弁　証：肝腎陰虚・熱が津液を損傷している・意識活動が散漫になり胆の働きが悪い・経脈が栄養されないなどのために視力が損傷されている。
治　則：滋陰補益・経脈の疏通
取　穴：睛明・球後・肝兪・腎兪・太渓・光明
刺　法：毫針を0.5寸の深さ刺入し，補法を用いる（睛明はこの方法を取らない）。
経　過：合計8回の治療で，眼球の運動は活発になり，視力は完全に回復した。1カ月後に追跡調査したが，視力・元気ともに良好であった。

症例2

張〇，男児，5歳。出産後，「乳幼児黄疸」「新生児肺炎」に罹り，治癒した後に両目の視力が落ちた。眼科医から「視神経萎縮」と診断されて，すでに4年になるが，視力は0.01である。

望　診：顔面は黄色で艶がない・舌苔白

脈　象：細数
弁　証：熱による陰液・経脈の損傷により，気血が目を濡養しなくなった。
治　則：気血の補益・通経明目
取　穴：睛明・百会・風池・臂臑・肝兪・水泉
刺　法：毫針で腧穴に 0.5 寸の深さ刺入し，補法を施す。
経　過：合計 50 回の治療で，視力は明らかに上昇し，検査で 0.6 になっていた。

37　複視

ものを見るときに，二重あるいは多重に見えるものを複視という。

【病因病機】　湿熱痰濁のため目を犯される，あるいは感情の抑圧のため肝腎不足・心脾虚弱となり，これらはいずれも気血不足を招き，目が栄養されなくなって，本病症を発症する。

【臨床症状】　目つきや外観は良好であるが，ものが見えにくく，両眼の眼前に黒いものがチラチラし，ものが二重に見えたり多重に見えたりする。片目で見ると重なって見えることはないが，両目で同時に見ると重なって見える。

【治則】　利湿清熱・補益肝腎・行気活血

【取穴】　臂臑・風池・睛明・合谷・太衝

【刺法】　毫針で腧穴に 1 寸の深さ刺入し，先に補法，後に瀉法を行う。

症例

鄭〇〇，男性，61 歳。20 日前に突然めまいを覚え，複視となった。片方の目を塞ぐとよく見える。病院の神経内科では，「椎骨脳底動脈循環不全症，重症筋無力症の可能性は排除する」と診断された。既往歴として高血圧症・冠状動脈性心疾患があり，ここ 5 ～ 6 年安定していない。20 年以上前に，病院で「下錐体疾患」を疑われた。喫煙歴は 40 年以上，空腹時に喫煙の習慣があり，毎日 1 箱以上，食欲は良好，排便・排尿は正常。

望　診：顔が赤い・舌質紅・舌苔薄白・呼吸音は正常。血圧は 170 ／

110mmHg。
脈　象：弦細
弁　証：肝腎陰虚により，気血不調となり目系〔眼球内の脳に連なる脈絡〕を濡養できない。
治　則：経絡を通じさせ，気血を調整し，摂取した栄養を目に上注させる。
取　穴：臂臑・太衝・水泉・合谷・風池
経　過：初診後，複視は起こったり起こらなくなったりするようになり，自覚症状は軽減した。2診で取穴に風池を加え治療を行うと，めまいは消失した。複視はたまに出現するが，前回よりはっきりと軽減している。取穴は同じで，合計6回治療して治癒し，複視は消失した。追跡調査を数年しているが，ずっと再発していない。

38　眼瞼下垂

【病因病機】　多くは先天的な素質の不足によるものであり，脾虚気弱・脈絡の失調・皮膚の栄養不足から引き起こされる。

【臨床症状】　本病症は，上眼瞼が完全に上がらないため，瞳を覆い隠してしまうもので，完全に遮蔽してしまうと視力にも影響する。単側に発生するものと，両側に発生するものとがある。上眼瞼は麻痺して弛緩し，見開く力が失われていて，患者はものを見るために，常に前頭筋を持ち上げて目を開かなければならない。両眼瞼が下垂しているものは，ものを見るために，常に頭を上向きにしてものを見る姿勢をとっている。

【治則】　益気・養血・通絡
【取穴】　陽白・魚腰〔眉毛の中央〕・頭臨泣・合谷・足三里
【刺法】　毫針を刺入してから，針を下方に向けて寝かせて皮膚に沿って刺し，補法を施す。

症例

王○○，女性，39歳。右上眼瞼下垂が半年以上になる。半年前，目を開けるのが困難になり，ものを見るのが不自由になった。神

第2章　微通法

経科で検査を受けたところ，「重症筋無力症」と診断された。
望　診：舌苔薄白
脈　象：沈細
弁　証：脾胃虚弱・気血が調和を失う・筋脈が濡養を失う
治　則：通経活絡・益気養血
取　穴：陽白・四白・魚腰・合谷・足三里・頭臨泣
刺　法：頭部の腧穴には，毫針を刺入してから頭皮に沿って下方に刺す。
　　　　合谷・足三里は1寸の深さ刺入し，補法を施す。
経　過：治療後，症状は次第に軽減し，原処方に従って30回治療して治癒した。

39　斜視

　斜視とは，両眼が同時に前方を正しく見ることができないもので，片方の眼がまっすぐ前を見ると，もう片方の眼球が斜視になる。

【病因病機】　眼球を運動させる筋肉の一部あるいは全部が麻痺したために起こるものを麻痺性斜視という。眼球運動の筋力が平衡を失って起こるものを共転性斜視という。多くは小児の発育不全あるいは長時間一方向を斜視させていたなどによって起こる。また，頭部の外傷によっても起こることがある。

【臨床症状】　両眼でものを見ると，片方の眼球の位置が偏位する。内斜と外斜とがある。しばしば片方の目だけで見ており，両眼を交互に使っている。

【治則】　経気の疏通・眼筋の調節

【取穴】　聴宮・臂臑

【刺法】　毫針で腧穴に1寸の深さ刺入し，先に補法，後に瀉法を行う。

症例

　閻〇，女児，11歳。頭蓋底骨折をして，左耳の鼓膜が破裂し，左目が斜視になった（15度）。睡眠・食事・排便・排尿は正常。
望　診：顔面は黄色・舌苔薄白・呼吸音は正常

脈　象：細数
弁　証：不内外因。瘀血が経脈の流れを阻害し，目に栄養が行かない。
治　則：経絡を通じさせる・気血を調整して明目する
取　穴：聴宮・臀臑
刺　法：毫針で腋穴に1寸の深さ刺入し，先に補法，後に瀉法を行う。
経　過：8回の治療後，同仁病院で視力の再検査を受けたところ好転していた。左眼の内斜が5度になっており，さらに1カ月治療して再度検査したところ，両眼の位置は基本的に正常であった。もともとあった複視も消失していた。追跡調査の結果，ずっと安定しており，異常はみられない。

40　白内障

　白内障は高齢者の病気である。何らかの原因によって水晶体が透明性を失い，混濁したものであり，視力障害を起こす。

【病因病機】　中国伝統医学では，本病症を加齢による体の衰え，肝腎虚損あるいは大病や長期にわたる病気の後の脾虚による運化機能の失調，生命力の源の枯渇，精血不足などのために目が養われなくなって起こると考えている。

【臨床症状】　初期は眼前に点状あるいはすじ状の影ができ，薄い煙や霧のなかでものを見ているようになり，次第に視力が低下する。後期になると，人の見分けもできなくなり，光しか見えなくなる。

【治則】　益精養血・肝腎を滋補する

【取穴】　睛明

【刺法】　毫針で睛明に1～1.5寸深さ刺入し，手法は用いず，30分置針する。

症例

　張○○，女性，80歳。両目が見えにくくなり，視力が次第に下降してきて，すでに2,3年になる。家事労働にも影響し，歩行も不便になってきた。某病院の眼科で，「早期白内障」と診断さ

れた。食欲・排便・排尿は正常。
望　　診：顔は黄色で生気がない・舌苔白
脈　　象：弦滑
弁　　証：肝腎虚損
治　　則：肝腎を滋補する・明目
取　　穴：睛明
経　　過：この処方で6回治療すると，視力の低下は止まり，再度4回治療すると，視力は回復し歩行も正常になり，家事労働もできるようになった。追跡調査をしたが，視力は正常であった。

41　鼻炎

【病因病機】　本病症は，肺気不足のために衛気が表を守ることができず，外邪が肺を侵犯し，肺竅を閉塞する，あるいは営衛の働きが失調し，衛気が体表を守れなくなって起こる。

【臨床症状】　発作的に鼻がムズムズしてくしゃみが出る。くしゃみが出るとすぐに鼻づまりになったり，鼻水が大量に出たりする。全身症状ははっきりしないが，本病症はどの年齢にも起こり季節性の発作がみられる。

【治則】　営衛の調和・鼻孔を通じさせる
【取穴】　迎香・上星・合谷・印堂・列缺・足三里・中脘
【刺法】　毫針で腧穴に刺入し，先に補法，後に瀉法を行う。

症例1

金○○，女児，7歳。カゼを引きやすい。臭いのある黄色の鼻水が出るようになって2年以上になる。西洋医から「副鼻腔炎」と診断された。

望　　診：顔面は黄色・舌苔白
脈　　象：滑数
取　　穴：迎香・上星・合谷
刺　　法：毫針で腧穴に0.3～0.6寸の深さ刺入し，瀉法を施す。

経　過：8回の治療後，症状は明らかに軽減し，黄色の鼻水は減少した。上星・印堂・合谷に刺針。さらに2回の治療で，副鼻腔炎は治癒し治療を終えた。

症例2

李○○，男性，34歳。5年前から，毎年夏秋の季節になると，鼻づまりになり，ときに鼻水が出るようになった。臭いがわからず，寒冷の気候だとひどくなる。ここ3年ほどは病状が悪化しており，1年中鼻がつまっていて，鼻水が止まらない。病院の耳鼻科で治療を受けたが効果はなく，ただ「鼻通薬」を入れるだけで，1回薬を投与すると，1時間ほど鼻が通るだけである。ひどいときは頭がクラクラするが痛みはない。仕事にも影響しており，便秘もあり，尿量は少なくて色が赤い。

望　診：鼻水が止まらず頻繁に拭いている・舌苔はやや黄
脈　象：沈弦やや数
弁　証：肺が風寒を感受し蓄積して化熱した・大腸鬱熱し燥結
治　則：宣通肺竅・陽明の熱を清瀉
取　穴：列缺・合谷・上星・印堂・迎香・足三里（両）
刺　法：毫針で腧穴に0.3寸ないし1寸刺入し，瀉法を施す。
経　過：2診後も症状は変わらない。上記の取穴に中脘を加える。3診で，鼻づまりは好転，右の鼻孔は通常のように通り，排便は1日1回。6診目で，両方の鼻孔は基本的に通り，1日1回の点薬，排便は順調，取穴は同じ。8診目で，両方の鼻孔は完全に通るようになり，点薬も必要なくなり，すべてが正常に回復したので治療を終えた。

42　耳鳴り・耳聾〔難聴〕

　耳鳴り・耳聾(じろう)は，それぞれ聴覚異常であり，耳鳴りは耳の中で音が鳴るのが主症であり，耳聾は聴力の低下あるいは喪失が主症である。

【病因病機】　本病症は，内因として多くは悩みや怒り・恐れによって肝胆

第2章　微通法

風火が上逆して発症する。少陽の経気が閉塞する，あるいは腎虚気弱のため精気が耳に到達できないために起こる。外因としては，風邪の侵襲によって塞がれることによって起こる。

【臨床症状】　耳鳴りは，耳の中で虫が鳴いているような音がして，起こったり止まったりする。あるいは音が大きくて止まらないものもある。急性の疾患により耳が聞こえなくなる，また長期の病気の後で耳が聞こえなくなることもある。

【治則】　滋陰瀉火・通経活絡・鎮驚安神・上竅を通じさせる

【取穴】　聴宮・曲池・合谷・築賓・中渚・翳風・瘂門・通里・湧泉など

【刺法】　毫針で腧穴に刺入し，補法あるいは瀉法を行う。

症例1

沈〇〇，男性，40歳。半月前に外部からの力によって耳を強打し，耳と頭が共鳴するようであった。話をするときに鼓膜が振動し，耐えられないような頭痛がある。歩くと船酔いのような頭暈があり，耳の周辺が腫れて痛みがある。排便・排尿は順調。

望　診：精神的な疲労感・呼吸音は低く小さい・顔は黄色・瘦せ・舌尖やや紅・舌苔薄白

脈　象：弦滑やや数

弁　証：不内外因・経絡の気血阻滞によって起こった。

治　則：活血化瘀・経絡の通調

取　穴：聴宮・曲池・合谷

刺　法：毫針で腧穴に1寸の深さ刺入し，先に補法，後に瀉法を行う。

経　過：2回の治療で諸症状は消失した。2週間後，追跡調査をしたが再発しておらず，その後もう1度追跡調査したが，具合の悪いところはなかった。

症例2

周〇〇，男性，57歳。右の耳鳴り・難聴が20日以上あり，耳鳴りは飛行機が離着陸するような音で，大きく鳴り続けている。こ

のため聴力も下降して，耳の中が塞がれている感覚がある。食事・
睡眠は良好，排便・排尿は正常。
- 望　診：顔色は正常・呼吸音は正常・舌体やや胖・舌質紅・舌苔白
- 脈　象：弦で両尺無力
- 弁　証：腎陰不足により，虚火上炎となる。
- 治　則：滋陰瀉火・経絡の通調
- 取　穴：聴宮・翳風・中渚
- 刺　法：毫針で腧穴に1寸の深さ刺入し，先に補法，後に瀉法を行う。刺針後すぐに閉塞感から何かが振り落とされるような感覚があり，突然よく通るようになり，耳鳴りも同時に軽減した。8回の治療で症状は消失し，正常になった。

症例3

付〇，男児，1歳10カ月。1年前，細菌性赤痢に罹り，ゲンタマイシンを注射してから聴力が次第に衰え，現在，両方の耳が聞こえない。性格はせっかちで，排便・排尿は正常。
- 望　診：顔色は正常
- 脈　象：細数
- 弁　証：薬物中毒による経絡の閉塞
- 取　穴：聴宮・築賓
- 刺　法：毫針で腧穴を点刺し，置針しない。
- 経　過：初診後，聴力は改善された。6診目で，父親が話して聞かせると，よく聞くことができた。9診目で，聴力は基本的に回復し，低く小さい音にも反応するようになった。

症例4

楊〇〇，男性，35歳。1週間前，突然右側の耳が聞こえなくなり，塞がれるようで，同時に頭暈・悪心があった。翌日からは右耳はまったく聴力が消失し，左耳の聴力も低下してきた。そして歩くときに両足に不安定な感覚があり，平衡感覚が失われている。病

第2章　微通法

院で，「突発性難聴」と診断された。食欲はあり，排便・排尿は正常。
望　診：舌質は両辺が紫・舌苔薄黄
脈　象：沈弦
弁　証：腎陰虧損により虚火上炎となる。臓腑の機能活動が低下し耳竅が閉塞する。
治　則：瀉熱・調気・耳竅を通す
取　穴：中渚（両）
刺　法：毫針で中渚に1寸の深さ刺入し，瀉法を施す。刺針後すぐに聴力の回復を感じ，合計5回で治癒した。

症例5

趙○○，男性，24歳。患者は転落した後に聾唖となってしまい5日になる。5日前，5メートルの高さから突然落下し，すぐに検査をしたが，なんら損傷はみられなかった。精神的にもしっかりしていたので，鎮静剤のルミナールを服用したが，翌朝起きると耳が聞こえなくなっており，話すことができなかった。飲食は正常，排便・排尿も順調。
望　診：舌苔薄白・舌質絳・意識が少しぼんやりしている
弁　証：転落の恐怖から，気が下降し，気血が紊乱し，腎気が耳に通らなくなって耳聾となり，心気が舌に届かなくなり話せなくなった。また内部の絡脈を震動し，心竅を塞いだため，意識がぼんやりするようになった。
治　則：鎮驚安神・上竅を疏通させる
取　穴：瘂門・通里・気海・湧泉（両）
刺　法：毫針で腧穴に刺入し，補法を施す。
経　過：2診目では，症状にはっきりした改善はなかった。取穴に，上記のほかに中脘を加える。手法は同じ。3診目で，症状は軽減し，聴力は改善した。大声で呼ぶと反応し，1，2，3などと言うことができた。4診目で明らかに好転し，通常の会話は聞き取れ，簡単な言語を話すこともできるようになった。7診目で，聴力は完

全に正常に回復し，治癒したので治療を終えた。

症例6

付〇，男児，2歳半。親の話：1歳半のときに，肺炎に罹り，入院して点滴をしたが，そのときゲンタマイシンとエリスロマイシンを加えた。熱が退いて退院した。約2カ月後，ちょうど旧正月のときに爆竹が鳴っているのに子供が反応せず，怖がりもしないため，ようやく子供の耳が聞こえていないことに気がついた。すぐに病院に行き耳鼻科で検査したところ，「薬物中毒性難聴」と診断された。医師は，ATPおよびコエンザイムA，ビタミンC，チトクロムCを1年以上，点滴投与した。左の耳の聴力は10デシベルに上がった。カゼを引いてから，再び聴力が低下した。輸液治療を止めて，ある針灸研究所で針治療を半年行い，さらに気功による治療を10日行ったが，無効であった。食欲・排便・排尿は正常，顔色も正常，呼吸も正常。

脈　象：細数
弁　証：薬物中毒により経脈を損傷し，経気が耳に上らない。
治　則：経絡を通じさせる・気血を調整する・腎気を補う
取　穴：聴宮・外関・築賓
刺　法：1寸の毫針で1寸の深さ刺入し，快速刺針法を用い，置針しない。
経　過：毎週2回，12回を1クールとし，2週間休んで，継続して針治療を行った。2年経ち，約100回の針治療を行ってきたところ，病状は明らかに軽減し，通常の大きさの音を聞くことができるようになった。補聴器を使って小型ラジオを聴くこともでき，カゼの発熱が治癒してから，聴力の低下はない。

43　甲状腺腫大

　本病は，中医の「瘿病（えいびょう）」である。これは，感情による内傷・飲食や環境の不適などによって，気滞痰凝・血瘀鬱結が頸前に集中して起こるもので，のどの前両傍が腫大することを臨床上の特徴とする疾病である。

第2章　微通法

【病因病機】　主な病因は，感情による内傷，飲食や環境の不適であるが，体質的な要因とも密接に関連している。

　長期にわたる悩みや怒り，あるいは思い煩いや心労によって，臓腑機能の鬱滞が起こり，肝の条達機能が失われ，津液の正常な循行および分布・輸送に影響が及び，津液が凝集しやすくなり痰を形成する。気滞痰凝となり，頸前に鬱結すると癭病を発症する。また飲食の失調，あるいは高山地域に居住していて，環境に不適合であると，①脾胃の機能に影響し，脾の運化機能が失調し水湿を運行できなくなり，集積して痰を生じる。②気血の正常な運行に影響し，痰湿が頸前に瘀滞して癭病を発症する。そのほかに，女性は月経・妊娠・出産・授乳などの生理的特徴があり，肝経の気血と密接に関連しており，感情面や飲食などの病因要素があると，しばしば気鬱痰結を引き起こし，気滞血瘀および肝瘀化火などの病理変化が起こるので，女性はこの病気に罹りやすい。

【臨床症状】　癭病は，頸前の喉頭隆起の両側に腫脹ができるのが基本的な特徴である。女性に発生することが多く，腫塊は飲み込む動作によって上下に移動し，はじめはサクランボか指先ほどの大きさで気がつくが，一般に生長は緩慢で，大きさは均一ではない。大きいものは袋のようで，触ると柔らかく，光沢があり，経過が長くなると硬くなり押えると結節に触れる。しばしば胸悶・脇痛・煩熱・発汗しやすい・せっかち・眼球の突出・手指の振るえ・心煩・力が出ないなどの症状を伴う。舌質紅・舌苔薄・脈弦。

【治則】　理気化痰・消癭散結
【取穴】　照海・神門・内関・三陰交
【刺法】　毫針で照海に点刺し，置針しない。その他の腧穴には30分置針する。

> 症例1

　蔵〇〇，女性，32歳。頸前の甲状腺結節腫大があり，動悸・煩躁不安・手指の振るえ・全身の無力感が半年以上続いている。飲

食・排便・排尿は正常。
望　診：顔は黄色・舌体胖・歯痕がある・舌苔薄白
脈　象：細
弁　証：肝鬱・気持ちが晴れない・気の条達不振によって，気血瘀滞となった。
治　則：舒肝理気・臓腑の機能活動を条達させる・活血化瘀
取　穴：照海
刺　法：毫針で腧穴を点刺し，置針しない。
経　過：この方法で10回治療すると，諸症状は消失した。

症例2

魯〇，女性，19歳。動悸・息切れ・全身無力・発汗が多いなどの症状が半年続いている。頸の両側が腫れている。食欲はある，排便・排尿は正常，月経は正常。
望　診：顔色は正常・舌苔白，頸部がびまん状に腫れ，右側が顕著，局所に圧痛はない。
脈　象：細
弁　証：肝が条達機能を失い，臓腑の機能活動が失調した。
治　則：舒気安神
取　穴：神門・内関・三陰交・局所の阿是穴
刺　法：頸の左右をそれぞれ3回刺し，針尖をやや後方に向けて斜刺し，置針はしない。その他の腧穴には30分置針する。
経　過：合計9回の治療で，両側の甲状腺は明らかに縮小し，正常に近くなった。基礎代謝率は＋2％，臨床上治癒となったため，針治療を止めて観察している。

症例3

王〇〇，女性，32歳。動悸・心悸亢進・息切れ・力が入らないなどの症状が2年続いている。不眠・夢をよく見る・食欲はある，排便・排尿は正常，月経は順調。生化学検査によって「甲状腺腫

大」と診断された。
望　診：舌苔薄白
脈　象：弦滑
弁　証：肝鬱気滞・気が条達機能を失う
治　則：舒肝理気・活血化瘀・安神益気
取　穴：神門・内関・三陰交
刺　法：甲状腺局所の阿是穴に左右それぞれ3回刺針し，置針しない。その他の腧穴には30分置針する。
経　過：合計12回の治療で，諸症状はいずれも取れ，甲状腺腫は消失した。基礎代謝率が－8％となったので，針治療を止めて観察している。

44　リンパ節炎

【病因病機】　本病症の多くは，臓腑の鬱熱・熱毒の集結による。その毒は内に発するものと，外感および感染によるものがある。熱毒が皮膚を薀蒸し，気血凝滞して本病症を発症する。

【臨床症状】　はじめは1カ所のリンパ節が腫脹し圧痛があり，続いてリンパ節周囲炎が発生し，いくつかのリンパ節が癒着して一緒になり，結塊を形成し，圧痛が顕著になり，さらに高熱・悪寒戦慄・頭痛・食欲不振など程度の異なる全身反応も起こる。急性リンパ節炎は自然に消退することもあるが，悪化して膿腫になることもある。

【治則】　清熱解毒・散結軟堅

【取穴】　曲池

【刺法】　4寸の毫針で腧穴に刺入してから，針尖を上向きにして皮膚に沿って4寸刺入し，30分置針する。

症例

劉〇〇，男性，30歳。右頸部のリンパ節が腫脹し，2カ月以上痛みがあり，右側頭痛・悪心・食欲不振を伴う。排便・排尿は正常。
望　診：顔面は黄色・舌尖紅・舌苔黄膩
脈　象：弦数

弁　証：内に蘊熱がある・熱毒集結
治　則：清熱解毒・軟堅散結
取　穴：曲池
刺　法：4寸の毫針で，腧穴に刺入してから，針を寝かせ，針尖を上向きに皮膚に沿って4寸刺入し，30分置針する。毎日1回，合計4日で治癒した。

45 白癜風〔白斑〕
はくでんふう

【病因病機】　七情内傷により，肝気鬱結し，臓腑の機能活動が失調しているところに，再び風邪を感受し，邪気が皮膚を侵襲し，気血を失調させて本病症が発症する。

【臨床症状】　皮膚に突然色素の脱色が起こり，その後次第に拡大する。形状は不規則で，色は乳白色，周囲の色素は増加し，自覚症状はない。また精神的な憂うつ感や心煩・イライラがある。舌質淡あるいは瘀斑があり，舌苔薄白・脈緩。

【治則】　養血疏風・気血の調和
【取穴】　阿是穴
【刺法】　毫針で患部を約1cmにつき1針の範囲で浅刺し，30分置針する。

症例1

華○○，女性，16歳。左耳前から項部にかけて突然2ヵ所に白斑が生じた。すでに2ヵ月になる。食欲・排便・排尿は正常。

望　診：呼吸音は正常，左耳前4.5cm×3cm，肩項部に2cm×1cmの大きさで2ヵ所白斑がある。
脈　象：沈滑
弁　証：白癜風
治　則：調気・営気を通理する・皮膚を温順する
取　穴：局部の阿是穴
刺　法：短針で病巣の周囲を刺し，0.5分の深さで浅刺し，30分置針する。
経　過：2回目で白斑の面積は縮小し，3回目の治療で瘢痕が残る程度に

第 2 章　微通法

なり，合計 23 回の治療で治癒した。

症例 2

　　　　　胡○○，女性，17 歳。両腸骨上方に白斑ができて 2 年以上になる。局所には刺すような痒みがあり，両側は対称的で，食事・睡眠・排便・排尿は正常。
望　診：呼吸音は正常・両側の腸骨棘に 10cm×20cm の大きさの白斑がある・舌苔白。
脈　象：沈細
弁　証：白癜風
治　則：調気・営気を通理する
取　穴：阿是穴
刺　法：短針で病巣の周囲をそれぞれ 20 回浅刺する。
経　過：針治療を行うようになってから，白斑の範囲は日増しに縮小し，皮膚の色は次第に濃くなった。合計 25 回の治療で，皮膚の色は基本的に正常になった。

46　湿疹

　湿疹は，よくみられる皮膚病の一種であり，急性のものは，初期に局所に紅斑・丘疹・小さい水泡ができ，灼熱感があり，痒い。水泡が破れると，びらんし，水液が出てきて，乾燥し，黄色のかさぶたや血のかさぶたができる。もし感染が起これば，化膿したかさぶたになる。皮疹は治療により，あるいは自然に緩解し落屑して治癒することもある。慢性的な表皮の損傷は，次第に肥厚してきて，表面に引っかき傷・血のかさぶた・色素沈着などができ，ときには褐色あるいは暗紅色になり，刺激を受けると湿潤になりやすい。

【病因病機】　本病症は飲食の不節，あるいはアレルギーを起こすようなものを食べすぎて起こることが多い。損傷が脾胃に及び，脾の運化機能が失調し，湿熱が内蘊し，脾が湿邪に侵されているところに，さらに風湿熱邪を受け，内外の邪が合い争って，腠理を犯し皮膚

に浸透して，本病症を発生させる。湿の性質は，重・濁・粘・膩であり，陰血を損耗しやすく，乾燥により風を生じるため，治りにくく，発症を繰り返す。

【臨床症状】 本病症の発病は緩慢で，皮疹は丘疹・疱疹あるいは小さな水泡となり，皮膚の損傷は軽度で紅潮し，痒みがあり，掻いた後はジクジクとして水液がかなり出る。食欲不振・体がだるい・便はゆるい・尿の色は透明で量が多いなどの症状があり，舌苔白あるいは白膩・舌質淡・脈滑あるいは緩。

【治則】 健脾利湿・清熱
【取穴】 委中・背部の色素沈着点・耳背静脈・阿是穴・労宮
【刺法】 1寸の毫針で，労宮に0.5寸の深さ刺入し，瀉法を施す。

症例

張○○，男性，59歳。両手掌に経常的に小さいジクジクした疱疹ができて16年になる。皮膚は紅潮し，非常に痒くて耐え難い，ときにジクジクと水液が出る，よくなったり悪くなったりする。ここ2カ月来，悪化している。睡眠・食事・排便・排尿は正常。

望　診：両手掌面全体に疱疹ができており，膿液が流出している。舌苔白。
脈　象：沈
弁　証：湿毒が皮膚を侵した。
治　則：毒を排除して，皮膚を回復させる。
取　穴：労宮
経　過：16回の治療で，両手掌の皮膚は基本的に正常になった。湿疹はすでに消退し，痒みもなく，水液の流出もない。3年後に追跡調査をしたが，両手掌の皮膚面は正常であった。

47　蕁麻疹

蕁麻疹は，中医では瘖瘰(はいかく)という。中国では俗称を風疹塊といい，よくみられるアレルギー性の皮膚病の一種である。

【病因病機】 本病症は，腠理が空虚になり，発汗して風を感受する，ある

いは湿気や寒気を受けて，風邪が虚に乗じて侵入するなどによって起こる。

【臨床症状】　はじめに皮膚に大きさの異なる膨らんだ塊が発生し，はげしい痒みがあり，掻けば掻くほど，あちこちに増えたり減ったりを繰り返し，数時間後には次第に消退することもある。瘢痕は残らず，1日に数回発作が起こることがあり，皮膚の損傷は全身に及び，粘膜にも波及することがある。胃腸管に発生すると腹痛や下痢・嘔吐が起こり，ひどければ喉頭浮腫を引き起こし，呼吸困難になることもある。しばしば同時に，発熱・悪寒・胸悶・息切れ・腹痛・腹脹・悪心・嘔吐などの症状を伴い，慢性になると繰り返し発作を起こし，数カ月から数年に及ぶ。

【治則】　疏散風邪・活血止痒
【取穴】　曲池・合谷・風市・血海・三陰交
【刺法】　毫針で腧穴に1寸の深さ刺入し，補法を施し，30分置針する。

症例

曹○○，男児，10歳。繰り返し蕁麻疹の発作が起こるようになって2年になる。夏秋の季節が比較的症状が重く，毎日3，4回起こり，とりわけ夕方や夜間になると，ひどく痒くて耐えられない。眠りに就くこともできず，ときには腹痛を伴う。食事は普通。

望　診：舌苔白
脈　象：細
弁　証：正気が定まらず，腠理が空虚となり，発汗して風邪を感受した。
治　則：祛風通絡・活血止痒
取　穴：曲池・合谷・風市・血海・三陰交
刺　法：毫針で腧穴に1寸の深さ刺入し，補法を施し30分置針する。上記の処方で10回治療して治癒した。

48　神経性皮膚炎

神経性皮膚炎は，中医の文献に記載されている「牛皮癬」「摂領花」に

類似している。本病症の特徴は，発作性の瘙痒であり，掻いた後に扁平な丘疹ができ，淡紅色あるいは正常の皮膚色であり，次第に皮膚が肥厚し，皮溝が深くなり，形成された肥厚斑塊は苔癬状に変化するかあるいは色素沈着となる。表面には鱗屑が少しと，引っかき傷および血のかさぶたがある。局限性の神経性皮膚炎は，頸・肘・膝および尾骶部に好発する。成年で気持ちがイライラしているものや，神経症（ノイローゼ）のものに多くみられる。

【病因病機】 本病症は，感情の抑うつにより，気血の運行が失調し，しばらくして陰血が損傷されて，血虚のため生風化燥となる。あるいは血蘊湿熱となっているところに，再度風邪を感受し，風湿が皮膚を塞いで発病する。

【臨床症状】 肝鬱生火のもの：皮膚の色は紅・心煩し怒りっぽい・あるいは精神的な抑うつ感・不眠・夢をよく見る・頭暈・動悸・口苦・咽乾・舌苔厚膩・脈弦滑。

風湿蘊阻のもの：皮疹の色は淡褐色・ザラザラして肥厚する・発作性の激しい痒み・夜間に特にひどい・舌苔薄白あるいは白膩・脈緩。

【治則】 祛風利湿・通経潤膚・舒肝理気
【取穴】 曲池・血海
【刺法】 毫針で腧穴に1寸の深さ刺入し，補法を施し，30分置針する。

症例

田〇〇，女児，8歳。顔面部以外は，全身に神経性皮膚炎が発症して6年になる。両肘・両膝・両臀部・後頸部にいずれも皮疹があり，痒く，とりわけ後頸部と両肘部には苔癬状の変性と引っかき傷があり，そのため常に泣いている。食事は普通で，排便・排尿は正常。

望　診：顔は黄色・舌苔白・四肢体幹いずれにも苔癬状の皮疹がある。
脈　象：沈細
弁　証：感情の抑うつにより，気血鬱滞となり血虚生風となった。

第2章　微通法

治　則：祛風利湿・経絡を通じさせる・気血を調整する
取　穴：曲池・血海
刺　法：毫針で腧穴に1寸の深さ刺入し，補法を施し，30分置針する。
初診後，痒みは明らかに軽減した。2診後，皮疹の新生は止まった。合計15回の治療で，諸症状は消失した。

49　鵞掌風〔手部慢性湿疹〕

鵞掌風（がしょうふう）は別名「手癬」と呼ばれ，しばしば足白癬〔水虫〕から感染して起こる。

【病因病機】　本病症は，湿熱下注あるいは長い間湿地に居住したために毒邪に侵されて起こるものが多い。

【臨床症状】　手部に水泡ができるもの，集中して群を成してできるものがあり，水泡壁は厚く，破れにくい。その後，水泡は吸収され，乾燥して落屑する。激しい痒みと脹痛があり，最もよくみられるのは指間で，汗が浸透してびらんし白くなり，痒くて引っかくと，破れて赤いジクジクとした表面が露出する。しばしば二次感染してリンパ節に炎症を起こす。手掌に厚い鱗屑があるものもあり，ひどければ手掌の皮膚全体に角質層の肥厚があり，深い亀裂ができているものもあり，痛みを引き起こす。

【治則】　清熱・利湿・解毒
【取穴】　労宮・曲池・外関・合谷・中渚
【刺法】　毫針で腧穴に0.5寸の深さ刺入し，補法を施し，30分置針する。

　症例

李〇〇，男性，27歳。鵞掌風に罹患して6年になる。ボイラー工員であるため，常に手を使う労働をしなければならず，手掌の皮膚は破れて白斑ができ，耐え難い痛みと痒みを覚える。手指の亀裂も多くてひどい。

望　診：顔は黄色・舌苔白
脈　象：緩

弁　証：血熱風毒が手掌の皮膚を侵犯した。
治　則：清熱散風
取　穴：合谷・中渚・外関・労宮・曲池
刺　法：毫針で腧穴に0.5～1寸の深さ刺入し，補法を施し，30分置針する。
経　過：合計18回の治療で治癒した。

50　対側性進行性掌蹠紅斑角皮症

　本病名は現代医学の病名であり，多くは幼児に発症し，遺伝と関係がある。

【病因病機】　中国伝統医学では，気血が中焦を阻滞し，陽明の気血が濡潤されなくなって起こると考えられている。

【臨床症状】　患者の手掌や足底が発赤し硬くなり，角化して皮がむける。ときには乾燥して裂け，痛みがあり，ものを握るのも不便になる。

【治則】　胃気を通じさせ，気血を調整し，皮膚を濡潤する。

【取穴】　中脘・労宮・湧泉（両）

【刺法】　1寸の毫針で，腧穴に0.5寸の深さ刺入し，得気を得たら抜針し，置針はしない。

症例

　劉〇〇，女児，4歳半。母親の話：15日前から，子供の手掌と足底に発赤・硬化が起こり，皮がむけてきた。病院の皮膚科で「対側性進行性掌蹠紅斑角皮症」と診断された。特効治療はないと言われ，皮膚に潤いを与える軟膏とビタミンAなどの薬剤を投与された。食欲は普通，排便・排尿は正常。顔色は正常，両手掌・足底は深紅色，舌苔白厚。呼吸は普通。

脈　象：滑数
弁　証：中焦の運化機能失調・気血が皮膚を濡潤できない
治　則：中焦の調理・経絡の通調・行気活血
取　穴：中脘・労宮・湧泉

経　過：初診後，手掌と足底の色は浅紅色に変わった。5回目の治療で色は引き続き薄くなっており，手掌と足底の皮膚も柔らかくなり，足底の効果が顕著であった。10回目の治療で，手掌と足底の色は正常になり，皮膚も柔らかくなって正常に回復した。

51 脱毛

　本病症は，頭髪の早期脱落であり，脂漏性脱毛・広汎性脱毛・円形脱毛症の3種がある。

【病因病機】　原因は，血虚のところに風邪が侵襲し，頭髪が栄養されなくなる，あるいは感情の抑圧・腎気不足のために頭髪が栄養されなくなって起こる。

【臨床症状】　円形脱毛症は，突然頭髪がひとかたまりで脱落し，患部は円形あるいは不規則な形状となり，その範囲・大きさ・数はいずれも均等ではない。脂漏性脱毛は，皮脂腺の分泌亢進によって頭髪の栄養不良が起こり，脱落したり薄くなったりする。広汎性脱毛は，通常は体の不快感はなく，毛髪は全体に薄くなる。多くは家族的傾向がある。

【治則】　風邪を駆逐して養血する・健脾益腎

【取穴】　中脘・上廉・足三里

【刺法】　毫針で腧穴に1寸の深さ刺入し，補法を施す。

症例

　　王○○，女性，27歳。毛髪が薄くなって3年以上になる。3年前に，抜け毛が多いことに気がついた。洗髪すると1回に束になって抜けるようになり，次第に毛髪が少なくなってきて，頭皮が見えるようになった。特別異常な感覚はなく，食欲および睡眠も良好で，排便・排尿も正常である。

望　診：頭髪が少ない・舌苔白膩

脈　象：沈細

弁　証：先天の腎気不足により，頭髪に栄養が行き渡らない。

治　則：補腎益気・健脾養血
取　穴：中脘・上廉・足三里
経　過：3回の針治療で，脱毛は止まり，洗髪時にも少量の頭髪が抜けるだけになった。合計12回の治療で，毛髪が新生するようになった。

52　脱肛

　脱肛は，肛門管・直腸あるいは直腸粘膜およびS状結腸が肛門の外に脱出するもので，高齢者・児童・女性によくみられる。

【病因病機】　多くは罹病期間が長いなどのさまざまな原因によって，人体の正気が損耗し，中気不足・気虚下陥となって，挙上・収縮の力が失われて起こる。

【臨床症状】　はじめは排便時に肛門が下がってきて，ときに脱出するが，自然に元に戻る。しかしそのうちに脱出した後，元に戻す力がなくなり，外からの力を借りなければ元に戻らなくなる。長期に及ぶと自然な回復は難しくなり，何らかの助けを借りて元に戻しても，歩いたり，咳をしたりするなどの圧迫が加わると，すぐに脱出してしまう。頭がクラクラしたり，動悸がしたりする。舌質淡・舌苔白・脈細。

【治則】　補中益気・陽気を亢進させる
【取穴】　百会
【刺法】　毫針で百会穴を点刺し，置針はしない。

症例

　張〇〇，男児，2歳半。消化不良で下痢が3カ月続いている。食事は普通。

望　診：顔面晄白・舌苔白
脈　象：沈細
治　則：補陽益気
取　穴：百会
刺　法：毫針で点刺し，補法を施し，置針しない。

経　過：初診で脱肛は回収されたが，排便時にすぐ脱出する。百会の点刺を6回行って治癒した。

53　蟯虫病〔ぎょう虫症〕

【病因病機】　多くは不潔な飲食，虫の卵を口に入れてしまうことによって起こる。長引くと体内の精微物質を消耗する。飲食の不節によって脾胃を損傷し，虫が生じる。

【臨床症状】　夜間に肛門が痒い，昼間はそれほどでもない。睡眠に影響し，眠った後に肛門周辺に小さい白色の虫がうごめくのが見える。

【治則】　脾胃の強化・駆虫止痒

【取穴】　血海・陽渓・後渓

【刺法】　毫針で腧穴に0.5〜1寸の深さ刺入し，補法を施し，30分置針する。

症例

何〇〇，男性，46歳。肛門に1カ月以上痒い不快感がある。糞便の中に，小さい白色の虫が見え，ときには虫が肛門のところでうごめいている。腹脹・食が進まない・排尿は正常。

望　診：顔色は黄色・舌苔白

脈　象：弦細

弁　証：脾虚・湿熱によって虫が生じた

治　則：健脾利湿・殺虫止痒

取　穴：血海・陽渓・後渓

刺　法：毫針で腧穴に0.5〜1寸の深さ刺入し，補法を施し，30分置針する。

経　過：初診後に肛門の不快感が軽減した。2診後に肛門の小さい白色の虫はいなくなった。その後12回治療すると，肛門の不快感はなくなり，便の中にも虫は見られなくなった。

54 子宮脱

　子宮の位置が膣から下りて膣口までか，あるいは膣口の外に脱出するもので，中国では「子宮脱垂」あるいは中医では「陰挺」とも呼ばれる。本病症は，農村部の女性や経産婦によくみられる。

【病因病機】　発病の原因は，主に体質の虚弱であり，産後に気血が回復しないうちに，肉体労働をしてしまう，あるいは多産のために気を損耗し，気虚下陥となり，子宮をとりまく絡脈が弛緩して子宮を収納できなくなるなどによって起こる。

【臨床症状】　膣の中を鶏卵のような何かが下降してくる，あるいは膣口に落下してくる。淡紅色で，下腹部に下墜感があり，腰部にだるい痛みがある。たいていは元気がなく，脈弱・舌質淡。しばしば，過労・咳・便秘などのために繰り返し起こる。早く治療しておかなければ，往々にして長引いて治らなくなる。

【治則】　益気して子宮を堅固にする
【取穴】　関元・大赫・曲骨・水道
【刺法】　毫針で腧穴に1.5寸の深さ刺入し，補法を施し，30分置針する。

症例

　李〇〇，女性，57歳。10年以上，膣部に下墜感があり，腰がだるく，とりわけ長距離を歩いたときには，明らかにひどくなる。下腹部も張る感じがあり，両足が重い。閉経後も依然として下墜感がある。産婦人科の検査で，「子宮脱Ⅱ度」と診断された。食事・排便・排尿はいずれも正常。

望　診：舌苔薄白
脈　象：沈細
弁　証：もともと体質が虚弱・衝任不足・腎元不足・気虚下陥
治　則：正気を補益する・胞宮を収納する
取　穴：関元・大赫・水道・曲骨・三陰交
刺　法：毫針で腧穴に1.5寸の深さ刺入し，補法を施し，30分置針する。
経　過：初診後に子宮が上がって収まったような感覚があった。2診後に

第2章　微通法

子宮は引き続き上がって収まった。3 診目では，入浴による発汗および長時間の立位姿勢により病状が再発し，「子宮脱Ⅰ度」となった。上述の腧穴に補法を施すと，症状は再度軽減して，子宮は上がって収まった。上記の処方で 10 回治療すると，子宮は元の位置に回復し，腟内の下墜感は消失した。

55 不妊症

　不妊症とは，妊娠可能な年齢の夫婦が結婚後同居していて，性生活が正常であるにもかかわらず妊娠しないもので，長期間にわたって懐妊したことのないものをいう。

【病因病機】　本病症は，先天的な素質の不足，あるいは後天的な栄養不足・腎気虧虚・気血不足・衝任失調などによって起こる。

【臨床症状】　不妊症の女性は，月経量が少ないかあるいは月経期が不順で，経色が薄い，性欲の低下・腰や足がだるく痛む・精神的な疲労・倦怠・手足の冷え・動悸・不眠・舌苔白・脈沈などがある。

【治則】　腎気を補益する・気血を調理する

【取穴】　関元・中極・水道・帰来・三陰交

【刺法】　毫針で腧穴に 1 寸の深さ刺入し，補法を施し，30 分置針する。

症例

　鹿〇〇，女性，29 歳。22 歳のとき，過労のため 10 カ月にわたって無月経となり，さまざまな治療を行ったが無効であった。たいていは薬を服用すると来潮するが，薬を止めると再び来潮しなくなる。このような状態が 7 年続いている。性欲は低下し，そのため夫と離婚した。睡眠・食事は正常，排便・排尿も正常。

望　診：呼吸音は正常・舌質紅・舌苔白

脈　象：沈弦

弁　証：先天の精の不足に加え，感情の抑うつや思い煩いにより脾を損ない，衝任が失調した。

治　則：正気を補う・衝任を調える

126

取　穴：関元・中極・水道・帰来・三陰交
刺　法：毫針で腧穴に1.5寸の深さ刺入し補法を施し，30分置針する。毎週2回，12回を1クールとして，1年間治療を行い，毎月1回月経が来潮するようになった。月経期間も正常である。
再婚してその年に妊娠し，順調に男の子を出産した。

56　卵管留水症

中医では，「積聚」の範疇である。

【病因病機】　本病症の発生は，七情の鬱結・飲食による内傷・生活上の不摂生などによることが多く，そのため臓腑の調和が失われ，脈絡が阻滞し，ひどければ血行が悪くなり，痰濁と気血が互いに好ましくない影響を与えて塊となり，次第に増大して，本病症を形成する。

【臨床症状】　はじめは聚が生じ，無形である。聚はときに散じて常にあるものではなく，痛みも定まった部位ではない。軟らかくて堅固ではない。これがしばらく経つと，積となり塊を成して，部位も一定して有形となる。

【治則】　和血通絡・行気して塊を取る・活血化瘀
【取穴】　中極・水道・帰来・内関・足三里・三陰交
【刺法】　毫針で腧穴に1.5寸の深さ刺入し，先に補法，後に瀉法を行い，30分置針する。

症例

高〇〇，女性，34歳。下腹部内に塊が生じ，1年以上になる。腹部は脹満し，シクシクと痛みがある。腰がだるくて辛い・疲労感があって力が出ない・食が進まない・夢をよく見る・ときに帯下がある・便はゆるい・足がむくむ。産婦人科で検査を受け，「右側卵管留水症」と診断された。新生児ぐらいの大きさである。

望　診：顔面晄白・生気がない・痩せ・舌質淡・舌苔薄白
脈　象：滑細・尺脈は弱

第2章　微通法

弁　証：脾の運化機能の失調により水湿内停となり，気血の調和が失調し，子宮内で阻滞して積聚となった。

治　則：真気を補う・行気和血・健脾利湿

取　穴：内関・中極・水道・帰来・足三里・三陰交

刺　法：毫針で腧穴に1.5寸の深さ刺入し，先に補法，後に瀉法を行い，30分置針する。

経　過：2診目で精神状態は良好になり，食事量も増えた。3診目で腰痛は緩解し，腹部のしこりが消失し，腹部が柔らかくなった。配穴を変えずに，焼山火の手法で温補し，そのほかに八髎に点刺し置針はしない。4診で下腹部の不快感はなくなっており，白帯下はやや多いが，脈の滑象は減少し，以前より有力になった。配穴は変えずに，帯脈を加え婦人科での検査を勧めた。5診で腰のだるさもなくなり，腹部の不快感はなくなり，上腹部にやや違和感があったが，白帯下も減少した。排便・排尿は順調。

産婦人科の検査で，「水腫は以前より縮小しており，5×3×2cmである」と言われた。針治療の効果ははっきりしている。上述の方法で10回余り治療を行い，数回は気海・関元に灸を施した。患者の自覚症状はすべて消失し，再度婦人科で検査を受けたところ，「水腫は完全に消失した」と言われた。治癒したので治療を終了した。患者は喜んで帰った。

57　子宮筋腫

子宮筋腫は，その主症状と徴候が中医の書籍で述べられている「石瘕」の範疇と符合すると考えられている。

【病因病機】　本病症は，感情の調和が失われ，過度な思い煩いによって引き起こされる肝脾の不和のために，衝任の機能が乱れ，気血瘀阻あるいは痰湿凝滞となり，しばらく経って癥瘕を形成し，慢性化して失血となり，気血両虚となって，体は虚で，病は実の証が現れる。

【臨床症状】　肝鬱気滞。子宮が次第に大きくなり，硬く，多くは下腹部に

腫塊を触れるようになる。触痛はなく，ときに腹部の痛みを感じる。月経量は多く，あるいは月経が長引き，あるいは帯下があり，腰がだるく痛み，体がだるく力が出ない，頭暈・動悸があり，五心煩熱があり，舌質淡・脈緩で細弱。

【治則】養血清熱・衝任を通調する
【取穴】行間・中空〔中髎〕・八髎・痞根〔第1・2腰椎棘突起間の両傍3.5寸〕・隠白
【刺法】毫針で腧穴に1.5寸の深さ刺入し，瀉法を施す。痞根穴には灸を施し，隠白には0.3寸の深さ刺入する。

症例1

楊〇〇，女性，44歳。子宮出血が止まらず，ある婦人科で「子宮筋腫」と診断された。月経周期は不順，月経量はときに多くときに少ない，経色は薄く，ときに紫黒色の血塊を見ることがある。腰と腹部が痛み，軽度の浮腫があり，動悸・息切れ・食欲不振，排便・排尿は正常。

望　診：顔は赤い・舌苔白
脈　象：細弦
弁　証：腹内の癥瘕が経絡を瘀阻している・陰虚火旺により血熱妄行となる。
治　則：癥瘕を消散させる・調経止痛
取　穴：行間・中空・八髎（瀉法）・痞根（灸）
経　過：治療後，出血は減少し，精神的にも好転した。腎兪を加えて3回治療を行うと，月経は基本的に正常に回復した。さらに5回治療し，検査を受けると，「子宮筋腫」はすでに消失していた。ただ子宮頸のびらんがひどかった。電気焼灼治療によって，出血量が多くなっていたため，脾兪を加え，同じように治療すると，2回の治療で出血は止まった。ただし動悸・息切れがあったため，さらに数回治療して針治療を止めて3カ月観察した。婦人科検診で，筋腫はすべて消失しており，子宮体・子宮頸ともに正常であった。

第 2 章　微通法

> **症例 2**

田〇〇，女性，45 歳。検診で「子宮筋腫」が見つかった。筋腫は妊娠 4 カ月の胎児のようであり，月経は少しずつ続いていた。最長で，1 回の月経期間は 50 日以上であった。血が水のように薄く血塊を帯びており，量が多く出血が止まらず，ヘモグロビン値が低下している。起きられない・力が出ない・動悸・食欲不振。

望　診：顔面は黄色・舌質淡・舌苔白
脈　象：細数
弁　証：肝鬱気滞・気血瘀阻
治　則：止血して正気を補い，癥瘕を運化する。
取　穴：関元・中極・隠白・痞根
刺　法：毫針で 1.5 寸の深さ刺入し，先に補法，後に瀉法を施し，30 分置針する。隠白には 0.3 寸の深さ刺入し，痞根穴には灸法を用いる。
経　過：初診後，出血は止まり，力が出ない・動悸なども消失した。原処方の通りに 2 カ月治療を行って，月経は正常になり，婦人科検診の所見では，子宮は縮小し，正常の大きさに近いということであった。

58　溢乳〔乳汁漏出〕

溢乳（いつにゅう）とは，乳汁が乳児の吸引によらずに自然に流出することである。「乳汁自出」とも呼ばれる。

【病因病機】　気血虚弱，陽明胃気が堅固でない，あるいは肝経鬱熱のため疏泄機能が失調し，乳汁が外に溢れる。

【臨床症状】　気血不足のもの：流出する乳汁量は少なく質は澄んでいる・乳房は柔軟・精神的な疲労・息切れ・食が進まない・便はゆるいなどの症状がある。舌質淡・舌苔白・脈沈細。

　　　　肝経鬱熱のもの：流出する乳汁量は多く質は粘調・乳房の脹痛・心煩・怒りっぽい・口苦・咽乾・尿が黄色で少ないなどの症状を伴う。舌質紅・舌苔薄黄・脈弦数。

【治則】　気血を補養する・疏肝清熱

【取穴】　足臨泣
【刺法】　毫針で約1.5寸の深さ刺入し，弁証にもとづいて補法あるいは瀉法を行い，30分置針する。

> 症例
>
> 　　陳〇，女性，30歳。溢乳が2カ月以上になる。患者は子供がないが，乳房を絞るように圧すと，すぐに乳汁が乳内から溢出してくる。色は白い。月経量は少なく，毎回2日続く。乳房の痛みやその他の特に具合の悪いところはない。某病院で診察を受けたが，分泌された乳汁は正常であり，乳房の赤外線スキャンをしたが，両側に軽度の乳腺増殖があるほか，その他の異常は見つからなかった。頭部MRI検査も正常で，分泌失調によるものと考えられる。まだ薬物治療は行っていない。

望　診：顔色は黄色・舌質淡・舌苔薄白
脈　象：沈弦
弁　証：衝任の失調・気虚気鬱
治　則：衝任の調節・補気行気
取　穴：足臨泣
刺　法：毫針を刺入し，平補平瀉法を行い，30分置針する。
経　過：1回の治療で，溢乳は明らかに減少した。

59　小児麻痺〔ポリオ〕

　本病症は，ポリオウイルスによって引き起こされる急性感染症であり，夏秋の季節に流行し，5歳以下の児童によくみられる。中医では，「痿証」の範疇に属する。

【病因病機】　温熱の毒が肺胃に侵入し，筋脈を侵し，続いて病が肝腎に及び，陰血不足となって，筋骨の栄養ができなくなり，運動麻痺となり弛緩する。

【臨床症状】　はじめは，頭痛・発熱・のどの痛み・過睡眠・煩躁などの症状がある。熱が退いて1～6日の静止期を過ぎると，再び熱が出

て，嘔吐・頸項部の強直・筋肉痛を伴い，熱が退くと，患児の手足に麻痺が起こっている。体幹の筋肉や神経にまで及んでいると，予後は不良であり，筋肉の萎縮や関節の奇形などの後遺症が出ることがある。

【治則】養血活血・筋肉の濡潤・通経活絡
【取穴】気衝・髀関・陰市・風市・足三里・上巨虚・下巨虚・解渓・内庭
【刺法】毫針で腧穴に点刺し，置針しない。

症例

陳〇〇，女児，5歳。父親の話によると，患児は両足に力が入らなくなり，立っていることができなくなって10日ぐらいになる。はじめは38.3℃の熱が出て，悪心・嘔吐・頭暈・食欲不振・汗が出るなどの症状があり，排便は3，4日ない。尿は黄色である。熱が退いてから，両足に力が入らず，麻痺し，立って動くことができなくなった。ある病院の神経科で「小児麻痺」と診断された。

望　診：顔色は正常・両足で立てない・仰臥位になっても足を上に挙げることができない。伏臥位になると両足を屈曲できず，足趾を動かすことができない。唇は乾燥し，舌苔白で根部は厚，呼吸音は正常。

弁　証：湿熱が極度に盛んになり，津液を灼熱し，陽明の気血が筋骨を濡養できず，関節を養うことができなくなって起こった。

治　則：清熱養血・通経活絡

取　穴：髀関・風市・陰市・足三里・上巨虚・下巨虚・解渓・内庭

刺　法：点刺して置針しない，2日に1回。

経　過：2診目で両足の状態は好転し，しばらく1人で立つことができ，前方に一歩進むことができた。足の両側の麻痺はなくなり，仰臥位で足を挙げることができ，伏臥位では屈曲することができ，足趾も少し動かせた。食事は味をあまり感じない，排便は正常である。取穴は同じで，点刺して置針しない。3診目で，両足の症状の好転は著しく，すでに1人で立って数歩歩け，足趾の運動は以

前より活発になっていた。食欲・排便・排尿も好転した。取穴・刺法は同じであった。4診目で，両足の歩行は正常になり，走ることもでき，外観上も奇形はなく，飲食・排便・排尿は正常である。取穴・刺法は同様である。1週間後に両足歩行の検査をしたが，異常はなかった。

60 驚厥〔小児のひきつけ〕

驚厥は，中医では「急驚風」と呼ばれる。小児期によくみられる中枢神経系の器質的あるいは機能的異常による急性症である。

【病因病機】　小児は腠理が密でないため，季節性の邪気を感受すると，肝木に影響する，あるいは飲食の不節のため腸胃に瘀滞し，蘊熱して火となり，水液が凝滞し，痰・風を生じる，あるいは突然の驚きや恐怖により精神的に不安定となり，肝風顫動して起こる。

【臨床症状】　発病は急で，突然意識を失い，多くは両眼球が上に向き，視点が定まらず，牙関噤急，顔面および筋肉の強直・痙攣あるいはひきつけがある。発作前に通常は高熱・嘔吐・煩躁不安がある。発作は一般的に数秒から数分持続し，重篤な場合は症状が持続する。

【治則】　平肝熄風・涼血解毒・祛風解痙・鎮驚安神

【取穴】　攅竹・大椎・合谷・太衝

症例

馬〇〇，女児，6カ月。父親の話によると，患児は10日前に38.7℃の発熱があり，ひきつけを起こした。すぐに某病院に連れて行き，検査をしたところ「脳膜炎」と診断された。治療を受けて熱は退き，ひきつけも止まったが，3日後に再びひきつけの発作が起き，発作時には両目を見開き，弓なり緊張，口を閉じられず，上下肢は拘急し，呼吸促迫・痰鳴を伴う。1日に2～3回の発作があり，1回の持続時間は3分，治まると汗が出て，昏睡状態になり，覚醒後は少し食べたり飲んだりするが，また眠る。便

133

第２章　微通法

　　　　　はゆるい，尿は正常。
望　診：顔面紅潤・舌苔白・呼吸は平常
脈　象：細数・関紋淡紫〔小児の診指紋による小静脈診〕
弁　証：内に蘊熱があり，津液を焼灼して，肝風が痰を挟み頭部を乱した。
取　穴：大椎・攅竹・合谷・太衝
刺　法：毫針で腧穴を点刺し，置針しない。
経　過：初診後，１回ひきつけたが，以前より軽かった。２診後，ひきつけは起こっていないが，睡眠中に驚いて目を覚ましやすい。３診後，ひきつけは起こっておらず，上述の諸症状も消失した。４診後は飲食が増加し，排便・排尿も正常であった。

61　知恵遅れ

　知能発育不全とも呼ばれ，知能障害を特徴とする。中医では，「五遅」「五軟」「五硬」などと呼ばれる。

【病因病機】
　　　１．胎児のときに母体が病を罹患したなどによる先天的な素質の不足，あるいは母体がもともと虚弱であり，知能不足である，あるいは分娩時に胎児が損傷を受けたなど，いずれも先天の本の虧損によって，髄海不足となり気血が不十分のため知能障害となる。
　　　２．後天の保育の不適切：小児が十分な保育を受けられないと，体が弱く病気がちとなり，気血を虧損し，精髄欠乏となり大脳の発育が遅れ，知恵遅れとなる。

【臨床症状】　知恵遅れの程度はさまざまで，臨床症状にも違いがある。軽度のものは，理解力に乏しく，計算ができないぐらいであり，やや重度のものは，発音がはっきりせず，細かい作業が困難である。重度のものは，知能の程度が相当低く，言葉が出ないかあるいは片言の言葉しか話せず，理解力あるいは計算能力がない，歩くことや立つことができない，あるいは歩くことはできるが，歩き方が不安定，動作が鈍い，自立して生活できない，はじめての環境

には恐怖感や不安感を覚える，あるいはまったく反応しない。
【治則】精髄を充填し知能を引き出す，脳髄を健康にして知能を養う。
【取穴】神庭・百会・四神聡・瘂門・心兪・譩譆・通里・照海
【刺法】毫針で0.5寸ぐらい刺入し，補法を主とし，刺入後30秒捻転してすぐに抜針する。

症例

孫〇，男児，3歳半。患児は正期産で生まれ，幼時には異常はみられなかった。しかし今日まで歩くことができず，またわずかな言語しか話せず，発音がはっきりしない。理解力がなく，人を怖がり怯え，はじめての環境に恐怖や不安をもつ。体質はあまり良好ではなく，カゼを引きやすい。夜間に泣きわめき，夜尿症があり，食事量も少ない。

望　診：顔面は黄色・痩せ・舌質淡・舌苔薄白
脈　象：沈細
弁　証：腎精不足によって髄海不足となり，気血両虚になった。
治　則：益腎填髄・気血の補養
取　穴：神庭・百会・四神聡・心兪・譩譆・瘂門・通里・照海・足三里・太渓
刺　法：毫針で快速点刺を行い，置針しない。
経　過：2カ月の治療で，患児は次第に歩くことができるようになり，言葉も以前よりはっきりしてきて，性格も次第に快活になり，父母以外の他人を識別できるようになり，体質にも改善がみられた。半年間しっかり治療を行い，完全に正常な児童と同じようになった。

62　多動症

多動症とは，よくみられる児童の行動障害症候群の一種である。
【病因病機】　先天的な素質の不足，患児の体質虚弱による。あるいは不適切な飲食，冷たいものや生もの，あるいは甘いものや油っこいも

のの食べすぎなどによって，臓腑の機能活動が阻滞し痰湿内蘊となる。あるいは他の病気の後で，気血が逆乱し，心神の栄養が失調するなどによって，本病症が発生することがある。

【臨床症状】　注意力散漫・活動過多・衝動的・自分をコントロールする能力がないなどを特徴とする。また程度はさまざまだが学習困難がある。しかし患児の知力は一般に正常か正常に近い。

【治則】　気血の調和・精神の安定

【取穴】　四神聡・心兪・譩譆・通里・照海

【刺法】　毫針で快速刺針を行い，置針しない。

症例

劉〇〇，男性，14歳。全身が自分の意志によらず多動となって3年になる。患者は常に全身をねじったり動いたりしており，頻繁に歯を噛み合わせ，自分の意志によらず両手で両肩をたたいている。日常生活や学習にも深刻な影響があり，やむなく休学せざるを得ないようになっている。

望　診：舌質淡紅・舌苔薄白。受診中にも頻繁に体を捻ったり動かしたり，歯を噛み合わせるなどしている。

脈　象：細数

弁　証：気血失調によって，神魂不安になった。

治　則：気血の調和・精神安定

取　穴：四神聡・心兪・譩譆・通里・照海

刺　法：毫針で快速刺針を行い，置針しない。

経　過：10数回の治療で，症状は明らかに軽減し，今は治療を確実なものにしているところである。

63　口吃〔どもり〕

口吃(こうきつ)は，中国では結巴という俗称があり，滑らかに言葉が話せないものをいう。

【病因病機】　心神が栄養されないため舌が働かなくなり，本病症が発生す

る。今日では，心理的障害と関連があると考えられている。

【臨床症状】　言葉が滑らかに出ない，言葉と言葉との間に，重複や停滞があり，注目されるとはっきり現れる。臆病になったり，知らない人に会うのを嫌がるなどがある。

【治則】　心神を養う・舌を開竅する
【取穴】　通里・列缺・瘂門・局所
【刺法】　毫針で点刺し，置針しない。

症例

譚〇〇，男児，5歳。口吃になって2年以上になる。2年前に幼稚園に行くようになって口吃となった。まとまった話ができない。言語訓練を4カ月以上行ったが，効果がない。一度試しにという気持ちで，家族が治療に連れてきた。

望　診：顔色は正常・舌質淡・舌苔薄白
脈　象：沈細
弁　証：心神が未熟なため，舌に栄養が行かない。
治　則：養心開竅
取　穴：通里・列缺・瘂門
刺　法：毫針で点刺
経　過：1回の治療で明らかに好転し，続けて2回治療して治癒した。

第3章

温通法

　「温通法」——すなわち火針療法である。火針は古代には，燔針・焠刺・白針・焼針などと呼ばれていた。針体を赤く焼いてから，人体の腧穴や部位に刺入するという特徴があり，それによって疾病の除去をはかるという刺針方法の一種である。広義の「温通法」には，灸療法も含まれるが，ここではとりあえずその点にはあまり重点を置かない。

　火針療法は，古来より針灸治療学の重要な構成要素の1つであった。数千年来，火針療法は中国人にとって，疾病の予防・治療や健康維持の面で，大きな働きを発揮しており，歴代の針灸学者も重視してきた。中国の最も初期の医学書である『黄帝内経』のなかでも，火針についての記述がある。われわれはこれらの貴重な文字資料を掘り起こし，火針の研究を行うための確かな根拠としている。しかしながら，歴史上のさまざまな原因と火針そのものの特徴から，火針の発展は毫針よりもはるかに遅れをとってしまった。改良・進歩は遅々として進まず，かつては消滅に瀕したこともある。このようなことから，火針という古くからある有効な刺針方法を救出し，系統立てて全面的に整理し，より高めるということは，われわれ針灸の道を歩むものたちがやらねばならない責務である。

第3章　温通法

第1節 ● 火針療法の歴史

　火針療法が文字によって記載されてから，すでに数千年になるが，この気の遠くなるような長い歴史の過程で，はじめは粗末な器具・道具，原始的な操作方法あるいはわずかな適応範囲だったものが，次第に改良され，絶えず発展し，完全であることを目指し，臨床における適応範囲を広げ，針灸療法における独特の体系ができあがってきた。したがって，火針の発展を全面的に回顧し，その発生・発展の全過程を理解することが必要になってくる。

　火針療法は『黄帝内経』のなかでは，「燔針」「焠刺」といわれている。例えば『霊枢』経筋篇では，「治療は燔針による劫刺〔掠め取るような速刺速抜〕である」と述べられており，また『霊枢』官針篇では「九に焠刺と曰く，焠刺とは燔針によって痺を取り除くことである」と述べられている。文字の面から「焠」と「燔」を考証すると，いずれも偏に火の字があり，火と関係がある。「燔」の字は，焼く・焙るの意味であり「焠」の字は「淬」の字と同じであり，すなわち「淬火」〔焼き入れする〕の意味である。つまり「焠刺」というのは，赤く熱した針具を皮膚内にすばやく刺入する刺法のことである。したがって，「燔針」「焠刺」は，今日通俗的に呼ばれている，「火針」および「火針療法」であると結論づけることができる。

　火針療法は，人類が疾病の予防・治療のために，刺針に熱エネルギーを利用した始まりである。現存する文献では，『黄帝内経』にみられる記述が最も早い。『黄帝内経』では，古人が臨床で火針療法を運用して疾病の予防・治療を行っていた経験が総括されており，これを針灸治法の1つとしてはじめて文字によって記載している。例えば，『霊枢』官針篇では「およそ刺法に九あり，九変に応じており，……九は焠刺である」とあり，『黄帝内経』では，火針療法の名称・針具・主治作用および禁忌症などに対して，いずれも明確な論述を行っている。このことからみて，『黄帝内経』の成

第1節　火針療法の歴史

立時期には，火針療法はすでに針灸学の重要な構成要素として組み入れられていたと考えられる。

　火針療法の針具については，『黄帝内経』のなかでも明確な説明がなされている。『内経』が著された時期には，刺針の道具はすでに9種類にもなっており，それぞれの針具の製造はまだ粗末ではあったが，針具による使い分けはすでにかなり明確なものとなっていた。そのなかでも，火針療法の針具については，具体的かつ特定の条件があった。例えば，『霊枢』九針十二原篇に，「九は大針，長さ4寸。……大針は，針尖が棍棒のようで，針鋒はやや丸く，……」と述べられている。ここにいう大針とは，すなわち火針療法に用いられるものである。そのため大針は，針体が太く，針尖がやや丸い。臨床実践における経験からも，このような形状の針具は火針療法として用いるのに適している。この針具の特徴があるからこそ，高温・速刺の条件に適合する。もしそうではなくて，針体が細く，針尖が尖っているなら，高温で折れたり曲がったりしやすく，病気の予防・治療の目的を達することはできず，かえって折針やその他の事故を容易に発生させてしまう。また，字形から考えても「大」の字は，「火」の字を書き写しているうちに誤って「大」になった可能性もある。

　『黄帝内経』には，火針療法の針具・刺法についての記述があるだけでなく，火針療法の適応症および禁忌症についてもそれぞれ規定されている。
　『内経』では，火針療法は痺証・寒証・経筋病および骨病を治療することができると記載されている。例えば『霊枢』官針篇に「焠刺は，燔針を用いて痺を取る」と述べられており，また『霊枢』寿夭剛柔篇には「寒痺を治療するにはどのようにするのか？　高貴な人を治療するには，薬用温湿布を用い，平民を治療するには，火で焠く」と述べられている。痺とは閉のことであり，通じないことである。火針療法は，経脈の不通や気血の阻滞から引き起こされる疼痛を伴う痺証に適応する。そのほか火針療法は，寒証に対しても効果がある。例えば，『霊枢』経脈篇には「焠刺は，寒急を刺すものである」とされており，また『霊枢』寿夭剛柔篇では「寒痺を刺すことは，熱を内れることである」とされている。これらの記述はいずれも火針治療が寒証に用いられていたことを説明したものである。そ

141

第3章 温通法

のほか『霊枢』経筋篇のなかで，十二経筋の病証について述べられているが，その治療はいずれも「治療は燔針で劫刺する，知るをもって数とする〔効果がわかるまで回数にかかわらず行う〕，痛みをもって輸とする〔痛むところが腧穴である〕」ということである。さらに，経脈の拘急および骨病に対しても，火針治療を応用することができる。例えば『素問』調経論篇のなかでは「病が筋にあれば，筋を調整する。病が骨にあれば，骨を調整する。燔針によってその下〔病所〕を劫刺し，拘急するものを治療する。病が骨にあれば，焠針・薬用温湿布を用いる」と述べられている。これはすなわち，経筋・骨・脈の病証に対して，いずれも火針療法が適応することを示している。また同時に，熱証には火針を用いてはならないということも指摘している。例えば『霊枢』官針篇では「熱により筋が弛緩している場合，燔針を用いてはならない」とされており，当時は熱証には火針療法は禁忌であると考えられていた。

このような記述からみて，『黄帝内経』における火針療法の針具および臨床応用は，かなり具体性をもって討論されていたことがわかる。適応症を提示するだけでなく，禁忌症をも規定しており，火針療法は『黄帝内経』において創始されたと考えることができる。

しかしながら，『内経』において火針療法がすでに明確に認識されていたとはいえ，時代的制約や生産力の限界があり，具体的な操作・針体の質や材料および針を加熱するための燃料などの細かい問題の論述はまだきわめて不完全であった。時代の発展とともに火針療法も絶えず改善・発展し，次第に独特の治療方法としてできあがっていった。

火針療法は『黄帝内経』の時代に創始されてから針灸医に広く応用され，治療範囲も次第に拡大されていった。張仲景の『傷寒論』のなかで，火針の誤用についてしばしば言及されているが，それは，漢代に火針療法が相当広範囲に用いられ，誤用や乱用の現象が発生していたことを示している。『傷寒論』397条の記述のなかで，「焼針」に関連する問題に言及するところがかなりあるが，これはすなわち「火針」の問題である。『傷寒論』では「営気が微であるものは，焼針を加えると，血が留まりめぐらなくなり，さらに発熱して煩躁する」，また「太陽傷寒のものは，温針を加えると必

第1節　火針療法の歴史

ず驚となる」, さらに「陽明病, 脈が浮緊, 咽燥口苦, 腹満して喘, 発熱して発汗, 悪寒はなくかえって悪熱, 倦怠感を覚える。発汗すると躁となり, 心が煩躁不安となり, 譫語するものに, 温針を用いるなら, 必ず恐れを覚え不安になり, 煩躁して不眠となる」と記述されている。『傷寒論』のこのような観点は, いずれも上述の火針療法の使用における禁忌について説明したものであり, 『黄帝内経』のなかの火針療法の禁忌の内容を補充したものである。そのうえ, 営気虚・太陽傷寒証および陽明裏熱証の病人には, いずれも火針は禁忌であり, さもなければ過誤を生じることを後の人に戒めとして伝えている。しかも, 太陽病・陽明病・少陽病に対する火針療法の誤用の結果をも列挙している。例えば「太陽病の中風に, 火をもって焼いて発汗させたところ, 邪風が火熱を受けて, 血気流溢し, 正常の度を越えてしまった。両陽〔病の熱と治療に用いた熱〕により二重に焼くことになり, 体は発黄し, 陽盛であれば鼻血となり, 陰虚であれば排尿困難となる」として, 太陽中風のものに火針を用いた結果について説明している。さらに「陽明病に火を用いると, 額上にわずかに発汗し, 排尿困難のものは, 必ず発黄する」, また「少陽病で, 咳があり下痢をしてうわ言をいうものは, 火気に当てられたためである。必ず排尿困難となり, 少陰の汗を無理に出させる」と記述されているが, これは, 火針療法の誤用によって, 無理やり発汗させられ, 亡陽あるいは亡陰となり, 他の病気を発生させることをいっている。これらのことは, 火針は人を救うことができると同時に人を害することもありうるので, 火針を用いるときには, 厳密に適応症を把握しなければならないことを強調し, 後世の人を戒めたものといえる。

　『傷寒論』ではそのほかに, 火針治療後に針孔の保護が不適切であったために, 外邪を感受して, 奔豚〔腎の積。下腹部から陰寒の気が上逆する〕を併発したことについても指摘されている。これは, 後世の針灸医に対して, 火針治療後の処置についての注意を喚起したものである。「焼針によって汗が出て, 針の部位が冷え, 隆起して赤くなることがあるが, そのようなものは必ず奔豚を発症する。気が下腹部から心に上衝するものには, その隆起の上に灸を1壮すえる……」とされている。この部分は, 針孔の処

143

第3章　温通法

置の不適切によって発生する状況とその処置法であると理解することができる。

　結論として、『傷寒論』では火針療法の治療作用が肯定されている。火針は、陽気を助け発汗を促して外邪を発散させて取り除くことができ、傷寒表証を治療するのに用いられている。

　晋代になって、皇甫謐が著した『針灸甲乙経』においても、「焠刺」が刺法の1つであると肯定されている。同時に、その適応症が痺証と寒邪であると強調されている。例えば『傷寒論』のなかで「焠刺は、燔針で痺気を取るものである」、また「およそ寒邪を刺すには、毫針を用いて温の作用を及ぼす」とされている。これらは、『黄帝内経』の見方を継承すると同時に、火針治療を行うには、体質の要素を考慮しなければならないことを重ねて言明したものである。同書には「故に針を用いるものは、年齢・気の盛衰・虚実の起こるところを知らないで、治療を行うことはできない」とも述べられている。

　唐代の『備急千金要方』でも、火針が提示されている。これを「白針」と呼んでいる。そこでは、火針療法の適応症が拡大されており、まず「火針」を外科に応用して、瘡瘍疾患を治療している。そのうえ火針療法の禁忌穴に対しても、独自の見方が提起されている。腹部の「巨闕・太倉〔中脘〕・上・下管〔上脘・下脘〕など、および子供や虚弱のものには、火針を用いてはならない」と明確に規定されている。

　宋代以後になると火針療法の適応症は『黄帝内経』に書かれている内容からさらに発展している。病位の面でいえば、経筋・関節・痺証などの筋骨病に属するものから、内部の内臓疾患にまで及んでいる。例えば、王執中の著した『針灸資生経』では、内臓疾患に対して火針療法が独創的に応用されている。彼はその著作のなかで、火針療法による内臓疾患治療の有効症例を記載している。そのなかの1例は、心腹痛の治療についてである。すなわち「妻が世話をしていた親が病気になり、連日食事が摂れなくなり心脾痛を覚えるようになった。発作が起こると心腹を攻め、これに応じて心痛が起こり、耐えられないほどである。妻の考えとは違うが、薬を飲ませると、かえって痛みはひどくなった。灸をすえると全身が灸に負けてし

まうので，妻に火針でわずかに針をさせるしかなかった。心腹にかかわらずに行うと，しばらくして痛みは治まり，起き上がろうとした。驚くべきことであった」。また，哮喘〔呼吸促迫し，息苦しくなる症〕の火針治療の症例についても記載されている。すなわち「弟が登山をしていて，雨に遇い，夕方になって息苦しくなりどうにもならなくなった。兄弟を見ては泣き，離れてしまうのではないかと思っている。私は心の悲ではないかと思い，百会に刺針したが無効であった。肺兪を押えると，錐で刺されるように痛むというので，火針でわずかにこれを刺したところ，治癒した。このことから，哮喘の治療をするには，肺兪だけでよい，その他の腧穴は必要ない」。『針灸資生経』には，火針治療による腰痛の治療例も記載されている。すなわち「私が腰痛になり，外出もままならなくなり，火針を用いて，腎兪にわずかに何回か繰り返し刺したところ，歩行は元通りになった」。また「ある婦人が，長く患っていたため腰痛がひどくなり，腰眼に灸をすることを嫌ったので，医者は針を火中で焙り，痛む部位に繆刺した。はじめは深く刺入しなかったが，即座に痛みは止まった」。王執中は宋代の臨床針灸家であるが，彼は火針をはじめて内臓疾患に応用しており，火針療法に対して大きな貢献をしたといえる。

　これら文献上の記載から，漢代から唐・宋代にかけて，それぞれの時代の針灸の先達の聡明な努力のおかげで，火針療法は『黄帝内経』の枠を突破し，とりわけ適応症については『黄帝内経』の範囲を大きく乗り越えたことがわかる。火針療法の適応範囲は，筋骨病から外科疾患および内臓疾患に拡大したのである。

　明代に入ると火針療法は，最も隆盛した時期になってくる。『黄帝内経』において確定された基礎のうえに立って，針灸医学者たちは，唐・宋代の医療経験を受け継ぎ，針具の応用・操作方法・適応範囲および禁忌など各方面から火針療法に加工・改良を行い，発展・向上させ，火針療法を日増しに成熟させ完成させていった。この時期の火針療法の発展・向上の面で，最大の貢献をした針灸医学者の筆頭は高武であった。彼は，その著作『針灸聚英』のなかで，系統的かつ全面的に火針療法について論述している。

　論述の内容は２つある。１つめは針具と刺法についてであり，針具の質

第3章　温通法

と加熱を強調しており，さらに刺針の深度と適応症について言及している。2つめは，もう1つの熱エネルギー利用の方法，すなわち灸法との比較を行っていることである。

　針具・刺法などについて高氏の観点は次の通りである。

1．火針の品質

　『針灸聚英』では「火針を製造するにあたって，馬のくつわの鉄が使われており，これがよいと思われていた。この針は火気をしばらく受けていなければならないので，熱しても変化しないものが用いられる。炉のなかで残り火を使って細く作られた針がよい」と記述されている。高氏（高武）はまず，火針の製造には耐熱性の錬鉄を選んで使用しなければならないことを提起している。それは，錬鉄が強靭であり，針体をいっそう細くすることができ，深く刺しても苦痛が少ないためである。それに対して，太い火針針具は，深く刺すことができず，損傷も大きくなり，感染しやすい。

2．火針の加熱

　『針灸聚英』に「焠針は，ゴマ油をたっぷりつけた拇指大の灯心草に火をつけて針を焼き，ときどき針にゴマ油をつけて，赤くなるまで焼く。赤くする方が効果がよい。赤くならなければ，かえって損傷を与え，病気の治療にはならない。焼くときは，針頭を低くして，油の熱で手を火傷しないようにする。まず他の人に針を焼かせて，医者は必要に応じて使うようにして，手の火傷を防ぐ。針が赤くなったところで，医者はただちに針を持ち，まず針を腧穴の上に置き，自然に触れるように刺針するのがよい」と記述されている。これは，焼針の特徴が「焼いて赤くする」ことであることをはっきりと示したものである。

3．火針の刺法

　『針灸聚英』に「墨で印をつけておけば，針をするときに間違いがない。ポイントが狂ったりすると，効果はない。……まず左手で腧穴を押え，それからここに針をする」と指摘されている。このことから，高氏は火針の

刺入には「正確性」が必要であると考えていたことがわかる。

4．火針の刺入深度

　『針灸聚英』において，以下のように医者に対して戒めている。火針は，「切皮して深すぎてはならず，深くするとかえって経絡を損傷する。また浅すぎるのも適当でなく，浅いと治療効果がなくなる。ただその中間を取るべきである。酒に酔ったときには，針をしてはならず，深浅が不適切だと，有害無益である」と指摘されている。火針を用いるには，病人が肥っているか痩せているか，疾病の深浅などを考慮して，適度な刺激を掌握して行うことが要求される。

5．火針の適応症

　『針灸聚英』では，古人の臨床経験を継承し，火針を運用した瘡瘍などの外科疾患や痺証の治療について述べられているが，それ以前の記述よりもさらに詳細で明確な記載となっている。例えば「癰毒発背〔癰疽が脊背部に生じたもの〕は破るのがよい。膿が肉の中にあって，外皮に黄色い頭がなければ，ただ腫塊を押し，軟らかくて硬くなければ，潰瘍となっている。面積が大きければ，頭・尾・中間を押え，印をつけて3カ所に針をして，破って膿を出す。腫塊上に針を刺したら，これを押えてはならず，手で膿を出す。あるいは腫塊が大きくて膿が多いなら，針をするときに膿で術者が汚されないようによける」。また「硬い腫塊などを破るには，いずれも火針を強く熱して用いるべきである」。さらに「風湿寒の3邪が，経絡に在って出ないなら，火針を用いてその邪を外に出させるのがよい」。これらの記述は火針療法には膿を出し，腫瘤を治し，痺を取り除くなどの作用があることを説明しており，またどのように操作するかを明示している。

6．火針の効果

　明代以前は，火針の効果についての文字資料はない。ただいくつかの病気に対する火針治療を列挙しているだけである。『針灸聚英』において，はじめて火針の効果について詳細な研究が行われ，2つの点に集約された。

第3章　温通法

1つめは引気の効果であり，2つめは発散の効果である。「火針はまた行気であり，火針はただ火力を借りるだけで，補瀉虚実の害がない」，また「火針はその針孔を大いに開き，その門を塞がず，風邪はここから出る」。これらの論述は，全面的ではなく，深く追求されてはいないが，火針の応用が進むにつれて，たんなる癤証の治療や膿を出すだけという狭い範囲から脱却し，火針による治病の基本理論ができあがり始めたことを示している。

　以上，針具・刺法および適応症などの点に言及してきたが，その他に，温度を利用した病気治療の方法である灸法との比較も行われている。高氏は，火針が2つの点で灸法より優れていると考えていた。第1は，患者の苦痛という点からみると，火針による痛みは一時的で，ある程度耐えられる。しかし灸法は痛みが持続し，耐えるのは容易ではない。第2に，効果の点からみて，火針は邪を外に出すが，灸法は邪を内に閉じ込めてしまう。高氏は次のように述べている。「火針と灸を比べてみると，灸は艾が焼灼していくのを待つので，痛みが長くなる。火針は見た目は恐ろしそうだが，すばやく刺針すればすぐに邪が取り去られ痛みは続かない。つまり，灸は壮数を重ねて効果が出るので，痛みが長引くが，火針はただ1回の刺針だけで，それ以上は必要ない」。以上の論述はまさに道理が通っているといえる。
　そのほか『針灸聚英』では，2つの点で火針と気針〔毫針のこと。火針に対していう〕とを比較している。1つめは，修得しやすいかどうかという比較である。高氏は「火針は火力を用いるだけで，補瀉虚実の間違いによる害がない。ただ，深く刺しすぎると害になるが，それ以外は問題がない。気針は，刺針の深浅・補瀉・候気・邪を捉えるなどが難しく，誤ってはならない。虚のものに瀉を行う，実のものに不適切な刺針をするなどは，いずれも害になる」と述べている。つまり火針は気針と比べて修得しやすく，誤って用いることが少ない。2つめは，邪を散じる効能についての比較である。高氏は「火針は針孔を大きく広げ，その門を塞がず，風邪はここから出る。しかし気針は微細であるため，抜針すると，針孔はすぐに閉

第1節　火針療法の歴史

じる。風邪は動けないので，効果は火針には及ばない」と述べており，このことから，気針と火針との比較においては，高氏は火針の方を推賞していたことがわかる。

　高氏はまた，火針の抜針とその後の処理方法および火針の禁忌についても論述している。『針灸聚英』では「およそ火針を行うには，刺針後すばやく離して，留めてはならない。左手ですばやく針孔を押えれば，痛みは止まる。押えないと痛みはひどくなる」と述べられている。これは高氏が臨床実践のなかで証明したことであり，正しいものである。火針の刺針後は，必ず綿花で針孔を押圧すべきで，これによって刺針後の違和感をなくすことができる。高氏は，火針後の反応についてもたいへん注意を払っており，『針灸聚英』のなかで「火針後，一晩経って発熱・悪寒があると，病気になったと思われるが，害になることはない」と述べている。このような指摘は以前の針灸学者たちが言及しなかった内容である。

　明代以前の針灸家たちは，火針の禁忌について，いずれも「熱性病」の禁忌に言及している。しかし高氏は，火針をしてはならない部位と季節について補足している。『針灸聚英』のなかでは「人体のどこでも針をすることができるが，顔面は禁忌である。また夏季は，経血が大いに盛んになっており，経血は両足へと下方に流れるので，両足内にみだりに火針を行ってはならない。足に針を行うと，膿腫がくずれて痛みが取れにくくなる。また脚気なども夏に多発し，血気・湿気がみな両足に集まるので，もし火針を誤って行うと，かえって腫痛がひどくなり，歩くことができなくなる」と述べられている。

　要するに，高武が『針灸聚英』のなかで火針について記述していることは，『黄帝内経』後の最も全面的な論述であり，これまで誰も言及してこなかった問題を明確に述べていることである。このことから『針灸聚英』は，成熟した火針療法を提示したといえる。

　当時の医学者の筆頭であった楊継洲は，火針療法の論述に対して，基本的には『針灸聚英』を評価しており，彼自身は論述を展開することはなかった。しかし，彼の著作である『針灸大成』のなかで，火針を針灸療法の一種として取り上げており，楊氏が火針療法を非常に重視していたこと

第3章 温通法

がわかる。このことは，火針の普及・宣伝に対して積極的な働きをもたらした。

『名医類案』〔明代・江瓘父子の編纂による〕のなかにも，火針による治療方法の記録がいくつかある。そのなかの1つの症例を取り上げると，「ある男性が脇に腫塊ができて，日が経っても破れない。押すと少し痛む。脈は微・渋。この人は外見も症状も虚であり，補法を行うべきで瀉法をしてはならない。そこで，人参養栄湯を投与し，艾を熬って熱くして患部に当て，膿ができてきたところを火針で刺し，さらに豆豉餅灸〔豆豉を粉末状にし，黄酒で調合して餅にする。直径2～3cm，厚さ5mmの大きさにして，針でいくつか穴を開けて，腧穴に置き，そこに艾炷を載せて灸をする〕を施し，十全大補湯を百剤服用させて治癒した」という。これは，名医による治療経験の一例である。

呉崑は針灸に精通していた。彼は『黄帝内経』の学術思想を受け継ぎ，骨に寒痺のあるものに対して火針を用いて治療した。彼は「焠針は，火を用いて，まず針を赤く熱し，それから刺す。これは寒痺の骨にあるものを治す」と述べている。

『明史』周漢卿伝のなかに，周漢卿が火針を用いて腸癰を治療した史実が記載されている。

これらのことから，明代には火針療法は針灸治法の1つとして，針灸家に等しく認められており，また針具・刺法・適応症・禁忌症などの点でもいずれも発展があったことがわかる。そのことから火針療法は明代において成熟したと考えることができる。明代以前，火針療法は初期の形態があったにすぎない。

歴史の流れとともに，人々の認識レベルは高くなるが，清代になって火針療法の治療範囲はいっそう拡大し，ある程度の発展があり，補足されていった。

『外科正宗』の作者である陳実功は，後世の人々によってさまざまな治療法が試みられた瘰癧〔頸部リンパ節結核〕の治療方法を提言している。彼は「火針の作用は，まさに強力といえる。破核消痰に大きな役割を果す。灯心草と桐油の協力を得て，一発ですべての頭を打ち破る」「瘰癧，痰

核〔湿痰が皮下に溜まって核となる病症〕は，頸部にでき，はじめは硬く，あるいは梅か李のようで，結集して散らない。この場合，火針を用いて針をするのがよい。これに薬を使えば消えやすい。大きい縫い針を２本取り，竹を割って，針を間に挟み，１分ほど離して，糸でしっかり縛る。まず桐油を入れものに入れ，灯心草を６，７本取って油の中に均等に並べて火をつけ，針を赤く焼く。指で核をつまんで，針をその頭に当てて４，５分刺入する。核が大きければ，再び数回針をする。それが秘訣である。核内から痰あるいは血がトロトロと流れ出る。出尽くしたら膏薬を貼る」と記述している。陳氏は，火針療法の適応症を，瘰癧の治療にまで拡大した。これは火針における大きな貢献である。今日では，臨床における効果も非常に満足できるもので信頼できる。

　この他にも呉儀洛は，筋の拘急・痺症・片麻痺・癥瘕・積聚・癜疝・発背〔背部に発生する癰〕などに対する先人の火針治療の経験をふまえ，その学術的な視点を継承するだけでなく，さらにその著作『本草従新』のなかで，火針治療を眼科疾患に用いる見解を示している。彼は「肝虚のため物がはっきり見えなくなる，あるいは眼瞼が発赤し疱ができる，黒目が混濁する，……その後白膜を生じて失明する，あるいは五臓の虚労のため，風熱が上衝して角膜混濁となる。これらの病気には熨烙の法を用いる。気血が温まれば通じがよくなり，寒があれば凝滞するからである。方法は平頭針を用い，部位の大きさによって，赤く焼いて翳〔混濁部分〕に軽く当てて焼く。焼いた後で混濁部が剥がれ落ちたら，除翳薬を湿布する」と記述している。火針による眼疾患治療の意義は，ただたんに火針の治療範囲を拡大したというだけでなく，さらに重要なことは火針療法が，荒っぽい・安全でない・危険性があるなどと考えられていた偏見を払拭したことにある。

　清代の針灸学家である廖潤鴻は，火針には艾灸と似たような効果があると考えた。また，火針は艾灸よりも受け入れやすく，艾灸の代用になる方法であるとも考えた。彼は『針灸集成』になかで「艾灸を恐れるようなタイプの人は，火針を用いるとよい」と述べている。

　呉謙は，火針の適応症に対して新しい認識をもっていた。呉氏は，先

第3章　温通法

人の経験を総括したうえで，火針の治療原則を模索し，火針治療がある種の疾病に適しているという結論に達した。彼は『医宗金鑑』のなかで「火針は，古代の燔針である。およそ全身の淫邪，すなわち風あるいは水が身体に溢れ，留まって関節を通らず，停滞して病気になったものは，これをもって刺す」と述べている。その意味は，邪気が皮膚や関節に停滞して病気になったものは，いずれも火針療法の適応であるということである。

『金針百日通』は近代の著作であるが，そこでは火針は「武針」と名づけられ，毫針は「気針」と名づけられている。そしてよくみられる病気に対して一連の火針治療が記載されている。

周樹冬は詩歌の形式を用いて，『金針梅花詩抄』のなかで，臨床における火針治療の適応疾患の種類を概括的に論述した。彼は「燔針とは，火焼針のことであり，痺を取り除き，寒を除去する効果はたいへん優れており，瘰癧・陰疽〔外陰部に生じる疽〕には常に焠刺をする。水疱には妄りに行ってはならない」としている。

清代および近代の針灸家たちの積極的な努力により，火針療法はある程度の発展があった。清代後期になって，道光帝が針灸科の医師を太医院〔皇帝らの専門の医療保健機構〕から排斥し，医学界は灸を重んじ針を軽んじる傾向が起こり火針療法もこれにしたがって差別され排除されるようになり，存亡の危機に瀕した。幸いにもこの有効な治療方法は，幅広い大衆に深く受け入れられ，辛うじて民間で伝えられていった。

中華人民共和国成立後，火針療法は，その重要性が再認識され，衛生部の支持を受け，多くの針灸関係者の努力によってある程度の発展がみられた。

先秦時代から清代までにかけて火針療法の道具と操作方法は，大きな改変もなくずっと踏襲されてきた。そのため，加熱時間が長い，熱の放散が早いなどの弊害があり，こうしたことは火針療法の発展を大きく制限していた。こうして火針は，日常的な疾患および難治性疾患を治療する機会と機能を失っていた。

北京中医医院の針灸科では，20世紀の60年代から，臨床の需要を鑑みて火針療法の掘り起こしと，応用について提議してきた。『北京市老中医

経験選編』において火針療法を取り上げたこともある。こうした基礎があって，近年では再び新しい発展がみられている。まず臨床上の適応が拡大し，適応疾患の種類は30種以上になっており，内科・外科・婦人科・小児科・皮膚科・骨科および耳鼻咽喉科・眼科の疾病にまで及んでいる。なかには治療が困難な難治性疾患の症例もあり，その治癒率と有効率はいずれもたいへん満足できるものである。

　火針療法は上述したように，いくつかの点で発展がみられるが，今日すべての医学が発展するなかで，針灸分野の針具・針法の発展は相当遅れをとっている。臨床応用の面でも，わずかに少数の針灸医が火針の刺針技術を修得しているにすぎない。多くの省や市レベルの正規の中医病院の針灸科でも，大部分の針灸医が火針を使いこなせないでいる。今日，各レベルの教育部門で使用されている教科書でも火針療法の記述は非常に少ないか，その項目の内容がまったく欠落してしまっている。今日の各省・市レベルの中医研究部門の研究課題をみても，火針の項目はない。針灸の専門分野からみても火針療法を特定の問題として討論したことはない。このようなことから，火針療法というこの独特な治療効果をもつ伝統針法に対して，当然重要視されるべき視点が依然として欠けていると指摘することができる。

　火針療法のこのような状況に直面して，著者はかねてからこの方面で詳細な研究を行い努力を重ねてきており，またこれからも針灸同道の方々とともに勉強していきたいと願っている。

第2節 ● 温通法のメカニズムと適応症

　著者は，20世紀の60年代から火針療法の適応症および治療のメカニズムの研究を開始し，いくつかの試みと研究を行ってきた。その結果，その治療範囲は広く，治療効果は信頼できるものであることから，普及に値す

第3章　温通法

るという認識をもった。

　火針療法による治療のメカニズムは温熱にあり，腧穴や部位を刺激すると，人体の陽気が増加し，経気が呼び起こされ，臓腑機能を調節して，経絡を疏通し気血がめぐる。そのためこれを温通刺法と名づけた。

　火針療法は，火針と灸の両方の作用，すなわち温熱を兼ね備えている。温熱は陽に属し，陽は用〔作用・働き〕であり，熱は無形の気であるから，上昇するが燃焼することはない。熱が極まれば火を生じ，火は熱の体〔本体〕，熱は火の用〔火を働かせるもの〕である。人体の陽気が隆盛であれば，陰寒の気は駆除される。過酷な天地の気は，寒邪が最もはなはだしい。表から裏に入り，皮膚・経絡を侵襲し，まず陽気が損傷されるので，温熱の法を用いてこれを治療する。寒凝が取り除かれれば，経絡の流れはスムーズになり，気血は調和し，病気は自ずから治癒する。

　古今の医学者たちは，人体の気血は温を好み寒を嫌い，寒は凝集して通さず，温は流動して通じると考えていた。火針療法は火力を借りるだけで，邪がなければ温補し，邪があれば寒を取り去る。火は昇・動を主っており，生化の原動力を有している。古人は「火には山を抜く力がある」〔勢いが猛烈であるということ〕といっている。確かに火針の効能は，勢いのある治療法であり，臨床上の治療効果には枚挙にいとまがない。およそ寒熱虚実に属するもの，病巣の軽重・遠近など，施術してはいけないところはない。寒病に火を用いて散らすということは，強烈な太陽の下で氷を解かすようなもので，温によって寒を解かすという意味である。熱病に火を用いて解熱させるということは，暑さが極まればかえって涼となるようなもので，つまり熱に火を加え涼へと転化させ解熱するという意味である。虚証に火を用いて強壮するということは，氷に火を近づけ気化させるように温熱により補益を行うという意味である。実証に火を用いて熱するということは，火がものを消すことができるようなもので，実であればこれを瀉すという意味である。痰に火を用いて解かすということは，熱によって気をめぐらすということで，津液が流通するためである。このようなことから，火は人を虚にせず人を強壮にする作用があるといえる。

　著者はかつて同僚と研究生を指導していたが，何人かの患者に対して，

第2節　温通法のメカニズムと適応症

火針治療前後の爪の微小循環と赤外線写真の観察を行い，火針治療後に微小循環の血色が良くなるなどの明らかな改善がみられることを発見した。血流速度は加速され，血流の勢いも好転していた。赤外線写真については，火針治療後は病変部位の温度が明らかに高くなっていた。このことから，火針は気血の運行を改善することができ，行気活血と経絡の温通という2つの作用があると考えられた。

以上のような火針療法の認識をみると，現代における応用は『黄帝内経』や『傷寒論』などの文献資料に規定された内容をはるかに越えている。臨床における模索，実験における観察を繰り返して，火針療法は，祛寒除湿・清熱解毒・消癥散結・祛腐排膿・生肌斂瘡・益腎壮陽・温中和胃・昇陽挙陥・宣肺定喘・止痛・止痒・徐麻・定抽・熄風などの具体的な臨床効果を実現してきた。

1．祛寒除湿

火針療法には，温経通絡・行気活血の効能がある。経絡を疏通し，気血がめぐれば，経絡を塞いでいる寒湿の邪は動き出し，正気によって外に排出されやすくなる。寒湿は陰邪であり，火針は助陽の働きがあるので，寒湿の邪に陽刺〔揚刺に同じ〕を行うのは刺法の正攻法である。そういうわけで火針療法は，寒湿が外から侵入して経絡を阻滞したことから起こる関節痛・腰腿痛などの各種の痺症に対して，たいへん高い治療効果がある。ときには，刺針による治療としては目を見張るような効果を得ることがある。

2．清熱解毒

古来の医学では，火針は温法であり祛寒にのみ限定し，熱証には用いるべきではないと考えられていた。しかし，臨床実践によって，火針が寒証に適応するだけでなく，ある種の火熱毒邪に対しても確実に思いがけない効果があることが証明された。例えば，急性乳腺炎・頸部痛・背痛・帯状疱疹および流行性耳下腺炎などの火熱毒邪によって起こる病症に対しても火針の治療効果はたいへん優れている。このことから，火針にも清熱解毒

第3章　温通法

の作用があるということができる。火針療法の清熱解毒の効果は、臨床上の証拠だけでなく、理論上でも証明される。古人は「熱をもって熱を引く」「火鬱はこれを発散させる」という理論を早い時期から認識していた。熱毒内蘊に対して寒涼の薬が合わず清熱瀉火の法が効かないのに、火針療法による経絡の温通・行気活血の法によって、火熱毒邪を動かして外に排出し清熱・解毒を達成することができた。

3．消癥散結

　火針療法によって取り除くことができる癥結〔腹中のしこり〕とは、気・血・痰・湿など各種の病理的障害物が集積して凝結した腫れものや腫塊であり、体表にできたものであれ、あるいは体内に集結したものであれ、火針治療はいずれにも相応の効果がある。膠瘤〔腱鞘嚢腫〕・瘰癧〔リンパ節結核〕および各種の脂肪腫・血管腫・線維腫・子宮筋腫・卵巣嚢腫・瘢痕など、いずれも火針治療を行うことができる。火針療法は、その温通作用によって、消癥散結をすることができる。癥結というのは、気血の瘀滞によって生じるものであるため、いったん気血が通じれば癥結は自然に消える。例えば、痰湿の邪が凝滞して生じたものであれば、火針によってその経絡を通せば、気血はめぐり、凝滞している痰湿を流すことができる。また別の面からは、火針は陽気を扶助して化生させることができるので、臓腑の機能活動が活発になり、津液がよくめぐるようになり痰湿の邪を取り除く作用があると考えられる。われわれは以前、火針を用いた「卵巣嚢腫」の治療経過を観察したことがある。火針治療を1～2回行うと、患者の背部の卵巣部位の高さに、患側の膀胱経第2行線に沿って、整然と排列された小水疱が現れた。粟粒ぐらいの大きさであったが水疱がかさぶたになって消失すると、臨床症状も消失した。その後、CT検査によると卵巣嚢腫波は消失していた。火針は、体内の癥結を消すことができるだけでなく、瘰癧や腱鞘嚢腫などを体外に排出することができる。

4．祛腐排膿

　火針療法による祛腐排膿は、広く伝わっている方法で、簡単で便利な

だけでなく，徹底的に排膿して傷口を癒合させやすい。祛腐排膿を行うときは，赤く焼いた火針を膿腫の中心部分あるいは膿を出しやすい部位に正確に当てて刺入する。通常は3回刺針する。すなわち中心部分に1回，上下に1回ずつ，あるいは左右に刺してもよい。火針による祛腐排膿の機序は，気血の運行を促進し正気を引き上げる作用があり，正気が旺盛になれば，自然と膿毒が排出されるというものである。

5．生肌斂瘡

　潰れた瘰癧・膿瘡などのなかなか治らない瘡瘍や慢性の潰瘍の治療に火針療法を用いると，肉芽組織の形成を促して瘡瘍を塞ぐ優れた効能を発揮する。中ぐらいの太さの火針を用いて，赤く焼いてから瘡口の周囲を刺す。瘡口の中が腐乱している場合は，瘡口の中に1回刺針する。火針は経絡を温通し，行気活血をすることができる。そのため気血の運行を促進し加速させることになり，瘡口の周囲に瘀滞している気血を流して消散させ，病巣周辺に栄養を与え，組織の再生を促して瘡口を自然に癒合させることができる。

6．益腎壮陽

　火針の熱力を借りて，益腎壮陽の目的を達成することができる。火針で，腎兪・命門などの腧穴を点刺すると，腎経の気血が流通し，腎の機能活動が活性化され，腎経の元陰・元陽の源が産生され，益腎壮陽の作用が現れる。臨床では，火針を応用すると，腎虚による腰痛・インポテンス・遺精・老人性疾患などに，いずれも良い効果がある。これらは火針による益腎壮陽の例である。

7．昇陽挙陥・温中和胃

　足三里・内関・脾兪・中脘などの腧穴に，火針の温熱刺激を施すと，脾胃の経脈に行気行血を起こさせる。そのため脾胃の経脈の気血がめぐるようになり，中焦の寒邪を温めて行かせ，脾胃の陽気が活発になり，脾胃の運化機能が回復して，消化・吸収・昇降の働きが正常になってくる。臨床

でも，火針を用いた上腹部痛・胃下垂などの治療は，いずれも満足できる効果をあげている。そのほか，昇陽挙陥の効能を利用した子宮脱の治療も驚くような効果をあげることがある。

8．宣肺定喘

　火針療法は，アレルギー性喘息・慢性気管支炎・肺気腫などの難治性疾患に対して特殊な効果がある。中国伝統医学では「体が冷えているのに冷たいものを飲むと，肺を傷める」と考えられている。これらの疾患は，風寒が外から入ってきて，邪気が肺を塞ぎ，肺が宣降〔肺気を通じさせること〕の働きを失い，肺気が上逆して起こる。したがって，温熱の法によらなければ病気を治すことはできない。大杼・風門・肺兪・定喘などの腧穴に，火針による温熱刺激を施すと，肺の寒邪が温まり，肺の経気が疏通し，肺気が通じるようになるので，邪気を排出させることができ，邪気が除かれれば，肺は宣発・粛降の機能を取り戻すので，喘息はおのずと止まる。

9．通経止痛

　中国伝統医学では「通じれば則ち痛まず，通じざれば則ち痛む」といわれる。つまり痛みとは経絡が通じず気血が閉塞したために起こると考えられている。したがって経絡が通じて，気血の調和がとれていれば，痛みはおのずからなくなる。火針には経絡の温通・行気活血の効能があるため，火針の使用が的確で時宜を得たものであれば，各種の痛みに対してすばらしい効力を発揮する。

10．祛風止痒

　痒みとは体表に発生する不快感で，症状が重い場合はシラミに刺されたような痒みを伴い苦痛を覚える。古人は，すべての痒は虚に属し，風に属すとしている。火針療法による経絡の温通と行気活血の効能を利用すれば，体表の気血の流れを促進し，栄養を行き届かせ，風邪が留まっていられないようになるので，血が充足し，風邪が駆逐されて痒みが止まる。治療にあたっては，増殖性強皮症や苔癬状変性など一種の神経性皮膚炎に対して

は，太い火針を用いて赤く焼いて病変部位に点刺するとよい。皮膚表面に異常のない老人性瘙痒症などの皮膚瘙痒症ならば，細い火針を用いて赤く焼いて曲池・血海・風市などの腧穴および局所の病巣に点刺するとよい。

11. 解痙止攣

筋肉のひきつれは，筋が血による栄養を受けられなくなって発症するもので，細い火針を用いて赤く焼いてひきつれや痙攣の局所に点刺する。これによって気血の運行を促し，局所の血液供給を増加させるので，筋に血が行けば筋は柔軟になって拘急やひきつれはおのずと止まる。臨床では，顔面神経麻痺によく用いられ，治療効果もたいへんよい。そのほか，小児の驚風〔ひきつけ〕や癲癇などの痙攣，ひきつれには「強通法」を用いて瀉血治療を行う必要がある。

12. 除麻

痺れとは感覚異常を伴う疾病であり，局所には発赤も腫脹もなく，痛くも痒くもない。これはすなわち経絡が阻滞しているのであり，陽気が足りなくて血が皮膚を濡養できなくなって起こる。火針治療によって，温経助陽し，陽気を絡脈に引き入れることができれば，気が通じて血もめぐるようになり，痺れは取れる。臨床では，細い火針を用いて赤く焼いて痺れの部位に散刺する。末梢神経炎の治療なら，通常は1〜3回の治療で治癒する。

著者は，火針療法の適応症は，古人が規定したものよりはるかに広範になっており，また，火針の針具および技術的な操作方法においても古人の段階を越えていると考えている。

第3章 温通法

第3節 ◉ 温通法の針具

　古人は「技術者が自分の仕事を立派に行おうとするなら，まず道具を整えなければならない」といっている。すなわち火針療法をしっかり修得しようと思うなら，まず思い通りに使いこなせる針具が必要である。
　はじめに紹介するのは，火針針具の材料である。火針を製作するための材料は，通常の毫針のものとは異なる。火針はその針体が赤くなるまで高温に加熱し，瞬時に人体の腧穴あるいは部位に刺入するので，その材料には，耐熱性と強靭性とが兼ね備えられていなければならないという特徴が要求されるからである。つまり高温での加熱に耐え，しかも堅固で曲がらないという，耐熱・強靭の性質である。繰り返し臨床実験が行われた結果，選ばれた最も理想的な材料は，タングステンとマンガンの合金であった。この材料から，加熱せずに30号の合金スチール・ワイヤーを作り，それから再加工して火針を作る。この材料から作られた火針は，赤くなるまで針体を焼灼しても，なお針体がまっすぐで堅固なままであり，皮膚・筋肉および瘢痕結合組織をスムーズに刺すことができて，しかも針体は曲がったり折れたりしない。そのほか，この材料から作られた火針は，耐久性があり，1本の針を何回も繰り返し焼いて使用することができて，価格も廉価なので，火針の材料としては最も理想的である。
　火針の針具は条件が特殊なため，多くの医師は自ら製作して，さまざまな症状の必要性に応じて使用している。製作にあたっては，まずタングステンとマンガンの合金のスチール・ワイヤーを，太さに応じて，6～12cmの長さに切断してから，小型の砥石車でその一端を研磨し，さらに油砥石で光沢が出るまで研磨する。その後針柄を付け加える。針柄は短すぎないように通常は3～4cmにして，手を火傷しないようにする。針柄の取り付け方法は，細い銅線を巻いてらせん状の細巻きにして，さらにしっかりと巻いた銅線を針の一端に巻きつけ，銅線の両端を接着剤で針に固定する。以上が火針製作の基本過程である。多くの医療用針工場は火針

第3節　温通法の針具

の針具を生産していないので,火針の製作は自分で覚えなければならない。方法は簡単で覚えやすく,複雑な工具や設備は必要ない。完成した1本の火針は,次の3つの部分に分けられる。

　第1の部分は針尖であり,火針の針尖は毫針のように鋭利でなくてもよい。尖っているが鋭くないもの,やや丸みを帯びたものがよい。それは,火針は赤く焼かれた状態で皮膚に刺入するものなので,毫針の刺入よりもずっと簡単だからである。そのため鋭利である必要はない。針尖が鋭利だと繰り返し焼いて何回も使用するうちに,針尖がもろくなって,折れやすくなる。

　第2の部分は針体である。火針の針体は,堅固でなければならない。火針療法の針具は,赤く焼いた状態で用いるので,刺針時に針体は毫針のように手指で支えることができない。しかも,火針で刺す腧穴あるいは部位は,病変部位のことがあるので,堅くなっていて,針体は曲がりやすい。そのため火針の針体は堅固でなければならず,とりわけ赤く焼いた後でも堅固である必要がある。これはすなわち,火針の材料が必ずこのような特徴を備えていなければならないということである。ここでの針体はまっすぐでなければならず,まっすぐならば患者の苦痛を減らすことができ,針の刺入や抜針にも有利で,針孔を大きく開口させないため刺針後の保護にも都合がよい。

　第3の部分は針柄であり,火針の針柄は,毫針の針柄よりもさらに重要である。針柄は術者が針を持つ部位となるだけでなく,手を火傷しないように熱から離しておくところでもある。針柄によって手を火傷しないようになっており,術者は火針が赤くなるまで焼くことができる。そうなってこそ,速く,正確で,着実に火針を患者の決まった腧穴あるいは部位に刺入することができる。つまり,火針の針柄は持ちやすく作るということだけでなく,さらに重要なことは熱から離すということである。

　臨床では,症状や腧穴によって,太さの異なる火針を選んで用いる。火針の太さは治療効果と密接に関連するため,治療に際して使い分けるのに都合がよいよう,太さの違いによって火針を分類しておく必要がある。臨床上の必要に応じて,火針を,①太い・②中ぐらい・③細いという3種類

に分ける（**図3-1**）。

1．細い火針

　直径0.5mmの火針で，これが細い火針である。細い火針は，顔面部の腧穴などに用いる。顔面部は，神経や血管が多いので，細い火針を用いることによって苦痛を緩和することができる。また，顔面部は美容上の影響があるので，太い火針を用いて処置が不適当だと，痕が残りやすい。筋肉の薄い部位や，老人・子供および体質の虚弱な患者には，いずれも細い火針を用いるのがよい。

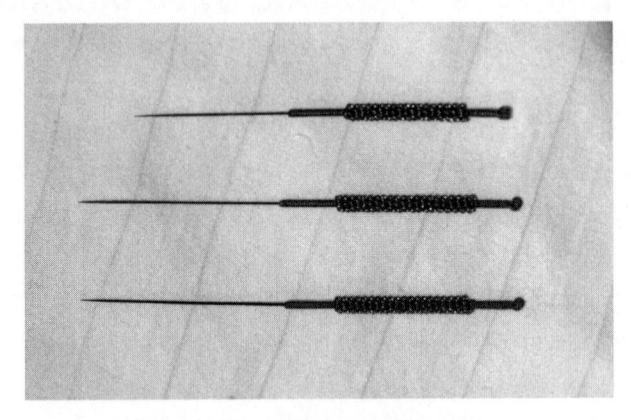

図3-1　太さの異なる3種類の火針

2．中ぐらいの太さの火針

　直径0.8mmの火針で，これが中ぐらいの太さの火針である。中ぐらいの太さの火針の応用範囲は広く，顔面の部位や筋肉の薄い部位以外は，どの腧穴や部位でもこれを用いて施術することができる。手足や体幹などで，圧痛のあるところや病巣の周辺に用いる。

3．太い火針

　直径1.1mmあるいはそれより太い火針で，これを太い火針という。太い火針は主に，瘻孔・痔瘻・リンパ節結核（頸・腋・腹・鼠径部など）・

癰疽・乳腺炎・脛骨部の潰瘍・腱鞘嚢腫・神経性皮膚炎・各種の結節・皮膚の腫痛などの病巣部位を刺針するのに用いる。

　火針療法は、火針の針具のほかに補助道具が必要であり、火針療法はそれらがそろって完成する。アルコールランプを用意して、針を焼くのに使う。右手に針を持ち、左手にアルコールランプを持つ。ランプには95％のアルコールを入れるが、入れすぎて溢れ出たアルコールで事故が起こらないよう、入れすぎに注意しなければならない（図3-2）。

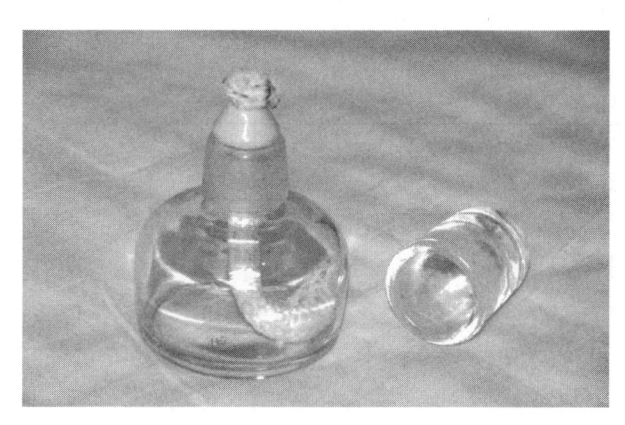

図3-2　針を焼くのに使うアルコールランプ

第4節 ● 温通法の施術

　火針療法の施術は、他の刺針方法とは大きく異なっている。それは、針体を加熱するという過程があることである。したがって、消毒・刺入・抜針および抜針後の処置の面で、いずれも特別な方法と遵守すべきことがある。操作上の必要事項、要点および注意事項を次に述べる。

第3章　温通法

火針療法における操作上の必要事項
1．腧穴を定める
　直接病巣局所に刺針する場合はもちろん，経穴あるいは圧痛点を探す場合も消毒して，刺針する前に選んだ腧穴に印をつける。通常は，拇指の爪で押して×印をつけ，刺針の正確性を期す。

2．消毒
　腧穴を決めたら，2.5％のヨードチンキをつけた綿花で，腧穴を中心に同心円を描くように消毒し，その後75％のアルコール綿で同様の方法で同心円を描きながらヨードチンキを拭き取る。アルコールが乾いてから施術をする。病巣が切れたり崩れたりしているものに直接刺針するときは，ヨードチンキやアルコールで破損部位を直接消毒してはならず，生理食塩水を綿花に浸して拭き取るか，洗い流すのがよい。

3．針体の加熱
　消毒が終わったら，アルコールランプに点火し，左手に持って，刺針する腧穴あるいは部位に近づけ，右手で筆を握るように針を持ち，針尖と針体を炎に入れる（図3-3）。刺針に必要な深度に応じて，針体が赤くなる長さを決め，必ず赤くなるまで焼くようにする。針が赤くなれば効力も強くなり，疾病を完全に取り除くことができ，効果も速く現れる。また針が赤くなれば，刺入して切皮をするときに，入りやすく苦痛も少ない。針体が赤くなっていれば効果があり，赤くなっていなければ効果はない。針を焼くときに炎に入れる方法にもコツがある。けっして針体を炎の中心に入れてはならない。炎の中心は温度が低く，熱力が足りないので，赤くなるまで針体を焼くことができない。炎の周辺は燃焼力が十分にあり，温度が最も高く，速く焼けるので針が赤くなりやすく，針を焼くのに最も適した場所である。

第4節　温通法の施術

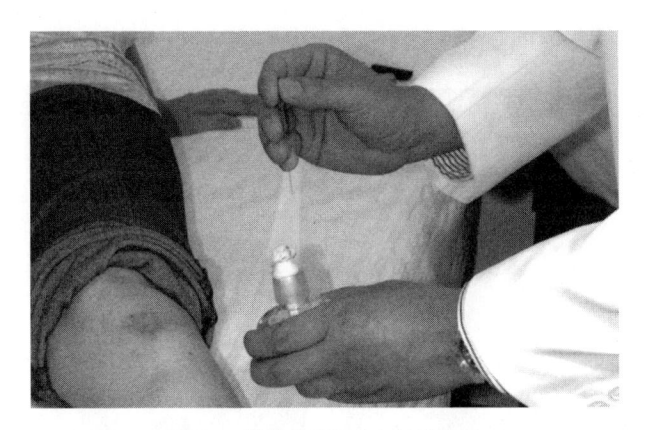

図 3-3　針体を炎に入れ加熱する

4．刺入

　針を焼いて赤くなったら，針が赤いうちに迅速かつ正確に針を腧穴に刺入し，すばやく抜針する。この一連の過程はだいたい10分の1秒である。動作が緩慢で時間がかかれば，針体の温度は下がり，針体が充分に加熱されていない状態となり，患者に苦痛を与え，また治療効果も低下する。そのため火針療法の技術のキーポイントは「速い」ことである。迅速に刺入しようと思うなら，操作技術を磨くだけでなく，ある程度の指力と腕力が必要になる。気功をうまく運用することができれば，刺入速度を更に高めることができる。

5．火針の置針問題

　火針療法は，速く刺すことが重要なので，ほとんどは置針しない。ただし患者によっては置針を必要とする。しかし置針時間は毫針の場合よりも短く1～5分程度である。火針で置針するときも，得気と手の感覚に注意する。針を腧穴に刺入してから，あるいは刺入と同時に，ある種の感覚が手に伝わるので，針先の感覚を細心にうかがい，刺針の深度を調節する。例えば，火針で圧痛点を刺す場合，刺針部位に沈み込むような緊縛感を覚えた場合，刺入を止めなければならない。このような感覚は，すでに針先

第3章　温通法

火針療法の操作手順

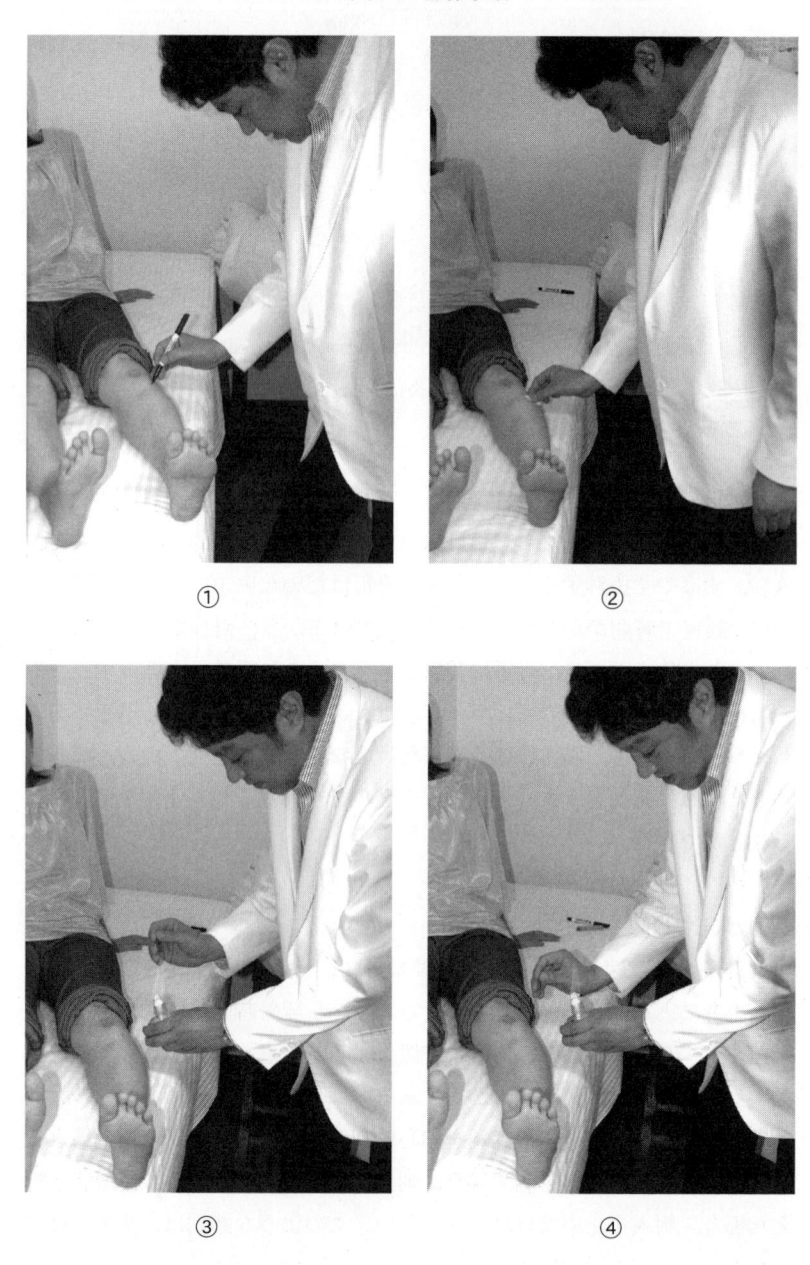

① ② ③ ④

第4節　温通法の施術

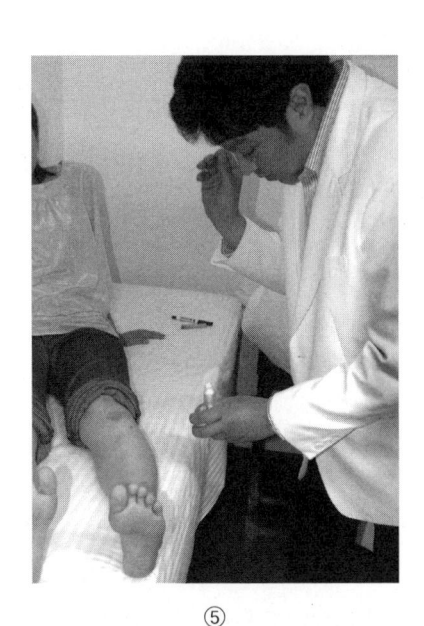

図 3-4　火針の操作手順

① 腧穴を定める

② 消毒

③ 針体の加熱

④ 刺入

⑤ 抜針

⑤

が適当な深度に達しているということであり1〜2分置針する。そのほか，火針で膿腫を刺す場合，針の下に空虚な感覚があれば，すでに膿腔にまで到達しているため，すぐに抜針し，置針してはならない。火針でリンパ節結核を刺す場合は，1〜2分置針して，乾酪性壊死組織を取り除くようにする。また，火針で疼痛性の疾病に遠隔取穴をする場合は，5分間の置針が必要である。

6．抜針

　抜針時に，出血や膿を拭き取ったり，あるいは押圧したりするときのために，医師は手に乾いた綿花を持って用意しておく。火針では，ある程度の深さまで刺入したら，すばやく抜針するが，その目的は患者の苦痛を少なくすることである。小さな瘢痕ができるといけないので，針孔を広げないようにする。膿腫に刺針するときは，膿が出切ってから，包帯を巻くなどしておく。

第3章　温通法

7．抜針後の処置

　火針後には，通常は特別な処置は必要ないが，ただ乾いた綿花で押圧しておくことが大切である。1つは痛みを少なくするためであり，2つには針孔を保護するためである。実際は，火針治療で感染する可能性はたいへん少ない。なぜなら火針の針体は加熱して赤くなるまで焼いてから腧穴に刺入するものなので，消毒は徹底的に行っているからである。しかも，火針は生体防御機能を誘発するので，防御機能が活発になっている。そのため，感染の可能性はたいへん低い。火針で創面を直接点刺した場合は，刺針後に外科で通常行うような滅菌処置を施しておく。火針で刺針した後に出血した場合，止血する必要はない。自然に止まるのを待って，乾いた綿花で針孔を拭いておけばよい。

8．治療後の指示

　火針の刺針後に，患者に対して次の3点について説明しておかなければならない。

① 火針が終了した後，刺針当日に針孔が赤くなったり，針孔の部位に小さい紅疹ができたり，ときには痒くなる患者がいるが，これは，感染が起こっているわけではなく，火針に対する人体の正常な反応なので，心配することはないと患者に言い聞かせておく。針孔は，軽度の火傷になっているわけだが，数日で自然に消失するので，治療処置を行う必要はない。

② 針孔が痒くなったときには，けっして爪で掻いてはならない。掻いてしまうと，赤くなった部位が拡大して，次の火針治療に差し支える。

③ 火針治療後の当日は，針孔に汚れた水が入って，感染して化膿するといけないので，針孔を保護する意味で，入浴は避けたほうがよい。

　つまるところ，火針療法の操作手順は以上の8つの段取りで完成する。どの段階もいずれも重要であり，事前の準備はもちろんのこと，刺針後の処置に対してもおろそかにしたり，軽く考えたり，不注意によるミスを犯して，過誤が起こらないようにしなければならない。火針療法には，毫針

第4節　温通法の施術

のような複雑な手法はないが，かえって高度なテクニックがあり，刺針時には大胆であると同時に細心の注意が必要である。体幹部には浅刺をすべきで，深すぎて五臓六腑を傷つけてならない。

　火針療法を広く推し進めるためには，操作の基準を学ぶにあたって，火針療法の操作の要点を強調しておかなければならない。操作の要点とは「赤くする」「正確に」「すばやく」という3つの点をしっかり身につけることである。これこそが火針療法の治療効果を決定するポイントである。

　「赤くする」とは，針を焼くときに，針体が赤くなるまで焼くということであり，針体が赤くなったらすぐさま腧穴あるいは部位に刺入する。「赤くする」ことを強調する理由は2つある。1つめは，針体を赤くなるまで焼くと，穿刺力が強化され，腧穴に刺入するときに抵抗が少なく，短時間で刺入できるので，患者の苦痛が少なくて済む。2つめは，針体の温度が高ければそれだけ火力が強まり，また刺激量も強くなるので，経絡を温通し行気活血の作用も高まり，治療効果も早く現れる。

　「正確に」とは，2つの内容がある。1つめは，腧穴を確定したりあるいは反応点を探したりすることが正確であること。2つめは，刺針が正確であること。つまり所定の腧穴にきちんと正確に刺すことである。正確な刺針を行うためには，確定した腧穴あるいは部位に印をつけるべきである。通常は拇指の爪で×印をつけ，×印の交点が刺針点であるから，刺針時には×印の交点に正確に刺入しなければならない。刺針が正確かどうかが治療効果の有無を決定する。正確であれば治療効果がよく，不正確であればあまり効果がない。火針療法では，腧穴を正確に決めることと，刺針を正確に行うことが，毫針よりも重要になってくる。毫針治療の場合，腧穴が正確でなければ刺針の方向を調整することができるが，火針では刺入後に刺針方向を調整する時間がないため，不正確な刺入を行った場合修正をすることができない。そのため，取穴を正確に，刺針を正確にということが火針療法のポイントになる。

　「すばやく」とは，刺入をすばやく行うことで，厳密にいうと針が赤くなったら，針体を炎から離して，腧穴に刺入する，というこの一連の動作をすばやく行うことであり，10分の1秒以内で完了するのが望ましい。

第3章　温通法

　この過程を迅速に行うことによってはじめて，赤くなるまで焼いた針を腧穴あるいは部位に刺入しても，患者に与える苦痛が少ないあるいは苦痛をなくすことができる。「すばやく」行うには，2つの点に注意することが必要である。1つめは，刺針すべき腧穴あるいは部位に炎を近づけて針を焼き，炎と焼いた針の間の距離をできるだけ短くしておいて，迅速に腧穴に針を接触させる。2つめは，基本的な技術を十分に鍛錬し，特に指力・腕力および全身の気力の鍛錬を行って，それに気功を応用すれば，治療効果はいっそう良好になるということである。

　要するに「赤くする」「正確に」「すばやく」とは，火針療法の治療目的を達成するためのキーポイントなのである。なかでも「正確に」は核心であり，「赤くする」「すばやく」は治療目的の達成を保証するものである。そして，「赤くする」「すばやく」は互いに補完し合うものでもある。この3つの要点を身につけてはじめて火針療法の技術を身につけたということができる。

　火針療法の具体的な施術のプロセスを順調に遂行するために，以下のいくつかの点に注意を払わなければならない。

① 火針を用いて施術するときには，安全に注意し，火傷や火災など不測の事故を起こさないようにしなければならない。
② 精神的に緊張しすぎている患者，過度に空腹や疲労のある患者には，火針を施してはならない。
③ 虚弱な体質の患者には，臥位を取らせる。
④ 刺針時には，内臓や主要器官を避ける。
⑤ 火針治療後は，患部を清潔に保つように注意しなければならない。
⑥ 火針の針孔は，感染防止のためにも，手で掻かないようにする。
⑦ 施術後当日は，汚れた水が針孔に入るといけないので，入浴は避ける。
⑧ 火針治療後，針孔が少し赤くなったり，熱を持ったり，軽い痛みや痒みがでたりすることがあるが，正常な現象なので，特に処置する必要はない。数日で自然に消える。
⑨ 火針による治療を行っている間は，房事を慎み，生ものや冷たいものを食べないようにする。

⑩　糖尿病患者は，針孔が癒合しにくいので，火針は禁忌である。

第5節 ◉ 温通法の刺法

　歴代の針灸家の火針療法の針具と針法に対する区別・分類はたいへん少ない。多数の臨床症例から観察すると，火針の太さの違い・刺針方法の違い・病症の違いによって，臨床における治療効果には大きな差がある。したがって，火針の太さ・刺針方法・抜針の速さの3点から，火針療法の法則を全面的に導き出し，その作用と適応範囲をそれぞれ確定することは，臨床にとって非常に大きな意義をもつ。

1　針具の太さの分類

① **細い針による刺法**：細い火針を用いて刺針を行う方法を，細い針による刺法という。
② **中ぐらいの太さの針による刺法**：中ぐらいの太さの火針を用いて刺針を行う方法を，中ぐらいの太さの針による刺法という。
③ **太い針による刺法**：太い火針を用いて刺針を行う方法を，太い針による刺法という。

　この3種類の刺法の特徴と適応範囲は，火針針具の分類の項ですでに述べているので，ここでは繰り返さない。

2　刺針方法の分類
1．経穴刺法

　臨床症状にもとづいて，病証と経絡をみきわめ，経絡から取穴し，経穴上に火針を施す刺法である。経穴に火針の刺激を与えることによって，経絡を温通し，行気活血をして，扶正袪邪・陰陽の平衡・臓腑機能の調整を

もたらす。この刺法は，主に胃腸病・喘息などの内科疾患に適用される。使用する針具は，細い火針と中ぐらいの太さの火針が適している。刺入の深さは，毫針よりやや浅い。

2．圧痛点刺法

病巣部位で最も顕著な圧痛点を探し，痛みのあるところに火針を施す刺法である。中国伝統医学の理論からいえば，圧痛点は局所の経気が通じなくなっていて，気血が阻滞している反応点である。火針で圧痛点を刺激すると，局所の経脈を通じさせ，気血の運行を促し，それによって痛みを緩解させることになる。圧痛点刺法は，主として，筋肉・関節の病変および関節炎・肩関節周囲炎・坐骨神経痛などのさまざまな神経痛に適用される。圧痛点刺法に最も適しているのは，中ぐらいの太さの火針であり，適当な深さまで刺入してよい。

3．密集刺法

中ぐらいの太さの火針を用いて，病巣の局所に密集的に刺激する刺法である。密集の程度は病変の程度によって決められ，病状が重いほど密になり，1cmぐらいの間隔で行う。密集刺法は，十分な熱力によって，局所の気血の運行を改善し，損傷した組織の新陳代謝を促進する。この方法は，主に神経性皮膚炎などの増殖・角化性の皮膚炎に適用される。針具の選択にあたっては，損傷部位の皮膚状態をよく観察して，もし厚くて硬くなっているなら太い火針を選んで用いる。通常は中ぐらいの太さの火針を用い，刺針の深さは，適切なところになるように習熟する。一般的には，火針の針尖が皮膚の病変組織を切皮し，正常な組織にちょうどぶつかるところまでが望ましい。浅すぎても深すぎてもよくない。

4．周囲刺法

火針で病巣の周囲をぐるりと刺針する火針刺法である。刺針点は，だいたい病巣と正常な組織との境目になる。病巣の周囲に施術することによって，経脈を温通し，局所の気血の循環を改善し，組織の再生を促進するこ

とができる。周囲刺法は主に膿瘡・帯状疱疹などの皮膚科・外科疾患に適用される。使用する火針針具は，中ぐらいの太さの火針がよい。太すぎる針具だと，皮膚や筋肉を損傷し，治療には無益となるので，用いないほうがよい。刺針点の距離は 1〜1.5cm がよい。刺針の深さは，病巣の深さをみて決める。病巣が深ければ刺針も深くし，病巣が浅ければ刺針も浅くする。ときには絡脈を直接刺して出血させ瘀滞を取り除くことがあり，局所の発赤した腫脹にたいへん有効な方法である。

5．散刺法

　火針で病巣部位の上を点々と刺す刺法である。温陽益気をして，局所の気血の運行を改善する作用があるので，痺れ・痒み・痙攣・痛みなどの治療に効果がある。そのため，痺れ・瘙痒・拘攣・痛みの治療によく用いられる。通常は，1.5cm 間隔で刺針する。最もよく用いられるのは細い火針であり，刺激は浅いほうがよい。

③ 抜針の速さの分類
1．速刺法

　刺入後，迅速に抜針する針法で，最もよく用いられる方法である。火針療法はすばやい刺針法が中心となる。通常は，刺入後わずかな時間も留めず，迅速に抜針し，全工程はわずかに 10 分の 1 秒となる。それは，火針療法が赤く焼いた針体のもつ熱力によって腧穴あるいは部位を刺激するものなので，針体が赤く熱力が十分であってこそ，経気を発揚し，気血を押し動かし，経絡を温通させることができるからである。置針時間の長いことが，刺激が強いことにはならない。実際，治療作用のある火針の熱力は，短時間しか保持できないので，熱力が失われたなら，針を腧穴に留めていても，腧穴に対して熱刺激の作用を起こすことはない。したがって火針療法は，速刺法が中心となる。快速刺入・快速抜針は，火針にとって特に優れた方法である。また治療においても，時間を節約し，痛む時間を短くするという利点がある。

2．緩刺法

　速刺法とは相反する針法である。緩刺法は，特別な用途に用いられ，適用範囲は限られる。特徴は，火針を腧穴や部位に刺入し，わずかの時間留めてから抜針することである。置針時間はだいたい1～5分。置針している間に，捻転や提挿など各種の補瀉手法を行うことができる。また手法を行わず置針しておくだけで，正気が回復するのを待ってもよい。緩刺法には，祛腐排膿・化瘀散結の効能がある。主にリンパ節結核・腫瘤・嚢腫などおよび各種の壊死組織や異常増殖の疾病に適用される。

　以上が，われわれが臨床においてよく用いる火針刺法である。実際の臨床では，方法と針具の選択が適当であるかどうかが，臨床における治療効果に直接影響する。臨床応用にあたっては，患者の症状の虚実・年齢・性別・体質の強弱・刺針部位によって，適応する針法・針具を選んで用いる。このことは火針療法の応用にとって意義があることはいうまでもない。

　火針療法は，今日まですでに千年以上の歴史があり，現在用いられている火針は，『黄帝内経』の時期とは大きく異なっている。われわれが使用する火針は自家製で，右手で針を持ってアルコールランプで直接焼灼する。針の素材や燃焼させる油の質の点でも一定の改良を行った。また伝統的な火針方法では，加熱時間が長い・燃料から煙が出る・針具に太さの区別がないなどの弊害があったが，これらも克服した。加熱時間を短縮し，数秒以内で針体が赤くなるようにし，熱が伝わらない針柄は手で持つことができるので，刺入の正確さと迅速性が確保された。針具に太い・中ぐらいの太さ・細いという種類ができたので，病状によって選んで用いることができるようになった。古代の「大針」や「燔針」と比べても，その優位性は明らかである。

　近年，火針の改良に尽力する人もおり，伝統的な火針の欠点を改善しているが，あまりに機械的すぎる弊害も出ている。主に刺針の深さを調節する点についてであるが，改良された火針は，いずれも刺入前に刺針の深さを固定化してしまい，刺針後に手の感触によって再調整することができない。実際の臨床では，病変によっては刺入前に刺針の深度を正確に測るこ

とがたいへん難しく，また疾病が常に変化しているため，刺入するたびに深さが異なるというものもある。そのため，術者の手の感触に頼って臨機応変に深さを決める必要がある。改良された火針では，最適な深さで治療することができないので，効果にも影響する。

現在，臨床で用いている火針にはこれらの欠点はない。刺入時に針の下の変化が術者の手に伝わり，その感覚はすぐに術者の察知するところとなるので，術者は常に刺針の深さを変え，さまざまな針法の技術を用いて施術することができる。このようにして火針療法は非常に熟練性の高いものになっている。

第6節 ● 典型的疾患の治療例

1　脳血管障害の後遺症

中風による後遺症の1つが半身不随である。

【病因病機】　本疾患は，気虚により血液が運行されなくなり，気血瘀滞・絡脈痺阻となったために，体の自由が利かなくなったものである。また肝陽上亢により，火昇風動し，気血が上逆し，絡脈が破れて血が溢れ，経脈阻滞となって半身不随となるものもある。

【臨床症状】　気虚血滞・脈絡瘀阻により半身不随となったもの：四肢に力が入らない・手足の浮腫・言葉がスラスラ出ない・顔色が黄色で艶がない・舌苔薄白・脈細弦で無力。

肝陽上亢・脈絡瘀阻により半身不随となったもの：手足や体がこわばり拘攣する・頭痛・頭暈・顔面紅潮・耳鳴り・舌質紅で湿っている・舌苔薄黄・脈弦。

【治則】　平肝潜陽・熄風通絡・経脈の温通・行気活血
【取穴】　随症取穴
【刺法】　中ぐらいの太さの火針で速刺法を用いる。

第3章　温通法

症例1

胡〇〇，女性，56歳。左手指が曲がって伸ばすことができない。3年前，左半身不随となり，血圧は170／110mmHgまで上がった。針灸治療と中薬の服用によって，左上・下肢の運動は正常になり，血圧も正常になったが，左手指は曲がったままで伸ばせない。すでに3年経つが，治療を続けても治らず，生活や仕事にも影響している。食欲・排便・排尿は正常。

望　診：顔色は黄色・舌苔白・呼吸音は正常
脈　象：細弦
弁　証：気虚血少によって経脈に栄養が行かない。
治　則：経脈の温通
取　穴：八邪・阿是
刺　法：中ぐらいの太さの火針・速刺法
経　過：火針後，曲がった手指はすぐに緩んできて，拳を握ることができた。2回の治療で曲がった手指は動くようになり，6回の治療で曲げ伸ばしが自由になり，家事労働をこなせるようになった。今では故郷に戻って仕事をしている。

症例2

白〇〇，女性，42歳。左大腿部が冷える。2年前に，左の上・下肢の運動ができなくなり，手でものを握れず，下肢は歩くにも差し支えるようになった。病院でCTの検査を受け「脳血栓」と診断された。治療によって，上・下肢の不随は治ったが，左大腿後側に冷え感が発生し，ずっと治らない。食欲・排便・排尿は正常。普段の血圧は170／110mmHg。

望　診：顔色は黄色・舌苔白・呼吸音は正常
脈　象：沈細
弁　証：中風後遺症・気虚により血が少なくなり筋を栄養できない。
治　則：経脈の温通
取　穴：阿是穴

刺　法：中ぐらいの太さの火針・速刺法
経　過：火針後，大腿後側の冷え感は減少したように感じた。2回の火針治療後，冷え感は明らかに好転し，合計10数回の治療で冷え感は消失した。

> 症例3

蘇〇〇，男性，61歳。左半身不随になって4年になる。歩くことができず，手でものを握れない。日常生活で自分のことをするのも困難で，左の上・下肢は明らかに腫脹している。中医あるいは西洋医の治療を受けたが，効果ははっきりしない。まだ食欲はあるが，便秘・頻尿。血圧は140／90mmHg。

望　診：肥満・顔色は黄色・舌苔白厚
脈　象：沈弦
弁　証：体は大きいが気虚のため，血の運行が順調でない。
治　則：経絡の温通・行気行血
取　穴：八邪・阿是・三陰交（患側）
刺　法：中ぐらいの太さの火針・速刺法
経　過：火針治療を1回行うと，針孔から大量の液体が流れ出し，腫脹は軽減した。2回の治療で，腫脹は明らかに軽減し，流出する液体もだいぶ減った。3回の治療で，腫脹はさらに軽減し，特に左手の腫脹は消失して，正常に回復した。さらに1回治療して，効果を確実なものにした。

> 症例4

韓〇〇，男性，57歳。右半身不随となって8年になる。もともと高血圧症であり（260／140mmHg），その後中風で倒れ，病院で検査を受け「脳溢血」と診断された。救急治療によって一命をとりとめ，転院して治療を受けた。針灸や按摩治療もたびたび受けたが，効果はあまりみられない。
現在は，右半身に力が入らず，歩行が不自由で，筋肉の軽度の萎

縮・痺れ・常に頭暈・舌がこわばって言葉がうまく出ない・顔面に麻痺・涎が流出する・食欲不振・口舌が乾く・よく眠れない・体の右側が冷える・排便は正常だがときおり尿失禁がある。
望　診：頭ははっきりしている・顔色は正常・舌苔白・言葉が不鮮明・喉の中に痰がある
脈　象：弦滑・血圧160／100mmHg・皮膚温は低い
弁　証：陰虚陽亢により風従内動して経絡を損傷し，気滞血瘀のため血の運行が阻害された。
治　則：通経活絡・行気行血
取　穴：手・足の陽明経，主に下肢穴，膀胱経の委中，胆経の環跳・風市・陽陵泉など。
刺　法：中ぐらいの太さの火針・速刺法
経　過：治療後，右の上・下肢の冷えと痺れなどはいずれも消失し，熱感を覚え，歩行も前より安定してきた。筋肉も前より力がつき，言葉もはっきりしてきた。血圧は140／90mmHg。合計20回の治療で治療を終了した。

火針療法を主とした急性脳梗塞治療の最近の治療効果
1．一般データ

　症例は，北京中医医院針灸科の救急観察中および入院中の患者で，いずれも急性発症であり，神経機能に欠損があり，治療前に頭部CT検査で診断が確定しており，脳出血を排除している。重篤な心・肝・腎の機能障害があり，昏睡状態および抗凝固剤・血栓溶解剤などによる治療を受けているものは含まれていない。神経機能欠損の状態は，1986年の全国第2次脳血管病会議で採択された「卒中患者臨床神経機能欠損程度分類基準」にもとづいて，軽度0～15点，中度16～30点，重度31～45点と評価されている。中医弁証基準は，患者の主な症状と舌苔・脈象にもとづいて，虚実の2組に分類されており，そこには気虚血瘀および風痰阻絡型も含まれている。治療群は66例で，男性38例，女性28例である。年齢は45～83歳で，平均62歳，経過は最短のもので2時間，最長のもので1週

間。神経機能欠損程度は軽度24例，中度33例，重度9例である。対照群は62例で，男性35例，女性27例である。年齢は40〜78歳で，平均60歳，経過は最短のものが12時間，最長のもので1週間，神経機能欠損程度は，軽度21例，中度32例，重度9例である。治療群と対照群との間には，年齢・病状の軽重・中医弁証分類における分布に特に有意差はない。

2．治療方法
①火針による通絡治療群

　火針で，百会・尺沢・委中の浮絡を点刺して出血させる。1日1回，10回を1クールとし，1日置いて第2クールを行う。同時に線維素溶解酵素5単位を250ccの生理食塩水に加えて補剤とし，1日1回，合計3日投与する。

②単純な薬物治療による対照群

　線維素溶解酵素10単位を250ccの生理食塩水に入れて静脈点滴する。1日1回，10日を1クールとし，続けて2クール行う。

　治療期間中，両群のいずれも，病状に応じて通常の降脳内圧および血圧調整の治療を行う。

3．治療効果の観察
①治療効果の評価基準

　前述の評価基準によって，治療前と治療後10日目および20日目に，それぞれ1回評価を行い，治療後の欠損程度の分類値の下降率によって評価を行う。

　基本的な治癒：神経機能欠損値が91〜100%減少
　著効：神経機能欠損値が46〜90%減少
　好転：神経機能欠損値が18〜45%減少
　無効：神経機能欠損値が0〜17%減少

②実験室観察指標

治療前と治療後1日目，3日目，10日目にプロトロンビン時間（PT）およびフィブリノーゲンを測定し，通常の血液検査・尿検査・肝腎機能検査を行う。

③治療結果

両群に対する20日間の治療結果

表 3-1　両群の治療効果の比較　　　　例（%）

群別	例数	治癒	著効	有効	無効	総有効率
治療群	66	36（54.5）	17（25.8）	9（13.6）	4（6.1）	93.9
対照群	62	17（27.4）	14（22.6）	21（33.9）	10（16.2）	83.9

表 3-1からみると，急性脳梗塞の治療では，火針治療群と単純薬物治療による対照群との比較において，治療効果に顕著な有意差がある（P＜0.05）。

表 3-2　弁証分類と治療効果の関係　　　　例（%）

群別	分類	例	治癒	著効	好転	無効	有効率
治療群	気虚血瘀	31	14（45.2）	10（32.3）	4（12.9）	3（9.6）	90.4
	風痰阻絡	35	22（62.9）	10（28.6）	2（5.7）	1（2.8）	97.2
対照群	気虚血瘀	30	8（26.7）	6（20.0）	11（36.6）	5（16.7）	83.3
	風痰阻絡	32	9（28.1）	8（25.0）	10（31.3）	5（15.6）	84.4

表 3-2では，対照群の気虚血瘀型と風痰阻絡型の治療効果に明らかな差はなく，火針治療群の風痰阻絡型の総有効率が，気虚血瘀型より明らかに高いことがわかる。

表 3-3　経過と治療効果の関係　　　　（日）

群別	例数	治癒	著効	好転
治療群	66	20	14	10
対照群	62	27	22	17

表 3-3 では，治療群の治療過程は，対照群よりも明らかに短いことがわかる。

表 3-4 治療開始時間と治療効果の関係　　　　例（%）

群別	時間	例	治癒	著効	好転	無効	有効率
治療群	＜24h	11	6 (54.5)	3 (27.3)	2 (18.2)	0	100.0
	＜3d	32	20 (62.5)	7 (21.9)	4 (12.5)	1 (3.1)	96.9
	＜7d	23	10 (43.5)	3 (13.0)	3 (13.0)	3 (13.0)	87.0
対照群	＜24h	9	2 (－)	2 (－)	4 (－)	1 (－)	－
	＜3d	30	10 (33.3)	8 (26.7)	8 (26.7)	4 (13.3)	86.7
	＜7d	23	5 (21.7)	4 (17.4)	9 (39.1)	5 (21.7)	78.3

表 3-4 は，両群の治療効果が，いずれも治療開始時間と関係があり，開始時間が早ければ効果もよいことを示している。

表 3-5 プロトロンビン時間とフィブリノーゲンに対する影響　　（x±s）

群別	時間	PT (s)	FIB (mg/dl)
治療群	治療前	12.5 ± 1.20	321.67 ± 110.57
	治療後	12.9 ± 0.72	274.83 ± 96.67
対照群	治療前	12.3 ± 0.93	342.8 ± 93.8
	治療後	12.8 ± 1.15	293.7 ± 101.7

表 3-5 は，治療群の治療前後の PT の t が 1.83（$P<0.05$）で，顕著な有意差がある，FIB の t は 1.726（$P<0.05$）で，顕著な有意差がある。対照群の治療前後の PT の t は 1.83（$P<0.05$）で，顕著な有意差がある。FIB の t は 1.726（$P<0.05$）で，顕著な有意差があることをそれぞれ示している。

4．考察

中風の初期は脳絡瘀阻が主要な病機である。火針の通絡療法は針灸治療法の1つであると同時に，温経・散寒・通経・活絡の働きがある。また刺絡による出血は，今日の針灸治療において常用されている治療方法であり，

第3章　温通法

　この2法を合わせて用いることによって強調されるのは，通経活絡の作用である。まず督脈の百会穴だが，督脈は脳を循行しており奇経八脈の1つで，人体の諸陽の経脈を総括する陽経の海である。百会は手足の三陽・督脈の会であり，諸陽経はみな頭部に上っており，脳は髄海であり気血が出入する重要な腧穴として，上は百会穴，下に風府穴がある。そのため脳絡瘀阻には，まず百会を取るべきであり，火針でこれを刺し脳絡瘀阻を通じさせ，さらに尺沢・委中を取って，その浮絡を刺し出血させて，体の通絡活血の働きを強化する。

　臨床を通して，次のように総括した。
① 　火針による通絡治療は，患者の臨床症状を明らかに改善し，刺針治療を行っていない対照群と比較して，患者の神経機能の欠損程度を明らかに回復させる。
② 　病気の経過を明らかに短縮させ，患者は短時間で満足のいく治療効果を得ることができる。
③ 　風痰上擾の実証タイプの患者の治療効果は，気虚血瘀の虚証タイプの患者より優れている。それは，火針による施治が瀉法に属しており，実証タイプの患者に適しているからである。このように火針療法には疾病に応じた特性があるためそれを無視した施術は行わないようにする。
④ 　治療を施すまでの時間については，発病からの時間が短いほど，治療効果がよい。24時間以内なら，96%が著効となる。
⑤ 　血液凝固の影響に対しては，対照群において線維素溶解酵素の作用がすでにわかっており，火針の通絡治療法はこれを強化することができ，プロトロンビン時間を延長して，フィブリノーゲンを減少させることができるので，共同して治療することになる。

2　哮喘〔喘鳴を伴う呼吸困難〕

　哮喘はよくみられる反復発作性の疾病である。哮と喘には区別があり，哮は喉中の喘鳴音，喘は呼吸困難を指す。臨床では両者は同時に発症するので，合わせて述べる。

【病因病機】　本病症は，もともと脾胃が弱いのに，脂っこいもの・甘いもの・味の濃いものを偏食することによって，痰飲が内生し肺に伏在し，このときに風寒外邪にあたる・異物の臭いをかぐ・感情や疲労の蓄積などがあると，肺経に伏在していた痰飲を動かして，気道を塞ぎ，肺気の昇降が妨げられ，痰鳴・喘咳が発生する。

【臨床症状】　本病症の主な症状は，呼吸促迫・喉中の喘鳴音・重度の場合は口を開けて肩を挙げて息をする。実証と虚証の2型がある。

実証：咳嗽・薄い痰を吐く・体が冷え発汗しない・頭痛・口は渇かない・舌苔薄白・脈浮緊。また咳をすると黄色い粘っこい痰が出る・痰の切れが悪い・咳をすると胸痛を覚えるなどがみられることがある。あるいは身熱・口渇・便秘・舌苔黄膩・脈滑数などがみられる。

虚証：呼吸音は短く促迫する・言葉に力がない・動くと汗が出る・重度の場合は精神的な疲労のため呼吸が続かない・動くと呼吸困難になる・汗が出て手足が冷える・舌質淡・脈沈細で無力。

【治則】　宣肺祛風・順気化痰・あるいは肺腎を調補する
【取穴】　大杼・風門・肺兪
【刺法】　中ぐらいの太さの火針を用い，速刺法を施す

症例

武〇〇，女性，38歳。幼少時に気管支炎に罹り，10歳から哮喘が始まった。アミノフィリンの筋肉注射あるいは静脈点滴の投与により，ようやくコントロールできたが，夏には症状が重くなり，ここ10年来，四季を通じて発作が起こっており，耐え難い咳と呼吸困難を伴う。食欲はあるが，排便は不調，月経量は少なく，月経期は不順である。

望　診：顔色は黄色・痩せ・舌質紅・舌苔薄白
脈　象：滑数
弁　証：先天の資質不足があり，肺気虚弱のため外部を防衛できず，脾の運化機能が失調しているため排便が不調になる。

第3章　温通法

治　則：「急のものは標を治療する」という原則にもとづき，まず喘息を鎮静させてから，ゆっくりと正気を補う。
取　穴：大杼・風門・肺兪
刺　法：中ぐらいの太さの火針を用いて，速刺法を施す。

3　胃下垂

　本病症は，胃小彎の最低点が腸骨稜の高さまで下降し，十二指腸球部が左に偏位したものをいい，長身で痩せた体型の女性に多くみられる。

【病因病機】　脾胃虚寒・先天の資質不足・中陽がもともと虚などによって起こることが多い。あるいは思い煩いからの疲れ，飲食の不節によって脾陽不振・中気下陥となって起こる。

【臨床症状】　本病症は，しばしば食後あるいは食べすぎの後に，腹が張って不快感を覚え，立ったり運動したりすると痛み，不快感がひどくなる。アルカリ性の薬物では痛みを緩解させることができず，多くは悪心・嘔吐を伴い，舌質淡・舌苔薄白・脈細弱。

【治則】　補中益気・健脾和胃
【取穴】　脾兪・胃兪・中脘・内関・足三里
【刺法】　細い火針を用いて腧穴に2～3分の深さ刺入し，置針はしない。

症例

　　　　　趙○○，女性，29歳。上腹部の不快感，常に悪心・嘔吐があり，続いて胃が痛み，腹脹・げっぷがある。病院でバリウム造影診断を受け，「胃下垂」12cmといわれた。食欲不振・食後に下墜感がある・排便不調・月経量少ない・精神的な落ち込み・手足に力が入らない。

望　診：顔面は黄色で艶がない・呼吸音は低く弱い・舌質淡・舌苔白
脈　象：細弱で無力
弁　証：中気不足のため脾陽が上がらない。
治　則：健脾和胃・補中益気・昇陽挙陥
取　穴：第1組：中脘・内関・足三里，第2組：脾兪・胃兪。

刺　法：中ぐらいの太さの火針を用い，速刺法を施す。
経　過：2診目で，上腹部の不快感は軽減した。3診目に食欲が出てきて，下墜感がなくなり，排便は正常になった。合計10回の治療後，バリウム造影検査を受けたところ，胃の位置は正常になっており，臨床症状も消失し治癒した。

4 腸管癒着症

中医では「腹痛」の範疇に属する。

腸癒着とは，索状帯に由来しており，先天性と後天性に分けられる。先天性のものは，多くは発育異常あるいは胎便性腹膜炎から起こる。後天性の癒着は腹腔内手術・炎症・創傷・出血・異物による。臨床上最もよくみられるものは，手術後とりわけ虫垂切除術あるいは骨盤手術後のものである。

【病因病機】　生ものや冷たいものを大量に食べたために，脾胃の陽気を損傷する，あるいは陽気がもともと弱く脾陽不振のため，脾の運化機能が働かず，胃が収納・消化できなくなる。あるいは暴飲暴食のため，胃腸の輸送機能が働かなくなる。これらは腸の瘀血凝滞を引き起こし，腸が化熱し，瘀熱が結合して発症する。

【臨床症状】　持続性の腹痛を覚え発作的にひどくなる，ときには腹脹を伴う。あるいは患者が腹部の脹痛・不快感を訴える。癒着範囲が広く，腸に梗塞がある場合は頻繁に嘔吐し，重度の場合は排便は止まり肛門からガスが出る。舌質淡・舌苔薄白・脈沈滑。

【治則】　陽明の腑気を調整する・散瘀消腫・清熱止痛
【取穴】　阿是穴・足三里・上巨虚・下巨虚
【刺法】　中ぐらいの太さの火針で，腧穴に3～5分の深さ刺入し，すばやく刺して置針しない。

症例

郭○○，男性，62歳。1971年に虫垂切除術を受け，1972年に右下腹部に痛みを覚えるようになった。1986年になって，その部

第3章　温通法

位がズキズキ痛むようになり，過労や飲食の不節により痛みが悪化する。中医・西洋医など各方面の治療を受けたが治らない。食は進まない，排便・排尿は正常。
望　診：顔色は黄色・痩せ・舌質淡・舌苔白
脈　象：沈滑
弁　証：術後にベッドに横になっていたため，気血瘀滞し癒着した。「通ぜざればすなわち痛む」により腹痛を覚える。
治　則：経絡を温通する・行気活血
取　穴：阿是穴
刺　法：中ぐらいの太さの火針で速刺法を施し，痛む部位を点刺する。3～5分の深さ刺入し置針しない。
経　過：5回の治療で，痛みは消失し胃の受納機能も好転した。

5　便溏〔下痢〕

　脾は運化機能を主っており，胃は受納機能を主っている。長期にわたる飲食の不節や疲労による内傷，または長期にわたる慢性病など，いずれも脾胃虚弱を引き起こし，水穀の受納および精微物質の運化ができなくなり，本病症を発症する。

【臨床症状】　便はときに緩くときに下痢になり，水穀は消化されず，脂っこいものを少しでも食べるとすぐに便の回数が増加し，食欲不振となって腹脹する。顔色は黄色で艶がなくなり，手足はだるく力が入らない。舌質淡・舌苔白・脈細弱。
【治則】　健脾利湿・温中和胃
【取穴】　中脘・天枢・長強
【刺法】　中ぐらいの太さの火針で，速刺法を施し，点刺する。

症例

　張○○，女性，55歳。便は緩いが，すっきりしない。排便は1日数回，1回の排便量はとても少なく，全体に出きらない感覚がある。精神的に緊張していると症状が悪化する。食欲不振・排尿

は正常。
望　診：顔色は黄色で艶がない・舌苔白・呼吸音は正常
脈　象：沈細
弁　証：脾腎陽虚・仕事による過労のため発症。
治　則：陽気を補益して，吸収力を高める。
取　穴：長強
刺　法：中ぐらいの太さの火針で，速刺法を施す。
経　過：1回目の治療後，下痢の回数は減少し，残便感も減少した。2回目の治療で下痢はさらによくなり，3回目の治療後は，基本的に便は形を成し，排便の回数は1日1回になり，4回目の治療で便は正常になった。団の一員として外国公演に出かけた。

6 顔面筋痙攣

　顔面筋痙攣は，発作的に顔面筋がひきつれたり，ピクピクと痙攣したりする症状が起こる難治性疾患の一種である。本病症は，軽い場合は目の周辺の痙攣程度だが，重度の場合は顔面部と口角までひきつれる。重度のものは顎部や耳あるいは頭皮にまでも及ぶ。経過が短ければ治りやすいが，経過が長いものは治りにくい。発作性のものは治りやすく，原発性のものは治りにくい。

【病因病機】　原発性の顔面筋痙攣は，七情による内傷のため，肝陰が損耗したものが多い。あるいは過労のため気血を損耗したもの，あるいは陰虚陽亢によるものもある。続発性のものは，顔面神経麻痺に罹ったことがあり，風寒が除かれていないために，筋脈が引きつれて起こる。

【臨床症状】　風寒が顔面部に留まり，経筋が引きつれるもので，顔面神経麻痺に罹ったことがあり，顔面筋が痙攣する。顔面部のこわばり・冷えを伴うことがあり，寒さに遇うと悪化する。あるいは顔面筋が萎縮し，上口唇中央の縦溝が患側に引っぱられ，眼裂は患側が健側より小さくなる。あるいは耳の後ろや顔面の腧穴に圧痛がある。舌苔薄白・脈弦。

第3章　温通法

気血虧損・経筋に栄養が行かないもの：顔面筋のひきつれと痙攣がある。

気虚（寒）の強いもの：顔面部のこわばり，頭痛・頭暈があり息切れ，力がでない・自汗・食欲不振・便がゆるい・不眠・夢をよくみる・痺れなどがある。過労あるいは不眠があると痙攣が悪化する・顔面は艶がない・舌体胖大・周辺に歯痕・舌質淡・脈滑。

【治則】　温散風寒・熄風解痙あるいは気血を補益して熄風解痙する。
【取穴】　阿是穴
【刺法】　中ぐらいの太さの火針で，速刺法を用い，痙攣部位を点刺する。

症例1

陳〇〇，女性，58歳。20年来左眼瞼が痙攣しており，左顔面部の痙攣も2年になる。20年前，精神的抑圧により，左眼瞼が痙攣するようになり，治療しないでいたが，ここ2年来悪くなり，顔面筋全体に痙攣が広がった。痙攣するときは，左眼はほとんど完全に閉じた状態になっており，頬は口の方に引っぱられ，顔面はつっぱり，特に左側の症状が重い。毎回痙攣は2〜3分続き，平均して5〜10分に1回。精神的に緊張したり冷えたりすると症状が悪化する。

望　診：顔色は黄色・舌質淡・舌苔薄白・呼吸音は正常
脈　象：弦滑
弁　証：肝鬱気滞によって，筋が栄養されないために顔面部の痙攣が起こった。
治　則：行気活血・養血して筋に栄養を与える。
取　穴：角孫・頭臨泣・糸竹空・顴髎・地倉・阿是穴・合谷・太衝
刺　法：中ぐらいの太さの火針で，速刺法を用いる。
経　過：初診後，患者は顔面部が緩んで心地よくなったように感じた。5回の治療で，痙攣の回数は大幅に減少した。2クールを終えて，患者は顔面部にかすかな動きをたまに覚える程度になった。さらに2クールの治療をすると，顔面部の痙攣は完全に消失した。

症例2

王〇〇，女性，54歳。左の顔面筋が痙攣するようになって2年以上になる。はじめは上眼瞼の皮膚が痙攣するようになった。ここ数カ月は上眼瞼の皮膚の痙攣は止まり，下眼瞼の皮膚の痙攣がひどくなった。耳鳴りを伴い，気分に変動があると，痙攣はひどくなり，目を開けていられない。同時に口角が左に引っぱられ，顔面部はこわばって動きが鈍い。食欲はよい・睡眠は正常・便秘気味であり排便は2日に1回・排尿は正常。

望　診：痩せ・顔色は黄色・舌質淡・舌苔薄白・呼吸音は正常
脈　象：細緩
弁　証：気血両虚・肝陽上逆のため眼瞼の皮膚が動くようになり，頬が口の方に引っぱられるようになった。
治　則：肝陽を鎮め，通経活絡して，気血を調和する。
取　穴：阿是穴
刺　法：細い火針で，速刺法を用い，局所を点刺する。
経　過：3回目の治療後，下眼瞼の皮膚の痙攣の回数は明らかに減少した。ときには痙攣が止まることもある。10回の治療後，引き続き下眼瞼の皮膚の痙攣は軽減したが，間欠的に発作が起こった。さらに3回治療すると，下眼瞼の皮膚の痙攣は止まった。現在は針を止めて観察している。

7　鶴膝風〔膝関節の腫大・疼痛〕

　膝は筋の府である。屈伸をスムーズに行えず，両膝が腫れ内外ともに痛み，膝が太くなるのに足が細くなり，鶴の膝のようになるものを「鶴膝風」という。

【病因病機】　多くは足の三陰経の虧損によるもので，風邪が虚に乗じて経絡に侵入し，気血阻滞となるために，通じなくなって痛む。

【臨床症状】　片側あるいは両側の膝関節が腫れて痛み，屈伸ができなくなり，歩くこともできない。経過が長引くと，いつまでも治らず，腫れたところを押えるとよけいに痛む。

第3章　温通法

【治則】　活血して筋を栄養する・祛風通絡
【取穴】　鶴頂・犢鼻・阿是穴
【刺法】　中ぐらいの太さの火針で，速刺法を用いる。

> 症例

　　　　　楊〇〇，女性，15歳。2年以上右膝が腫れて痛む。1986年4月
　　　　　に発病し，右膝が腫れて，行動が不自由になった。腫れは次第に
　　　　　ひどくなり，立っていることも歩くこともできなくなり，普通の
　　　　　ズボンさえ穿くことができない。食が進まない，排便・排尿は正常。
望　診：右膝が腫れて赤紫色になり足を伸ばせない・痩せ・顔色は黄色・
　　　　舌質淡・舌苔薄白
脈　象：細弱。腫れた部位は押えるとよけいに痛む。
弁　証：風湿の邪が経絡に侵入し，長い間に変化して，気血が滞留して不
　　　　通になった。
治　則：祛風利湿をして経絡を温通する・行気活血をして筋に栄養を与え
　　　　止痛する
取　穴：鶴頂・犢鼻・阿是穴
刺　法：中ぐらいの太さの火針で，速刺法を用い，腧穴および腫れた部位
　　　　の周辺を点刺する。
経　過：隔日に1回治療し，6回の治療で腫れは消え，痛みは軽減した。
　　　　針を止めて観察した。半年後に再検査すると，腫れはすでに消退
　　　　しており，まだ痛みはあるが，以前よりは明らかに好転しており，
　　　　足も伸ばせるし，歩くこともできる。さらに5回治療して治癒し
　　　　た。

8　痿証〔四肢の運動麻痺〕

　本病症は，四肢が萎縮し力が入らなくなり，随意運動ができなくなるもので，痺れや筋肉萎縮を伴うこともある病証である。

【病因病機】　発病原因の多くは，外感湿熱が肺を侵襲したもので，肺が
　　　　　　熱せられて，津液を損傷し，津液が筋脈を濡養することができな

くなり，筋脈が弛緩することによって起こる。あるいは湿熱の邪が陽明を蘊蒸すると，陽明は主として宗筋〔多くの筋脈が集まる場所〕を濡潤しているので，湿熱に侵襲されると，宗筋が弛緩し，筋骨を支えることができなくなり，関節を動かせなくなる。あるいは罹病期間が長くなり体が虚弱になったり，房事過多などで，肝腎の精血が虧損し，筋脈が栄養されなくなって起こる。

【臨床症状】 手足の筋肉が弛緩し力が入らなくなり，運動機能が失われる。はじめは発熱することが多いが，発熱しないものもある。続いて上肢あるいは下肢の，左かあるいは右が萎えて力が入らなくなる。重度のものは完全に運動不能になり，筋肉は日ごとに痩せ細り，痺れや冷えなどの症状を伴う。

【治則】 補脾益気・清熱化湿をして筋脈を通利する

【取穴】 督脈の阿是穴，足の陽明胃経に属する下肢の腧穴および中脘・気海・天枢などの腧穴。

【刺法】 中ぐらいの太さの火針で，腧穴に1～3分の深さ刺入する。

症例

王〇〇，女性，成年，4年前感冒に罹った後，全身の力が抜け，痺れが起こり，両下肢が歩行不能になった。基本的な生活も自分でできなくなり，4年間，多くの中医や西洋医の病院で診察・治療を受けたが，いずれもあまり効果はなかった。それに右眼が失明し，何度も「多発性脳血管硬化」「多発性脊髄炎」「視神経乳頭網膜炎」「視神経萎縮」などの診断を受けた。精神的な落ち込み，食事はあまり摂れない，排便・排尿は正常。

望　診：痩せ・顔色は黄色・下肢は細く軟弱で筋肉は萎縮しており歩行はできない・舌苔薄白

脈　象：沈細

取　穴：督脈の阿是穴・足の陽明胃経に属する下肢の腧穴および中脘・気海・天枢など。

刺　法：中ぐらいの太さの火針で，速刺法を用いる。

第3章 温通法

経　過：はじめて火針を施したとき，刺針部位に痛覚はなかった。何回か火針を施すと知覚が回復し，20回の治療で，立ち上がって数歩歩くことができた。1年近くの間，毎週2回，12回を1クールとして，1〜2週間休み，再度治療を続け全快した。

9　小児麻痺後遺症

　小児麻痺は「脊髄灰白質炎」〔急性灰白髄炎・ポリオ〕とも呼ばれ，臨床上の特徴としては，まず発熱が1日2回の発作を呈し，手足が痛み，胃腸あるいは上気道症状を伴い，それに続いて手足などに弛緩性麻痺が発生する。

【病因病機】　本病症の初期は，外感の風・湿・熱の季節性の邪気によるものであり，口や鼻から肺・胃2経に侵入し，まず発熱・咳嗽・のどの発赤，あるいは嘔吐・下痢などの「邪が肺胃を犯す」症状が現れる。続いて風湿熱の邪が経絡に流れ込み，相応する部位の経絡を塞ぎ，気血を失調させ，体の痛みなどの症状を起こす。後期は肝腎に及び，筋脈・筋肉の栄養が失われるので，手足の麻痺や片麻痺が発生する。

【臨床症状】　発病の初期は，発熱・咳嗽・下痢・嘔吐などがあり，続いて体の痛みがあり，熱が退くと手足の麻痺が現れ，片麻痺あるいは顔面神経麻痺となる。

【治則】　初期は祛風解表・清熱利湿，後期は気血の補養をして通経活絡する。

【取穴】　足の陽明経に属する下肢の腧穴だけを取る。

【刺法】　中ぐらいの太さの火針で，速刺法を用いる。

症例

　張〇〇，女性，25歳。3歳のとき，発熱後に左下肢の麻痺が起こり，片麻痺となり，歩けなくなった。病院の診断は，「脊髄灰白質炎」であった。20年来，筋肉が萎縮し，歩行困難である。以前に中薬・針灸の治療を受け，運動機能は次第に回復したが，

事情があって治療を中断した。月経・食欲・排便・排尿は正常。
- 望　診：顔色は正常・舌苔白・呼吸音は正常
- 脈　象：滑
- 弁　証：熱が陰液を損耗し，経脈に栄養が行かず，歩行困難・筋肉萎縮となった。
- 治　則：経脈を温通し，下肢に血をめぐらせて歩行機能を改善させる。
- 取　穴：陽明経に属する下肢の諸穴
- 刺　法：中ぐらいの太さの火針で，速刺法を用いる。
- 経　過：火針治療を12回行うと，筋肉の萎縮は日ごとに回復し，歩行も普通の人と変わらなくなった。

10　多発性神経炎

　多発性神経炎は，末梢性神経炎ともいう。発病の特徴は，対称性であり，手足末端の感覚障害と弛緩性麻痺である。中医では「痿証」に属する。

【病因病機】　この病気の初期は，湿邪が筋脈を侵襲し，経絡が阻滞するため，四肢の痛みや痺れが起こる。後期は湿邪が熱となって筋を障害し，筋脈に栄養が行かず，そのため痺れや萎縮が起こり，筋肉が痩せてくる。

【臨床症状】　初期の症状は手指や足趾の痺れ・刺痛・感覚異常あるいは過敏である。その後さまざまな感覚に障害が現れる。典型的な症状は，手袋や靴下をはいたような感覚低下や消失の部位が現れてくることで，手足末端の弛緩性麻痺・運動力がなくなる・筋肉萎縮・腕や足が下垂するなどである。

【治則】　気血を調理する・筋脈を濡養する
【取穴】　阿是穴あるいは経穴
【刺法】　中ぐらいの太さの火針で散刺法を用いる。

症例

　劉○○，男性，41歳。左大腿部前面に半月来痺れがあり治らない。発作は起こったり止まったりする。歩行が不自由。その他には不

第3章　温通法

都合なことはない。
望　診：顔色は黄色・舌苔白・呼吸音は正常
脈　象：弦滑
弁　証：脈絡の流れが順調でないため，気血が阻滞し，筋肉・皮膚に栄養が行かなくなって起こった。
治　則：経脈を温通して，気血を導き流す。
取　穴：阿是穴
刺　法：中ぐらいの太さの火針で，散刺法を用い，痺れの部位を点刺する。
経　過：3回の治療で，治癒し正常になった。

11　脳振盪後遺症

　頭は諸陽の会とされており，「精明の府，髄海の蔵するところ」である。そのため脳には全身を統轄する働きがある。頭部が転倒や暴力的な衝撃を受けると，直接髄海を損傷し，髄海に震動を引き起こす。

【病因病機】　不内外因による。頭部が突発的な転倒や暴力的な衝撃を受けると，脳内の脈絡が損傷を受け，脳の脈絡に気滞血瘀が起こり，運行に障害を来す。外傷による激しい疼痛は機能活動を逆乱させ，気血瘀阻となり，清竅〔目・耳・鼻・口〕が閉塞し，突然意識不明となり，その後さまざまな後遺症が出る。

【臨床症状】　脳内の脈絡が損傷を受けると，意識不明となって，まもなく手足が弛緩し力が入らなくなる。覚醒後，発生の過程を忘れていることが多く，軽ければ意識ははっきりするが，頭暈・頭痛・記憶力低下などがあり，なかには悪心・嘔吐などを伴うものもある。病気の経過には長短がある。

【治則】　通竅開閉〔清竅の塞がれたのを治す〕・蘇厥醒脳〔意識不明を治す〕・寧神熄風〔精神を安定させる〕・経絡を調整する・行気活血

【取穴】　百会・上星・条口（左）

【刺法】　中ぐらいの太さの火針で，速刺法を用い，1～2分の深さ刺入する。

第6節　典型的疾患の治療例

> 症例

郭〇〇，男性，44歳。半年前，高所のものを取ろうと椅子を重ねた上に立ち，不注意で落下した。意識はあったが，頭部に激しい痛みを覚え，すぐに病院の神経科で検査を受け，「脳振盪」と診断された。頭痛・眩暈・不眠・記憶力低下があり，西洋薬による投薬と針灸治療によって，症状は好転し，仕事に復帰した。
2カ月後，突然両耳の後髪際から1寸の部位に激しい痛みを覚え，以前の諸症状が再び激化した。引き続き以前の病院で治療を受けたが，頭痛はずっと治らない。今でも頭痛・眩暈があり，2時間ぐらい頭を使うと，目覚めた後に熱が出る。毎日睡眠薬を服用して6時間は眠れる。上腹部が不快で，便は緩く1日2〜3回ある。排尿は正常。

望　診：顔色は正常・舌質紅・舌苔白膩・呼吸音は正常
脈　象：弦
弁　証：頭は諸陽の会であり，五臓を潤す血と，六腑をめぐらす気は，いずれも頭に会合する。高いところから落ちて，脈絡を損傷すると，気血が阻滞され，運行が滞り発生する。
治　則：陽気を温通する・経絡を調整し通じさせる・行気活血
取　穴：百会・上星・条口（左）
刺　法：毫針で刺針し，まず補法，つぎに瀉法の手法を施し，30分置針する。
経　過：36回治療を行い，3カ月間観察した。症状にある程度の好転がみられたが，治療効果は緩慢であった。患者の同意を得て火針治療に改め，経脈を温通した。
取　穴：「痛をもって輸となす」という原則により，局所の阿是穴を取った。
経　過：火針治療を1回行うと，患者は火針を施した部位の痛みが大幅に軽減したと言い，引き続き火針治療をするように頼んできた。2回目の治療で，痛みの範囲は縮小し，頭頂の痛みはなくなった。3回目の治療で，頭痛・眩暈はいずれも大きく軽減し，2時間続けて読書することができた。その後さらに3回火針治療を行うと，

諸症状は消失した。ただ仕事で疲労が溜まると両太陽穴の部位に不快感が生じる。治療を中止して観察中である。

12 アキレス腱断裂

【病因病機】 不内外因によるもので，筋腱の脈絡を強く損傷したために起こる。

【臨床症状】 外部からの力によって突然踵の靭帯などの組織が断裂する。局所に，腫れ・疼痛・皮下出血があり，歩行や加重に影響する。

【治則】 舒筋活絡して気血を通す

【取穴】 阿是穴

【刺法】 経絡交叉繆刺法を応用し，中ぐらいの太さの火針で，速刺法を用いて健側の対応点を点刺する。

症例

毛○○，男性，26歳。3カ月前，サッカーをしている際に，不注意により右のアキレス腱を損傷した。ある病院の運動医学系で「右側アキレス腱陳旧性全断裂」と診断された。食欲・排便・排尿は順調である。

望　診：右側のアキレス腱の部位に硬いクルミ状の腫れものが突起しており，脛部は腫れている。舌質紅・舌苔白。

脈　象：沈数

弁　証：筋腱の脈絡の損傷

治　則：舒筋活絡して気血を通調する

取　穴：阿是穴

刺　法：経絡交叉繆刺法により，中ぐらいの太さの火針で，速刺法を用いて，健側の対応点を点刺する。

経　過：20回の治療で，歩行の不自由は軽減し，腫れものも縮小した。患側への刺針に改めて3回の治療で治癒した。半年後の追跡調査で，状況は良好であった。

13 捻挫

多くは関節に発生し，激しい力がかかって，関節付近の軟部組織あるいは靭帯が損傷されて起こる。

【病因病機】 転倒などで強い力がかかって，気血の運行が阻害され，筋脈あるいは関節が損傷する。

【臨床症状】 手指・指間・足関節に発生することが多い。局所は腫脹し，痛みは激しく，運動制限があり，関節は一方に過度に伸曲する。

【治則】 通経活絡・活血止痛

【取穴】 対側の相応する部位の阿是穴。

【刺法】 中ぐらいの太さの火針で，10分置針する。

症例

張〇〇，男性，58歳。右手拇指を捻り，痛みがひどく，動かせない。痛みが耐えがたく，睡眠や食事にも影響している。

望　診：顔色は黄色・舌苔白
脈　象：緩
弁　証：不内外因
治　則：気血の通調
取　穴：阿是穴（対側の相応部位）
刺　法：中ぐらいの太さの火針で速刺法を用い，対側の相応する部位に点刺する。
経　過：1回で治癒した。

14 頸部リンパ節結核

本病症は，頸部周辺のリンパ節が結核菌に感染して起こる。感染経路には2つある。1つは原発性で上気道あるいは口腔・鼻咽部からのもので，局所で起こった原発病巣が，リンパ管に沿ってリンパ節に行き，顎下あるいはオトガイ下リンパ節，耳前・後リンパ節などすべてに影響を及ぼす。続発性のものは，結核感染によるものが多く，血液の循行によって頸部リンパ節に感染する。

第3章　温通法

- 【病因病機】　本病症は，精神的な問題によることが多く，肝火鬱結・気鬱化火・痰火上昇から頸部に結節を生じる。あるいは熱邪が肺陰を損傷し，痰湿が内に阻滞し，痰が経絡に留まり，痰火が頸項部に凝結して発生する。
- 【臨床症状】　発病時の症状の程度はさまざまで，軽いものは無症状で，偶発的に見つかり，多くは単側で孤立していて癒着はない。これを押えると動き，局所の圧痛および全身症状はない。重いものは数個のリンパ節が癒着し，不規則な腫塊を形成しており，押えても動かない。後期になると進展して寒性膿腫となり，局所の皮膚は赤紫色となり，光沢があり，少し痛みがある。最終的には潰れて瘡瘍となり，治癒しにくい。
- 【治則】　化痰消結・平肝熄風
- 【取穴】　阿是穴
- 【刺法】　太い火針で速刺法を用い，3～5カ所点刺する。

症例

　　張〇〇，男性，31歳。左側頸部に硬い核が生じ，すでに1年以上になる。はじめはダイズほどの大きさだったが，次第にクルミ大になり，4cm×4cmの大きさである。周囲には大きさの異なる硬い核が4個ある。ある病院で組織検査を受けたところ「頸部リンパ節結核」と診断された。現在は頸部に違和感があり，局所は押えると圧痛があって動く。食事・排便・排尿は正常。

望　診：痩せ・顔色は黄色・舌質淡・舌苔白
脈　象：細弦
弁　証：肝鬱により気機が失調し，脾の運化機能が低下したため痰湿が溜まり経絡に留まった。
治　則：温熱によって除痰散結する
取　穴：腫塊局所（阿是穴）
刺　法：太い火針で，緩刺法を行い，腫塊の頭・中心・末尾を3カ所点刺する。

経　過：毎週2〜3回。3カ月の治療で治癒した。

15　甲状腺腫

　本病症は，中医では「癭気」と呼ばれ，喉頭の正中付近にできる半球形の腫塊で，飲み込む動作によって上下に移動する良性の腫瘍である。

【病因病機】　本病症は，感情の抑圧のために肝気が滞り肝旺気滞となり，肝木は脾土を克するので，脾の運化機能が低下し飲食物が胃に入っても，精微物質に化生することができず，痰濁が内蘊することから起こる。気鬱による痰濁は経絡にしたがってめぐり，督脈の奥に停滞するようになり，喉頭部で気血が停滞し腫瘍が形成される。

【臨床症状】　喉頭部に腫塊が発生し，半球形を呈し，質は硬く，表面は光沢があり，飲み込む動作で上下に移動し，押しても痛くはない。せっかちでイライラすることがあり，胸悶し発汗しやすい。動悸があり，脈数・月経不順がある。

【治則】　理気解鬱・化痰軟堅
【取穴】　阿是穴
【刺法】　中ぐらいの太さの火針で，速刺法を用い，腫塊を点刺する。

症例

　　　　　路〇〇，女性，21歳。1カ月以上前からのどの左側に腫塊が発生し，痞えて飲み込むのが不自由である。食欲・排便・排尿は正常，月経不順・量は少ない。

望　診：呼吸音は正常・左側にクルミ大の甲状腺腫瘤があり，飲み込む動作で上下に移動する。舌質淡・舌苔薄白。
脈　象：沈細
弁　証：臓腑の機能活動が失調し，経絡を瘀阻したため，のどに腫塊が発生した。
治　則：阻滞を通して腫塊を取り除く
取　穴：兪府・照海・肺兪・阿是穴

第3章　温通法

刺　法：中ぐらいの太さの火針で，速刺法を用い，局所の阿是穴を点刺する。その他の腧穴には毫針を用いる。
経　過：4回の治療で，腫塊はわからなくなった。さらに引き続き4回治療すると，腫塊は消失し，基本的に治癒した。

16　血管腫

　血管腫は小児に特有の腫瘤で，一種の真性腫瘍であり，新しい血管が腫瘤内で増殖するものである。病理によって3種類に分けられる。すなわち，毛細血管腫・海綿状血管腫およびクモ状血管腫，さらに血管腫とリンパ管腫の混合もある。多くは新生児の時期に現れるが，遅くに出るものもある。

【病因病機】　先天の資質不足によるものであり，経脈が塞がれ，血瘀気滞となって起こる。

【臨床症状】　多くは出産時あるいは出産後数カ月で現れる。最初の数カ月は増殖のスピードがたいへん速いが，以後は増殖が緩慢になり，ある時期になると止まる。血管腫の大きさと形状は一定ではない。指で腫瘤を圧迫すると色が浅くなり，腫瘤が縮小するのが特徴である。圧迫を止めると色と大きさはすぐに元通りになり，ときには腫瘤のうえで拍動あるいは顫動を触れることができる。

【治則】　経脈の疏通・活血化瘀

【取穴】　阿是穴

【刺法】　中ぐらいの太さの火針で，局所に1～2分の深さ刺入し，速刺法を用い置針しない。

症例1

　井○○，女児，4カ月。右頬に先天性の血管腫があり，イチゴ状で，はじめはダイズぐらいの大きさだったが，日増しに増大し，4カ月で拇指の爪ほどの大きさになった。いくつかの大病院の皮膚科で検査をしたが，いずれも「血管腫」という診断であった。現在，特効療法はないということで，子供がもう少し成長すれば手術で除去することができるが，効果は満足できるものにな

第 6 節　典型的疾患の治療例

るとはかぎらないという。患児の発育は良好で，その他には不都合なことはない。食欲は良好，排便・排尿は正常。

望　診：顔色は正常。右頬に赤紫色の「血管腫」があり，1.5cm × 1.2cm の大きさで，質は硬く，周辺の境界ははっきりしない。
脈　象：細数
弁　証：先天性血管奇形
治　則：血脈を温通し血管腫を取り除く
取　穴：阿是穴
刺　法：細い火針で，速刺法を用い，3～5カ所点刺し，瘀血を少し搾り出す。毎週1回。
経　過：2回の火針治療で，血管腫の増殖が止まり，質は軟らかくなり，色は浅くなった。合計4回の治療で，血管腫は消失し，本来の皮膚の色になった。瘢痕も残らなかったので，親が手紙で感謝を伝えてきた。

症例 2

田〇〇，女児，6歳。2カ月前に左の膝に腫れものができ，病院の腫瘍科でリンパ管腫であると診断された。痛みはなく，歩行にも差し支えない。大きさは6cm × 4cmであり，日増しに大きくなっている。食事および排便・排尿は正常。

望　診：左膝関節に腫れものがあり，色は赤く，表面の皮膚に異常はない。舌質淡・舌苔白。
脈　象：細数
弁　証：痰湿が流注し，皮膚を塞ぎ，気血瘀滞となった。
治　則：経脈の温通・行気活血
取　穴：阿是穴
刺　法：中ぐらいの太さの火針で，速刺法を用い，腫瘤の上に3カ所（上・中・下）点刺する。
経　過：初回の治療では，症状に明らかな改善はなかった。2回目の治療で，血管腫は縮小し軟らかくなった。合計6回の火針治療で，症

17　耳下腺炎

俗称は「おたふくかぜ」である。

【病因病機】　本病症は，流行性の温毒に外感し，痰を挟んで積熱し，少陽を阻滞したために，少陽の経脈が疏通・排泄の機能を失い，耳下腺の部位が腫れて痛み，悪寒・発熱などの症状が現れる。

【臨床症状】　軽いものは，耳下腺の部位にだるい痛みを覚え，その後腫れてくるが，その他の症状はない。数日で次第に消失することがある。重度のものでは，初期に悪感・発熱・頭痛・嘔吐などの症状があり，耳下腺の部位に発熱・発赤・腫脹があり，咀嚼困難となる。舌苔黄膩・脈浮数あるいは滑数。

【治則】　清熱解毒・活血消腫

【取穴】　阿是穴・頬車

【刺法】　中ぐらいの太さの火針で，速刺法を用い，腫脹の局所を点刺する。

症例

劉〇〇，男児，7歳。3日間，38.5℃の高熱が続き，両側の耳下腺部が腫れてきた。ぼってりした感じで痛みがあり，咀嚼困難である。食欲不振・便は乾燥・尿黄赤。

望　診：顔は赤い・のどが赤い・両側の耳下腺部が隆起している・皮膚の色は変わらない。舌苔黄・呼吸促迫

脈　象：浮数

弁　証：流行性の病邪を感受し，熱毒が少陽・陽明を塞いだ。

治　則：清熱解毒

取　穴：腫れている部位の中心およびその周囲

刺　法：細い火針で，散刺法を用いて，腫れている部位を点刺する。

経　過：初回の治療で，腫れは少し退き，体温は37.5℃に下がった。2診後，腫れは完全に消失し，体温は正常になった。合計3回の治療

で治癒した。

18　多発性大動脈炎

中医では「無脈症」〔高安動脈炎〕という。

本病症は，大動脈およびその分枝の慢性・進行性の閉塞性炎症であり，原因は不明である。発症した動脈によって現れる症状は異なる。なかでも，頭部と腕部の動脈から引き起こされる上肢の無脈症が多くみられる。次に多くみられるのが，下行大動脈と腹大動脈から起こる下肢無脈症であり，さらに腎動脈から起こる腎動脈狭搾高血圧の類型がある。

【病因病機】　本病症は，風寒湿邪の外襲によるものが多く，経絡が痺阻され，痛みが出て，無脈の諸症状が起こる。あるいは営血虧損・陰精損耗から心陰虧損となるもの，あるいは抑うつがひどく，さまざまな感情の鬱積から化火し，痰熱内擾となって起こる。

【臨床症状】　本病症はあまり多くないが，動脈の損傷が及ぶ範囲によって現れる臨床症状は異なる。主に上肢無脈症と下肢無脈症に分けられる。上肢無脈症は片側あるいは両側の上肢の動脈の拍動が減弱するか消失し，上肢の動脈血圧が下降しあるいは測定不能になる。損傷を受けた動脈が走行する範囲に痛みや痺れが起こる。全身の不快感・失神しやすい・視力低下などの症状がある。下肢無脈症は下肢の部位の動脈拍動が消失あるいは減弱し，下肢の血圧が測定不能となるか，明らかに下降し，上肢の血圧は明らかに上昇する。下肢の虚血によって痺れや痛みが出て，間欠性歩行となったり，疲れやすくなる。本病症は，一般に進展が緩慢で，若い女性に多くみられる。

【治則】　温経散寒・活血化瘀
【取穴】　阿是穴・肺の経脈に沿って取穴する。
【刺法】　中ぐらいの太さの火針で，速刺法を用いる。

症例

周○○，女性，26歳。後背部・両肩および腹部に痛みが出て何

日も経つ。微熱がある・顔色は青い・全身に力が入らない・食欲不振・不眠・左側の橈骨動脈の脈がない・胸悶・右側の血圧は170／110mmHg。左側の上肢の血圧は測定できない。排便・排尿は正常。

望　診：顔色は青く生気がない・舌尖紅・舌苔白。
脈　象：右脈は滑数・左脈は無脈
弁　証：気血不足・肺気虚弱，それに寒邪を感受して寒凝閉塞となった。
治　則：養血益気をして経脈を温通する。
取　穴：阿是穴・肺経の循行路線に沿って取穴する。
刺　法：中ぐらいの太さの火針で，速刺法を用いる。
経　過：初回の治療後，背部の痛みはあったが（橈骨動脈はすでに拍動を触れることができた），寸口脈が出てきた。2回目の治療で微熱は退いたが，背部と両肩に少し痛みが残っていた。寸口脈は前回よりもはっきりしてきた。火針治療を10回行い，諸症状はすべてなくなり治癒し，仕事に復帰した。過労によって背部痛が再発し，寸口も再び触れなくなった（無脈）ため，引き続きこれまでの方法で8回治療すると，全快した。秋になって白菜の収穫があり，気候も冷えてきて，仕事で疲れると，背部痛が再発し，脈も出なくなり，食欲不振で痩せてきた。再び前回の方法で1回治療すると，寸口脈はわずかに現れてきて，背部痛も軽減した。2回の治療で，背部痛は消失し，寸口脈も前回よりも有力になった。引き続き10回治療して，針を止めて観察している。

19　閉塞性血栓血管炎

　本病症は，中小の動・静脈と周辺に起こる閉塞性炎症で，進展は緩慢である。中医では脱疽の範疇に入る。

【病因病機】　本病症は，脾腎両虚のものが，寒湿の侵襲を受け，脈絡が凝滞して起こる。脾胃の陽気が不足すると，四肢を濡養することができなくなり，そこに寒湿の邪が入ると，気血が凝滞し，経絡が阻害される。「通じなければ痛む」という原則により，四肢の気

血が充足していないと，濡養もできないので，皮膚内部に栄養が行かず枯渇する。腎陰が不足しているところに寒湿の邪が鬱積すると，化熱して毒が蓄積する。湿毒の浸潤により，脈絡が阻滞して，四肢の末端に血液が供給されなくなり，壊死状態になり，ひどければ脱落する。

【臨床症状】 本病症は，成年男性に多くみられ，しばしば寒冷や湿気を受けたり，長期にわたる喫煙や精神的な問題が誘因となる。下肢に出ることが多い。はじめは患側の下肢に冷え・痺れ・寒気・だるく腫れぼったいなどの感覚があり，しばしば間欠性跛行となる。続いて患側の足趾に持続性の激しい痛みが起こり，下腿の皮膚が蒼白になり，乾いて冷たくなり，筋肉が萎縮し，うぶ毛が脱落する。足趾の爪が肥厚したり亀裂が入ったりして，附陽脈・太渓脈あるいは寸口脈の拍動が減弱あるいは消失する。重度のものは患側の下肢に乾性壊死が起こる。通常は指の先端から始まり，次第に上にいくか他の指に波及する。壊死して脱落すると，残存する表面は慢性の潰瘍となり，感染を続発させ，湿性壊死に転じることがある。

【治則】 活血化瘀・養陰解毒・散寒利湿
【取穴】 阿是穴
【刺法】 中ぐらいの太さの火針で，局所に一定の深さまで刺入する。足趾なら1分の深さでよいが，下肢部ならもう少し深く，だいたい3～5分の深さで，最も深くても1寸前後にする。

症例

趙〇，男性，31歳。左足が血管炎になって3年になる。3年前の冬，はじめ左足の足背が赤くなって腫れ，痛みがあり，次第に赤褐色に変わってきた。足趾の先端と足底が青くなり，足全体が冷たくなってきて，冷えると痛みが激しくなる。歩行も困難になり，杖を持って跛行するようになった。他の病院でさまざまな中薬や西洋薬を服用したが，効果はほとんどなかった。

第3章　温通法

望　診：左足の腫れ・冷たい・色は青紫・舌苔薄白
脈　象：沈細
弁　証：寒邪が経絡に滞留し，気血凝滞となり，足に栄養が行かず，陰疽〔寒性膿瘍〕となった。
治　則：温散寒凝をして，気血を調和する。
取　穴：第1段階として，足背の痛む部位を取り，それに衝陽・足三里・上巨虚・下巨虚を配穴する。第2段階では，火針で足背の局所に焠刺を行う。
刺　法：第1段階：毫針で局所を細かく散針し，その他の腧穴には平補平瀉法を用い，30分置針し，灸を加える。
　　　　第2段階：中ぐらいの太さの火針で，速刺法を用いて15回刺針する。
経　過：治療には非常に時間がかかり，針灸併用で，100回以上にもなり，経過は長かったが，針灸のみで難治性の血管炎を治療し，治療効果は満足のいくものであった。1年後に追跡調査をしたが，状況は良好で，再発はしていない。

20　血栓性静脈炎

　血栓性静脈炎というのは，静脈内腔の炎症であり，同時に血栓の形成を伴う。浅層静脈に発生するものは，臨床では浅層静脈炎といい，深層静脈に発生するものは，深層静脈炎という。

【病因病機】　本病症は，長い間座ったままでいたり寝たきりのものに多く，病後や産後の気の損傷によって起こる。気が損傷されると気のめぐりが悪くなり，血のめぐりも緩慢になり，心虚血滞となり，血脈の通路が瘀阻されて，塞がって通じなくなる。浅層静脈炎は湿熱から誘発されることが多く，深層静脈炎は寒湿から誘発されることが多い。

【臨床症状】
　　　　①浅層静脈炎
　　　　急性期：局所に発赤・腫脹・疼痛があり，すじ状になっていて，

触ると痛い。体を動かすことが不自由・舌苔白膩・脈細数あるいは弦数。

慢性期：急性静脈炎から遷延して起こる。局所の皮下に硬いすじ状のものがあり，触ると弦のようである。皮膚の色は濃い紫色か褐色で，触ると不快。局所あるいは患側に浮腫がある。

②深層静脈炎

急性期：悪感・発熱・口渇して飲みたがる・患側には明らかに腫脹・疼痛があり歩くと激しく痛む・尿赤短・便は乾燥・舌質紅・舌苔白膩・脈弦細滑数。

慢性期：経過が長引き，患側が腫脹し，押えると痕は残らないが，重苦しい感覚があり，痛み・冷え・痺れがあり，皮膚は濃い紫色で硬い。長いこと歩いたり立っていたりすると症状は悪化する。舌質淡・歯痕がある・舌苔薄白あるいは白膩・脈沈細数。

【治則】急性期：清熱解毒・利湿活血

慢性期：益気活血・温経通絡

【取穴】阿是穴

【刺法】中ぐらいの太さの火針で，速刺法を用いる。

症例

康〇〇，女性，40歳。上腹壁の痛みがすでに5年続いている。上腹壁および臍の両側にすじ状のものがあり，痛み・圧痛がある。ある病院で「上腹壁浅静脈炎」と診断された。5年間服薬・理学療法などさまざまな治療を行ってきたが，はっきりした好転はみられず，かえって重くなるようである。食は進まない，排便・排尿は正常。

望　診：顔色は黄色・苦痛の顔貌。上腹部および臍の両側にすじ状の腫れものがあり，赤く腫れていて，触るとひどく痛む。舌質淡・舌苔白膩。

脈　象：沈数

弁　証：気血瘀滞し，脈中を塞ぎ，すじ状のものができて，通じないため

第3章 温通法

に痛みが出た。
- 治　則：益気活血・通絡散結
- 取　穴：阿是穴
- 刺　法：中ぐらいの太さの火針で，速刺法を用いる。局所の疼痛部位を数回から10数回点刺する。
- 経　過：初回の治療で，上腹部の痛みは明らかに軽減し，すじ状のものも顕著に縮小した。治療に対する患者の信頼も出てきて，毎週2回の火針治療を，合計12回行って，症状は消失した。

21　下肢の慢性潰瘍

　下肢の慢性潰瘍は，下肢の静脈瘤と下肢の深静脈血栓性静脈炎の合併症である。中医では，「臁瘡(れんそう)」と呼ばれ，また通称を「老爛腿」ともいう。両脛骨の内・外部に生じ，いつまでも治らない潰瘍である。

- 【病因病機】　本病症は，湿熱下注により，瘀血が凝滞し経絡阻滞となり，気血の運行が滞り下肢に瘀血が溜まり，皮膚に栄養が行かなくなり，そのため潰瘍が形成されて，難治となる。初期は風熱湿毒のものが多いが，日が経つと湿熱が下陥して湿の性質が強くなる。気虚・血瘀が本病症の本であり，湿毒熱盛が本病症の標である。

- 【臨床症状】　潰瘍の周縁は硬く，肉芽組織が腫脹し，膿汁が多く，瘡の周囲の皮膚はびらんし，発疹状態になることがあり，痒み・痛みの発作がある。舌苔黄・脈数。
　経過が長引くと，瘡面の肉芽組織は暗褐色となり，滲潤液は澄んでサラッとしており，患側の足はむくみ，皮膚は黒ずんで艶がない。足は冷たくて寒気を嫌い，歩きすぎると下腿がだるく腫れぼったくて重くなる。舌質淡あるいは瘀斑がある・舌苔薄白・脈沈細で無力。

- 【治則】　益気活血・祛湿通絡
- 【取穴】　阿是穴
- 【刺法】　中ぐらいの太さの火針で，速刺法を用い，潰瘍の中心および周囲を10〜数10回点刺する。

症例

徐〇，男性，64歳。1977年に静脈炎に罹患し，さまざまな治療を行った。中薬・西洋薬を何種類も服用したが，静脈炎は好転しないばかりか，かえって下腿が腫れて，紫色になり，潰瘍となり，治らないまま何年も過ぎた。歩行時にはだるくて重く，改善と悪化の一進一退を繰り返して10年にもなる。食事・排便・排尿は正常。

望　診：右下腿前面の皮膚が紫色になり腫れている。滲出液でかさぶたができており，瘡口を塞いでいる。患側の足は冷たい。舌質淡・舌苔白。

脈　象：沈細

弁　証：湿熱下注し，長い間除かれないために，発赤・腫脹・熱痛となった。治療が不適切であったため遷延し，難治性の潰瘍となった。

治　則：経脈を温通し，気血を調和する。

取　穴：阿是穴

刺　法：中ぐらいの太さの火針で，速刺法を用いて，局所に1〜3分の深さ刺入し，置針しない。面積の大きさによって，10〜20回刺針する。

経　過：合計15回の治療で全快した。

22　皮下腫瘤

【病因病機】　肺は気を主り，一身の表を主る。元気が不足すると，肺気の通調が失調し，気滞痰凝となり，営衛が調和せず，痰気が皮膚表面に凝集し，蓄積して腫塊となる。これが本病症である。

【臨床症状】　中国伝統医学の「痰核」は，線維腫・神経線維腫・脂肪腫などのような皮下腫瘤としてよくみられる。

線維腫は線維組織から成っており，皮下にできる良性の腫瘤である。全身のどの部位にもできるもので，数や大きさは一定していない。表面には光沢があり，癒着せず，増殖は緩慢で，圧迫したり機能障害を起こすことは稀である。

神経線維腫の特徴は，腫瘤が多発性であり，神経の分布に沿って

おり，皮膚に色素沈着が現れる。腫瘤は群生し，増殖は緩慢で，大部分は良性であるが，わずかに悪性に変化するものもある。

脂肪腫は脂肪組織からなる良性腫瘤の一種であり，全身のいかなる部位の脂肪組織にも発生する可能性がある。皮下にできる脂肪腫は，単発性で，大きさはさまざまで，増殖は緩慢だが，しばしば非常に大きくなるものもある。表面の皮膚は光沢があり，色は変わらず，境界ははっきりしており，触ると軟らかい。稀に悪性に変化する。

【治則】宣肺調気・化痰散結
【取穴】阿是穴
【刺法】中ぐらいの太さの火針で，緩刺法を用い，腫瘤およびその周囲を点刺する。

症例1

郭〇〇，女性，35歳。大椎穴の部位に数年前から腫れものができており，はじめはクルミ大であったが，今では拳大になり，左の腕に力が入らず，左上肢で仕事をすることができなくなっている。食欲・排便・排尿・月経は正常。

望　診：舌苔薄白
脈　象：右滑・左沈細
弁　証：痰湿流注し，結集して諸陽経脈を圧迫し，気血が濡養されなくなった。
治　則：経脈を温通し気血を調和する
取　穴：阿是穴
刺　法：中ぐらいの太さの火針で，緩刺法を用い，腫瘤およびその周囲を数回点刺する。毎週1回，合計20回の治療で，腫れものは縮小し，皮膚は平らになり，左上肢で仕事ができるようになった。

症例2

郭〇〇，女性，44歳。左腰の下方の臀部に腫れものができ，大

きさはクルミ大，2cm×3cmで，3〜4年経つ。局所には痺れと痛みがあり，ときに左の大腿部の方に波及する。ある病院で「神経線維腫」と診断された。食事・排便・排尿・月経は正常。

望　診：舌苔薄白
脈　象：沈細
弁　証：痰湿流注し筋膜に結集した。
治　則：経脈を温通し痰湿を温化して，消腫止痛する。
取　穴：阿是穴
刺　法：中ぐらいの太さの火針で，緩刺法を用いて，局所を点刺する。1回の治療で，腫れものは少し消え，合計10回の治療で治癒した。

症例3

魏○○，男性，56歳。20年来全身の皮下に脂肪腫ができている。次第に増えて全身にできてしまったが，数は数えきれないほど多く，大きさはおよそ7cm×8cmで，発赤もなく痛みもない。皮膚の色は正常で，腫瘤に圧痛はない。まず大きいものを治療して，効果を知りたいということであった。

望　診：大きさの異なる腫瘤が全身にできている。前腕部には大きな腫れものがあり，7cm×8cmの大きさ。顔色は黄色・舌苔白。
脈　象：沈細
弁　証：脾の運化機能が失調し，痰核が流注した。
治　則：経絡を温通し，活血化瘀・健脾利湿する。
取　穴：阿是穴
刺　法：腫瘤の中心および腫瘤の周囲に，中ぐらいの太さの火針で速刺法を用い，左前腕部の腫瘤に5回刺針する。
経　過：合計4回の治療で，腫瘤は明らかに縮小し，軟らかくなり，治療効果は顕著であった。

23　腱鞘嚢腫

中医では，「膠瘤」という。

第3章　温通法

【病因病機】　腱鞘嚢腫は，関節の腱鞘付近に好発し，手腕背部と足背部によくみられる。青年や中年のものに多いが，男性より女性のほうが多い。本病症の原因は不明である。一般には外傷，機械的な刺激および慢性疲労などと関連があると考えられている。疲労により筋肉を損傷し，筋脈が阻害され，局所の運行が不順になって起こる。

【臨床症状】　本病症は，進展が緩慢で，嚢腫は円形で突起しており，はっきりした自覚症状はないが，たまに軽微なだるい痛みがあり，力が入らない。触ると球状で，表面は光沢があり，境界ははっきりしており，質は軟らかく，波動感がある。嚢液が充満すると嚢壁は厚く・硬くなり，局所に圧痛がある。

【治則】　舒筋活絡

【取穴】　阿是穴

【刺法】　太い火針で，速刺法を用いて点刺する。

症例1

朱○○，男性，26歳。左手腕部の背側に嚢腫ができ数カ月になり，仕事にも差し支えている。3cm×2cmぐらいの大きさで，その他の症状はない。排便・排尿は正常で，食事も正常。

望　診：舌苔薄白・呼吸音は正常

脈　象：緩

弁　証：気血瘀滞・痰核流注

治　則：絡脈の蓄血を取り除く

取　穴：嚢腫の上部・中心部・末尾部の3カ所の阿是穴

刺　法：太い火針で3カ所に速刺法で点刺する。針孔から透明な粘液を3cc搾り出すと，しばらくして治癒した。3カ月後に追跡調査をしたが，再発していなかった。1回で治癒した。

症例2

張○○，男性，28歳。3カ月前に，左外踝下方に腫れものを見

第 6 節　典型的疾患の治療例

つけた。大きさはクルミ大で 3 cm × 3 cm。ときどき痛み，歩行が不便である。食欲および排便・排尿は正常。

望　診：舌苔薄黄
脈　象：緩・呼吸音は正常
弁　証：気滞血瘀・痰核流注
治　則：脈絡の蓄血を取り除く
取　穴：嚢腫の上部・中心・末尾の 3 カ所に火針を行う。
刺　法：太い火針で，速刺法を用い，3 カ所に施術する。針孔から透明な液を 5 cc 搾り出す。2 診目で腫れものは明らかに縮小した。引き続き前回同様 3 カ所に点刺し，針孔から 1.5cc の透明な液を搾り出した。3 診目で腫れものは完全に消失し，歩行も正常になり，さらに 2 回治療を行い完治した。

症例 3

張〇〇，男性，26 歳。左手腕の橈側背部に腫れものが突出している。半円形で，2 cm × 2 cm の大きさ，圧痛はない。基底部は弾力性があり，押すと動き，表面は光沢がある。すでに 3 カ月経つ。病院で検査を受け「左手腕橈背側腱鞘嚢腫」と診断された。

望　診：舌苔白
脈　象：緩
弁　証：気滞血瘀・痰核流注
治　則：脈絡の蓄血を取り除く
取　穴：阿是穴
刺　法：太い火針で，速刺法を用いる。1 回で治癒した。

症例 4

王〇〇，男性，30 歳。右手腕橈背側に腫れものが突出しており，皮膚に発赤・腫脹はないが，半円形で 2 cm × 2 cm の大きさである。質は硬く，強く押すと圧痛がある。次第に大きくなったもので，すでに 1 年以上になり，右手は重だるく力が入らない。食事・

213

第3章　温通法

　　　　　排便・排尿は正常。
望　診：舌苔薄白
脈　象：滑
弁　証：気滞血瘀・痰核流注
治　則：脈絡の蓄血を取り除く
取　穴：阿是穴
刺　法：太い火針で，速刺法を用いる。
経　過：合計4回の治療で治癒した。

24　卵巣嚢腫

　本病症は，女性の生殖器系の腫瘍のなかで最もよくみられるものである。良性と悪性の比率は9対1である。良性の卵巣嚢腫としては，偽粘液性嚢腺腫・漿液性嚢腺腫がよくみられる。

【病因病機】　感情の鬱屈によるものが多く，月経不順あるいは脾の運化機能が失調し，痰湿が内停し，これに気血凝滞が加わると，次第に結集して，ついに癥瘕〔腹腔内のしこり〕となる。

【臨床症状】　腫瘍の多くは下腹部の片側から上に向かって増大するが，増殖は緩慢である。しばしば大きな腫塊を形成する。腫塊は球状を成し，多くは表面に光沢があり，上縁の境界ははっきりしていて触れることができる。婦人科の検査では腫塊の下縁を触れることもできる。食欲・月経・排便・排尿は正常。腫瘍が大きすぎるようになると患者は痩せ細ってきて，食事や月経，排便・排尿にも影響がでる。

【治則】　経脈を温通し，行気活血して，散結化瘀をする。
【取穴】　阿是穴
【刺法】　中ぐらいの太さの火針で，速刺法を用いる。

　症例

　　　　　唐〇〇，女性，38歳。左の下腹部に数年前から腫塊がある。8年前に流産をしてから，その後妊娠していない。病院で何回も検

査を受け，いずれも「左側多発性偽粘液性卵巣嚢腫」「続発性不妊症」と診断されている。食事・月経・排便・排尿は正常。

望　診：顔色は黄色。左下腹部を触診すると，16cm × 16cm および 14cm × 14cm の２つの腫塊があり，表面は光沢があり，硬くて，押しても動かず，圧痛はない。

脈　象：細弦

弁　証：臓腑の機能活動が活発でないため，気滞血瘀となり，胞宮〔子宮〕を阻害して，結集した。

治　則：温通活血をして腫塊を取り除く

取　穴：左下腹部の腫塊部位を火針で点刺する

刺　法：中ぐらいの火針で，速刺法を用いて，腫塊の頭部・中心・末尾部の３カ所を点刺する。

経　過：３日に１回治療し，３回で腫れものは縮小した。７回目の治療で基本的に腫塊は触れなくなり，合計13回の治療で，腫塊は完全に消失した。婦人科で再検診を受け，正常であると告げられた。

25 胯癰〔鼠径部の癰腫〕

胯癰(こよう)とは，鼠径部の急性化膿性感染であり，局所の発赤・腫脹・熱痛のほかに，体温の上昇・全身不快・激しい痛みを伴うことが多い。

【病因病機】　七情が傷られ，肝が疏泄機能を失う，あるいは甘いものや味の濃いものを食べすぎて，胃に熱が溜まり営気不和となる。あるいは局所の皮膚が不潔だったため外邪の火毒が侵入し，皮膚が炎症を起こして痛む。

【臨床症状】　体の一般状態があまりよくない場合や糖尿病患者などに好発する。局所の皮膚は濃い赤色となり，表面に出っ張り，硬くて，激しい痛みがある。また焼灼感を伴い，ひどければ激しい痒みがある。癰腫の中心部は壊死していることが多く，膿血様の分泌物が溢出する。多くは全身症状を伴い，体温は上昇し，進展すると全身の感染を併発し，予後は悪い。舌苔黄膩・脈洪数。

【治則】　舒肝解鬱・清熱散結

第3章　温通法

【取穴】阿是穴
【刺法】中ぐらいの太さの火針で，速刺法を用いる。

症例

翁○○，女性，25歳。1カ月以上前から左側臀部が赤く腫れて痛みがあった。1カ月前に臀部に指の先ぐらいの大きさの腫れものができ，焼灼感と激しい痒みがあった。塗布薬などによる治療をしたが，かえって増大し茶碗ぐらいの大きさになった。体温は37.5℃以上まで発熱し，耐えがたい疼痛を伴う。切開して排膿したが，傷口の周囲に再び2個の癰腫ができ，痛みはなくならない。食事も摂れず，歩行も不便である。

望　診：顔色は黄色。痩せ。左側の臀部に10cm×8cmの大きさの腫れものがある。舌苔黄膩。
脈　象：洪数
弁　証：毒邪浸淫・気血瘀滞によって癰腫が発生した。
治　則：清熱解毒・行気活血
取　穴：阿是穴（傷口周辺）
刺　法：太い火針で，速刺法を用い，傷口の周辺を5回点刺し，悪血を放出した。
経　過：1回の治療で，傷口には新しい肉芽組織が成長してきて，2日後には傷口は乾燥して癒合した。

26　乳がん

中医では乳がんについて早くから記載がある。例えば，明代の陳実功著『外科正宗』のなかでは「はじめは豆粒ぐらいだが，次第に碁石大になり，半年，1年，2年，3年と経っても，痛みも痒みもない。しばらくして大きくなり，はじめて痛みが出てくるが，その痛みは緩解されることはない。日が経つにつれ，栗のようになって盛り上がるか，あるいは中に隠れてしまうものもある。薄汚れた紫色を呈し，次第に潰瘍状態になる。深いものは岩穴のようで，飛び出しているものは水に浮かぶ蓮の花のように

なり，痛みは心底に達し，出血して臭い。そうなれば五臓はすべて衰弱し，手の施しようがない，……こうなったら，百人中百人が死ぬ」と書かれている。これは乳がんについての観察記録としては十分に言い尽くされており，今日の臨床観察と比べても遜色ない。

【病因病機】　感情の鬱屈によって肝脾が損傷され，肝が傷ついて気滞となり，脾が虚して痰を生じ，気滞痰凝となる。肝が条達・疏泄の機能を失うと，気滞血瘀となり，衝任〔衝脈と任脈〕の失調により痰滞気凝となる。そのため『外科正宗』では「感情の鬱滞が肝を傷り，過度の思慮が脾を傷り，気持ちの鬱屈が心中にあり，思うようにならないでいると，経絡が痞硬して通じなくなり，結集して核を形成する」と述べられている。

【臨床症状】　乳がんの初期は痛みがなく，単発の小さい腫塊は硬くて，表面は平滑というほどでもない。周辺の組織との境界ははっきりしないが，乳房内の塊は押しても動きにくい。日が経つにつれて乳がんは次第に大きくなり，腫塊の部位の皮膚はしばしば陥凹し，引き続き増大すれば，乳房が縮小し硬くなり，乳頭が飛び出してくることがある。末期になると，乳房は押しても動かず，皮膚は広範囲に癒着する。がん細胞はリンパ組織に転移することがある。最終的には悪性の疾患となり患者は痩せて力が出なくなり，貧血や発熱を伴い死にいたる。

【治則】　気血の調和・乳房の絡脈を通じさせる・活血化瘀
【取穴】　阿是穴
【刺法】　中ぐらいの太さの火針で，速刺法を用い，腫塊の中心および上下左右を5カ所点刺する。

症例1

陳○○，女性，28歳。右側の乳房に腫塊ができて2カ月になる。病院の検査で「初期の乳がん」と診断された。精神状況は普通で，食事・排便・排尿は正常である。

望　診：右側の乳房に2cm×3cm大の腫塊があり，表皮は光沢があり，

第3章　温通法

　　　　　押すと動く。舌質淡・舌苔白。
脈　　象：細弦
弁　　証：肝鬱不舒・気滞血瘀により毒邪が結集した。
治　　則：温通解毒・舒肝解鬱
取　　穴：阿是穴
刺　　法：中ぐらいの太さの火針で，速刺法を用い，腫塊の中心および上下左右の5カ所を点刺する。毎週2回，合計10回の火針治療で，腫塊は消失した。

症例2

　　　　　某女性，45歳。3年前に，左乳房内に硬いしこりを見つけた。次第に大きくなり，破れて，臭いのある薄い膿液が流れ出した。ある総合病院で病理検査をしたところ「乳腺がん」であると診断された。食欲はある，排便・排尿は正常，月経は正常。左腕が重い。
望　　診：痩せている・舌苔白・呼吸音は正常。左乳房の傷口は紫褐色をしており，分泌物があって，悪臭がひどい。周囲の皮膚は硬くなり，同側の腋下リンパ節が1cm×1cmの大きさに腫大しており，触ると動く。
脈　　象：沈細
弁　　証：肝鬱気滞・毒邪が溜まって結集した。
治　　則：平肝化瘀・温化熱毒
取　　穴：傷口および周囲の阿是穴
刺　　法：太い火針で，傷口内の破れたところを緩刺法で点刺する。
経　　過：毎週2回，合計8回の火針治療で，傷口は癒合し，周囲の腫脹も消失し，腋下リンパ節も縮小した。農村に戻って休養していた。半年後に追跡調査をしたところ，再発しておらず，すでに5年が経過しているが，体は健康である。

27　外陰白斑

中医では，「陰瘡」と呼ばれる。

外陰白斑は，今日では外陰部の局限性あるいはびまん性，萎縮性の白色病変とされている。いかなる年齢の女性にも起こりうる。

【病因病機】　前陰は足の厥陰肝経の循行するところで，肝は風木の臓であり，精血の濡養によって疏泄機能が十分に働いている。精血が不足すると，足の厥陰肝経の経気が前陰に到達せず，局所の気血は不足して色が白くなることがあり，痒みなどの症状が現れる。

【臨床症状】　初期は陰部が赤くなって腫れることが多く，続いて皮膚が肥厚し，白くなり，亀裂が生じる。このとき患者は陰部に痒みや痛みを感じることが多い。ときには搔きむしって皮膚炎を起こすこともある。白斑がひどければ，会陰部あるいは肛門周辺にまで広がることもある。

【治則】　祛風清熱止痒
【取穴】　阿是穴
【刺法】　太い火針で，速刺法を用い，局所の隆起したところを点刺する。

症例

来○○，女性，57歳。2年前，右側の外陰部にナツメぐらいの大きさの腫れものができているのを見つけた。痛み・痒みがあり，右側の大腿部内側まで痛み，少し多く歩くと痛みはひどくなる。ある腫瘍病院で生検を受け「悪性腫瘍」であると診断された。

望　診：外陰部の白斑の腫塊は，右側に1 cm×2 cmの大きさでできており，紫褐色を呈している。顔色は黄色で生気がない，痩せ，舌質淡・舌苔薄白。

脈　象：沈細
弁　証：肝鬱気滞・感情の鬱積から起こった。
治　則：経脈を温通し舒肝解鬱して，気血を調和する。
取　穴：阿是穴
刺　法：太い火針で，速刺法を用い，局所に5〜7カ所点刺する。毎週1回。
経　過：1回目の治療で，大腿部内側の痛みは明らかに軽減したが，腫れ

ものは縮小しなかった。2回目で腫れものはやや縮小したが，痒みはまだなくならなかった。3診後，局所の痛みはなくなったが，周囲の痒みは残った。10回の火針治療で，腫れものは5分の4縮小し，体重は増加し，顔色は以前より光沢が出てきた。現在，治療しながら観察している。

28 バルトリン腺膿瘍

本病症は，バルトリン腺の急性感染であり，婦人科でよくみられる病気である。

【病因病機】 三焦がその疏泄・活動機能を失うことにより，任脈が阻害されて起こることが多い。あるいは肝鬱から熱を生じ，脾虚から湿を生じ，湿熱が蓄積して，腎陰虧損となるために，下焦に流注する。あるいは体を不潔にしていたために，邪毒が侵入して起こる。

【臨床症状】 大陰唇内が腫脹し，局部の粘膜がテカテカして，充血し，激しい痛みが出る。歩行や排便・排尿にも影響する。全身の不快・食欲不振・体温の上昇を伴う。重度の場合は局所のリンパ節炎を併発する。舌苔薄黄・脈滑数。

【治則】 舒肝解鬱・清熱利湿

【取穴】 阿是穴

【刺法】 太い火針で，速刺法を用いる。

症例

丘〇，女性，27歳。左側の大腿部付根の内側に硬い癤ができて，半月以上になる。はじめはダイズぐらいの大きさだったが，数日後には鶏卵ぐらいの大きさになった。ある病院で，「バルトリン腺膿瘍」と診断され，手術でドレーンして服薬していた。治療後は好転したが，傷口が塞がらず痛みがある。歩行も不自由で，食事も進まない。排便・排尿は正常。

望　診：顔色は黄色で生気がない・呼吸音は正常・舌苔黄膩

脈　象：滑数

弁　証：肝が条達の働きを失い，気血瘀滞となって，癰腫を生じた。
治　則：清熱解毒・(肝の機能を回復させ) 気をすみずみまでめぐらす・行気活血する
取　穴：阿是穴
刺　法：太い火針で，速刺法を用い，膿腫の部位を3〜5カ所点刺する。悪血を数cc出す。1日おきに1回火針を施す。
経　過：1回の火針治療で，腫れものは少し消え，痛みは明らかに軽減し，歩くことができるようになった。合計6回の治療で，傷口は癒合し，症状はすべて消失した。数カ月後追跡調査をしたが，再発していなかった。

29　神経性皮膚炎

　神経性皮膚炎は中医の文献に記載されている「牛皮癬」「摂領花」に類似している。本病症の特徴は，発作性の瘙痒であり，掻いた後に扁平な丘疹ができ，色は淡紅色あるいは正常な皮膚の色で，次第に皮膚が肥厚し，皮膚の紋理が深くなって，肥厚性の斑塊を形成し，苔癬様に変化するかあるいは色素沈着する。表面にはわずかに鱗屑があり，引っかき傷やかさぶたができる。限局性の神経性皮膚炎は，頸・肘・膝および尾骶部に好発する。播種性のものは全身に広がることがある。成年者で焦躁感・イライラがあり，神経症〔ノイローゼ〕のものによくみられる。

【病因病機】　本病症は，多くは感情的な抑うつによって，気血の運行が失調し，日が経つにつれて陰血を損傷し，血虚となり，生風化燥となることによって起こる。あるいは脾に湿熱が溜まり，さらに風邪を感受すると，風湿が皮膚を阻害して起こる。

【臨床症状】　肝鬱生火によるもの：皮膚が損傷し色は赤い・イライラして怒りっぽい・あるいは精神的な抑うつ・不眠・夢をよく見る・めまい・口苦・咽乾・舌辺紅あるいは淡紅舌・脈弦滑。
　風湿の阻害によるもの：皮膚疹は薄い褐色をしており，ざらついて肥厚し，発作性の激しい痒みがあり，夜間は特に強い痒みを覚える。舌苔薄あるいは白膩・脈緩。

第3章　温通法

【治則】　祛風利湿・養血潤膚・舒肝理気
【取穴】　阿是穴
【刺法】　太い火針で，速刺法を用いる。

症例1

蘇〇〇，女性，35歳。後頸部・両肩・肘・腕および臀部・尾骶部・膝・両脚・かかとなどあちこちに皮膚炎が起こり，すでに10年になる。いずれも関節の部位にできており，痒みは激しく，常に掻きむしるので，局所の皮膚は苔癬状になっている。中薬・西洋薬の服用や塗布薬による治療を受けたが，好転せず，ますます悪化している。

望　診：呼吸音は正常，皮膚炎の局所の皮膚はざらついて硬い。顔色は正常・舌苔白。
脈　象：滑
弁　証：気持ちが晴れず，気虚血少となり，皮膚が栄養されなくなって起こった。
治　則：益気養血・経脈を温通する
取　穴：阿是穴
刺　法：太い火針で，速刺法を用い，局所の痒い部位を点刺する。毎週2回，治療過程は長くかかり，半年以上治療を続け，次第に治癒した。

症例2

施〇〇，男性，28歳。8年前から左の膝下部分が常に痒い。自分では外から湿気を受けて起こったように思うが，仕事中に不注意で左大腿外側に外傷を受け，局所に刺すような痒みを覚え，常に掻きむしって出血しており，治療を続けても治らない。以前，病院の外科で「神経性皮膚炎」と診断されたことがある。

望　診：顔色は黄色・舌苔白膩・呼吸音は正常
脈　象：沈細弦

弁　証：湿濁の邪が皮膚を阻害し，経絡に滞留して起こった。
治　則：通経活絡・利湿止痒
取　穴：阿是穴
刺　法：中ぐらいの太さの火針で，速刺法を用い，局所を10カ所点刺する。
　　　　1日おきに1回。
経　過：続けて8回治療すると，下腿外側の刺すような痒みは止まり，皮膚疹も消失した。

30　凍瘡〔しもやけ〕

　凍瘡は，寒冷の刺激を受けて起こる局所の血管痙攣により瘀血を形成して起こる。

【病因病機】　本病症は，陽気が到達しないために，皮膚や筋肉が冷え，気血の運行が不順となり，経脈が阻滞し，気血凝滞となって起こる。

【臨床症状】　はじめは局所に紅斑ができ，続いて腫脹となり，局所の痛痒を覚え，熱に遇うと特に悪化する。ひどくなると水泡を発生し，破れると潰瘍を形成し，治癒後も瘢痕および色素沈着あるいは色素脱落が残る。毎年冬になると再発する。舌質淡・脈細渋あるいは遅。

【治則】　中陽〔中焦の脾胃の陽気〕を温め，四肢を暖め，行気活血・通経活絡する。

【取穴】　中脘

【刺法】　中ぐらいの太さの火針で，緩刺法を用い，10～20分置針する。

症例

　　　　範○○，男性，22歳。冬になると必ず起こり，両手が腫脹し，切れて痛み，仕事ができない。手袋をして休んでいなければならず，すでに数年もこの状態である。食欲不振，排便不調・排尿は正常。

望　診：顔色は黄色・舌苔白
脈　象：沈細

第3章　温通法

弁　証：中陽不足によって，四肢を温煦することができなくなって起こった。
治　則：温中散寒・通経活絡
取　穴：中脘
刺　法：中ぐらいの太さの火針で，20分置針する。その他に中脘に灸をすえると治療効果がよい。
経　過：合計5回の火針治療で治癒し，販売の仕事に復帰した。

31 翼状片

　中医では，「翼状胬肉」あるいは「胬肉攀睛」という。

【病因病機】　砂ぼこりや太陽の光線，あるいは眼部表層の慢性炎症による長期にわたる刺激に加えて，心・肺2経の風熱壅盛による経絡瘀滞が原因となって起こる。あるいは刺激の強いものの食べすぎで，脾胃の湿熱が蘊蒸し，経絡を通って眼部に至り発症する。

【臨床症状】　はじめは自覚症状はないか，あるいはわずかに痒くて湿っぽい。目の内側に糸のような赤いすじが現れ，白眼の表層が次第に厚くなり，三角形の肉状の突起ができる。先端は黒眼の方に向き，白眼を塞ぎ，黒眼に覆い被さる。

【治則】　祛風散熱・活血化瘀

【取穴】　阿是穴（肉状突起の部位）

【刺法】　先端の平たい火針で，赤い肉状の部分を焼く。

症例

　張○○，男性，28歳。5年前から，左眼の内眼角に翼状片ができており，いつも赤く腫れていて，分泌物が多く，視力もぼんやりしている。常に点眼薬で治療しているが，効果はない。食欲，排便・排尿は正常。

望　診：顔色は黄色・舌質紅・少量の白苔
脈　象：滑数
弁　証：砂ぼこりの刺激と虚火上炎〔腎陰が損なわれ，腎水が心火を制せ

第6節　典型的疾患の治療例

　　　られず，虚火となって上昇する病症〕によって，気血瘀滞となって起こった。
治　則：絡脈を焼灼して，気血の上昇・瘀滞を阻止し，経絡を疏通する。
取　穴：阿是穴（赤い肉状の部位）
刺　法：刺針前にテトラカインの点眼麻酔を行う。平たい火針を赤く焼いて，肉状片を焼灼する。火針の焼灼力で，翼状片の根を焼き切り，気血の通路を遮断し，翼状片を萎縮させる。
　　　翼状片の火針治療には，先端が平たい特製の火針を用いる。また熟練した技術が必要で，施術時の圧力は軽くなく重くなく，粘膜内の小血管に的中させなければならない。角膜を傷つけ，後遺症を残すことのないように慎重に行う。
経　過：6回の火針治療で，症状はほとんど消退した。1週間休んで，再度6回治療すると，視力は回復し，肉状片は90％なくなった。

32　鼻出血

　中医では，「鼻衄」と呼ばれる。

【病因病機】　本病症は，風熱によって肺が侵犯されているところに，酒の飲みすぎや刺激の強いものの食べすぎにより，胃中に熱が溜まり肝鬱化火となり火熱が熏灼し血が妄行し，気虚のため治められず，血が脈外に溢出して起こる。

【臨床症状】　内熱が旺盛となり，鼻血が出て，色は鮮紅色。口渇・鼻が乾く・煩躁，さらに身熱・便秘・舌質紅・舌苔黄・脈数。
　気血虧損により，鼻血あるいは毛孔から血が出る。精神的な疲労・頭暈・動悸・舌質淡・脈細で無力。

【治則】　瀉熱涼血あるいは補気摂血

【取穴】　少商

【刺法】　中ぐらいの太さの火針で，速刺法を用いる。

症例

　　　劉○○，女性，42歳。昨日，突然気分が悪くなり，口と鼻から

鮮紅色の血液を出した。すぐに冷水を頭からかけると出血は止まった。午後に少し仕事をすると再び出血した。出血量は多く，止まらない。頭が張るようで頭痛・煩悶がある。便は乾燥・尿黄赤，月経は正常。

望　診：呼吸音は正常・顔面は蒼黄・舌質やや紫・無苔。
脈　象：弦数
弁　証：肝鬱不快が長引いて化熱し上衝し，血の妄行となった。
治　則：平肝瀉火・清熱涼血
取　穴：少商
刺　法：中ぐらいの太さの火針で，速刺法を用い，少商穴を点刺する。熱が盛んなものは少量の血液を搾り出す。

33　鶏眼〔うおのめ〕

　鶏眼は，限局性の円錐状の角質増殖物である。先端は深く皮膚内に入り，基底部が表面に露出していて，円形で鶏の眼のようなので，その名がある。

【病因病機】　長期にわたる足部の摩擦や圧迫によって，気血の運行が十分に行われず，皮膚に栄養が行かなくなって発病する。

【臨床症状】　足底および足趾に好発する。多くは単発で，限局性の円錐状の角質化物である。先端が皮膚内に深く入り，基底部が表面に露出し，円形状の鶏の眼のようで，色は灰黄色あるいは蝋のような黄色をしており，押すと痛みがある。

【治則】　化瘀散結・溜まったものを取り除く
【取穴】　阿是穴
【刺法】　太い火針で，速刺法を用い，鶏眼の中間の部分を刺す。

症例

　張〇〇，男性，32歳。右足の小指の外側に鶏眼ができて，すでに数年も経つ。次第に増大しており，月に1回は削り取っている。削り取らなければ痛くてたまらない。生活や仕事にも影響している。食欲，排便・排尿は正常。

望　診：顔色は黄色・舌苔白。鶏眼は褐色で，ダイズぐらいの大きさ。
脈　象：沈滑
弁　証：陽気不足によって血凝気滞となり結集してできた。
治　則：行気活血・経絡を通調し，溜まったものを除去する。
取　穴：阿是穴
刺　法：太い火針で，速刺法を用い，鶏眼の中間部を刺針する。4回の火針治療で，鶏眼は脱落した。

1. 火針を主に用いた難治性の顔面神経麻痺治療 40 例
1．臨床データ

　今回の症例はすべて外来患者で，男性 22 例，女性 18 例である。年齢は最小が 9 歳，最高が 78 歳，経過は最短が 3 カ月，最長が 1 年である。いずれも単側の発病である。

2．治療方法
① 取穴

　魚腰〔眉毛の中央〕・糸竹空・攢竹・四白・陽白・下関・迎香・地倉・頬車・太陽・頭維・合谷・足三里・太衝，以上の顔面部・頭部の腧穴から病状によって毎回 5〜6 カ所を選び，四肢・体幹部の腧穴も取る。

② 操作方法

　まず先端が直径 0.5mm の細い火針を選んで，顔面部に点刺を行う。赤くなるまで針を焼いて選定した部位に迅速に刺入する。点刺のみで置針はしない。刺入の深さは 1〜2 分とし，その後再度毫針で刺針し，小幅の捻転を行い，平補平瀉法を施し，30 分置針する。1 日おきに 1 回治療する。10 回を 1 クールとして，治療期間中は休むことなく，すべての症例に 3 カ月の治療を行い，治療効果を統計した。

第3章　温通法

3．治療効果の観察
① 治療効果の評価
　治癒：臨床症状・徴候がすべて消失し，顔面筋の機能が完全に回復した。
　著効：臨床症状は基本的に消失し，顔面筋の機能は明らかに回復した。
　有効：臨床症状はある程度消失し，顔面筋の機能もかなり回復した。
　無効：臨床症状および顔面筋の機能にいかなる改善もみられなかった。

② 治療結果
　治癒24例（60.0％），著効9例（22.5％），有効5例（12.5％），無効2例（5.0％），総有効率は95.0％。

4．典型症例
患　者：張○○，男性，60歳。
初診日：1997年10月29日
主　訴：右側の顔面部の運動が不自由になって5カ月になる。
現病歴：5カ月前，食事中に右の口角から涎が出てきて，同時に耳の後ろに痛みが起こった。ある病院を受診して，顔面神経炎であると診断された。対症療法の処置を受けて，刺針治療を40回併用した。効果がはっきりしなかったので，当院に受診を求めてきた。現在は風に当たると涙が出る・顔面部が痺れる・食事のときに口がうまく開かない・水を飲んだりうがいをしたりするときに涎が出る。
検　査：右側の額の皺および鼻唇溝が浅くなっており，右眼を閉じても瞳が露出する，唾液腺機能不全，口角が下垂して健側方向に歪む。舌質紅・舌苔薄白・脈沈細。
診　断：顔面神経麻痺（後遺症期）
経　過：上述の方法を用いて，1日おきに1回治療する。3回目の治療後患者は口角に明らかに力が出てきたと言い，涎や食事のときにうまく口が開かない症状も好転した。6回目の治療後には，額の皺も回復し始め，風に当たると涙が出る症状も軽減し，食事や水を飲むときの不都合も好転した。12回目の治療後，顔面筋の活動

は正常になり，目を閉じると瞳も見えなくなり，額の皺および鼻唇溝も回復し，唾液腺機能も正常になり，治癒した。

5．考察

　顔面神経麻痺は，衛分の陽気が不十分なため，経脈が空虚となり，邪気が陽明・少陽の脈に侵入し，経気が阻滞し経筋に栄養が行かず，筋肉が緩んで発病することが多い。一般に，患者が病後に積極的に治療し，適宜に休息をとるようにしさえすれば，ほとんどの人は全快する。しかし，治療しなかったり，誤治だったり，あるいは患者の体質が虚弱でしかも十分な休息をとらなかったりすると，後遺症が出てしまう。この場合は，外邪がなくなっても，正気が損傷を受けているので，気血両虚となる。このような患者は，単純に急性期の治療法を用いても，効果はいずれも満足できるものにはならない。しかし，火針療法には，経絡の温通・扶正祛邪に対して積極的な作用がある。

　火針には温熱の作用があり，温熱は陽気を扶助するので，人体に陽気が満ちて常に温煦されていれば，臓腑の機能と組織の器官は正常となって好転する。そのほか，経絡には気血を運行させ，人体の表裏・上下を疏通させる働きがある。いったん経絡の気血が失調すれば病変が引き起こされる。そのため経絡を疏通させることは，針灸治療の一貫した大原則であり，単純な毫針にももちろんこの作用はある。しかし，火針は針体を焼いて加熱するので，この作用が強化され，経絡を温通する効果を発揮することができる。

　中国伝統医学では，陽は動を主り，陰は静を主っており，顔面神経麻痺の患者は顔面部の運動が不自由となるのが主症状なので，陽気を奮い起こし，経絡を疏通させることが大原則であると考えている。経過が長引いている患者は，必ず正気を損耗しているので，火針療法を用いて，温熱の力によって正気を充実させれば，衛分は強化される。まさに火針療法の温煦作用と経絡疏通の作用こそが，気血の運行を推し進め，筋骨・筋肉に養分を与え，邪気を駆除する働きを発揮する。こうして最後には　難治症の治癒という目的を達する。

第3章　温通法

2．火針治療による子宮筋腫 50 例の臨床観察
1．対象および方法
① 観察対象

　ここで取り上げる 50 症例はいずれも 1995 年 5 月〜 1997 年 5 月の期間の針灸科外来患者で，婦人科の超音波断層撮影で子宮筋腫と診断されたものである。年齢は 26 〜 45 歳，平均 37 歳。経過は最短が 1 カ月，最長は 15 年，ほとんどは 5 年以内で，76.3％を占めている。症例はいずれも，子宮体が妊娠 3 カ月の大きさより小さいか，あるいは超音波断層撮影で子宮が 11cm × 6 cm × 5 cm より小さいもので，腫瘤の直径が 5 cm 以下のものである。弁証による分類は，気滞血瘀型 14 例，気虚血瘀型 28 例，痰凝互結型 8 例である。

② 治療方法

　主として火針療法を行い，毫針と灸法を補助とする。
1）取　穴：主穴は，中極・関元・水道・帰来・痞根〔第 1 腰椎棘突起下の両傍 3.5 寸〕。気滞血瘀型には，曲池・合谷・照海を配穴する。気虚血瘀型には，曲池・照海・足三里・腎兪を配穴する。痰凝互結型には，曲池・合谷・足三里を配穴する。
2）刺　法：火針は，タングステン・マンガン合金材で作られた長さ 2 寸，太さ 0.8cm の針具を用いる。針尖は尖っているが鋭くないもので，針体はまっすぐに立っていて硬く，針柄は手を火傷しないように断熱になっていることが特徴である。止血鉗子に 95％アルコールを染ませた綿花を挟み，点火して，針尖を炎の上 1 cm のところで 5 秒加熱し，針体の前部 3 cm が鮮紅色になったところで，すばやく針を腧穴に刺入し，すばやく抜針する。全過程が 1 秒以内で終わるようにする。腹部の腧穴の刺針の深さは 3 cm，痞根・腎兪は深さ 1.5cm とする。配穴については，腎兪には火針を行うが，その他の腧穴はいずれも毫針で施術する。照海・足三里は提揷・捻転の補法を行い，その他は瀉法を行い，15 〜 20 分置針する。腹部の腧穴には箱灸（器に入れた灸）を 15 分施す。毎週 3 回，12 回を 1 クールとし，全部で 3 クール行う。

第6節　典型的疾患の治療例

③　観察項目
　治療前後の月経量，月経期，月経の色の変化および随伴症状，例えば下腹部の痛み・下墜感・脹痛，腰・尾骶部の痛み，帯下の状況と舌・脈の変化などを記録する。
超音波断層撮影検査：治療前後の一定の時期に（月経周期の10～15日目）検査する。子宮と腫瘤の大きさを記録する。
婦人科検査：治療前後に専任の人によって婦人科検査を行う。検査時期は月経終了後3～7日。子宮の大きさは妊娠週数によって記述する。
生化学的検査：治療前後に血流測定および血清エストラジオール（E_2），プロゲステロン（P），テストステロン（T），プロラクチン（PRL）などのホルモンレベルの測定を行う。

2．結果
① 治療効果の判断基準
1）短期間内の止血効果
　　著　効：月経量が治療前に比べ3分の1以上減少したか，あるいは7日以内に止血したもの。
　　有　効：月経量が治療前に比べ3分の1減少したか，あるいは7～10日で止血したもの。
　　無　効：月経量が治療前と比べ改善しないか，あるいは10日以内で止血しないもの。
2）総合的な治療効果の判定基準
　　治　癒：臨床症状が消失し，内診および超音波断層撮影で子宮が正常に回復しており，筋腫が消失している。
　　著　効：臨床症状が明らかに改善され，超音波断層撮影で子宮の3径の和が2.5cm以上減少したか，あるいは子宮筋腫が2cm以上縮小したもの。
　　有　効：臨床症状に明らかな改善がみられ，超音波断層撮影で子宮の3径の和が1.5～2.5cm減少したか，あるいは子宮筋腫に2cm以下の縮小があったもの。

第3章 温通法

　　無　効：臨床症状に改善がみられず，子宮筋腫が縮小しないもの。

② 治療結果
1）短期間内の止血効果の型別の比較
　50症例中，月経量過多のものは35例，そのなかで気滞血瘀型・気虚血瘀型の両型と痰瘀互結型との治療効果の比較を統計学的に処理したところ，いずれも顕著な有意差があった（P＜0.05）。気滞血瘀型と気虚血瘀型との比較では，顕著な有意差はなかった（P＞0.05）。**表 3-6** 参照。

表 3-6　短期間内の止血効果の型別比較

型別	症例数	著効	有効	無効	有効率％
気滞血瘀	10	8	2	0	100
気虚血瘀	20	12	5	3	85
痰瘀互結	5	2	1	2	60

2）治療前後の総合的な治療効果の比較
　治癒7例，14％。著効18例，36％。好転17例，34％。無効8例，16％。総有効率84％。治療前後の子宮の大きさの比較では，無効以外のその他の型ではいずれも顕著な有意差があった。**表 3-7** 参照。

表 3-7　治療前後の子宮の大きさの比較　　　（x±s，cm）

	治癒 (n=7)	著効 (n=18)	有効 (n=17)	無効 n=8
治療前	17.34 ± 0.15	21.02 ± 0.56	19.65 ± 0.55	20.02 ± 0.22
治療後	13.65 ± 0.12	15.52 ± 0.31	16.50 ± 0.22	21.30 ± 0.48
P値	＜ 0.05	＜ 0.05	＜ 0.05	＞ 0.05

3）治療前後の血液動態学上の比較
　本症例の患者の治療前の5.75S切変率における全血液粘稠度・赤血球凝集指数・赤血球剛性指数・血球圧積は異常に上昇していたが，治療後の5.75S切変率における全血液粘稠度・赤血球凝集指数・赤血球剛性指数は，非

常にはっきりと下降しており（P＜0.01），血球圧積も顕著に下降していた（P＜0.05）。**表 3-8**参照。

表 3-8　治療前後の血流変動の比較　　　　　（x ± s）

項目	治療前 (n=12)	治療後 (n=10)
2.30 S 切変率における全血液粘稠度	5.60 ± 0.31	5.25 ± 0.34
5.75 S 切変率における全血液粘稠度	46.75 ± 14.34	27.34 ± 11.21 △
2.30 S 切変率における還元粘稠度	12.33 ± 5.26	10.98 ± 6.52
5.75 S 切変率における還元粘稠度	33.64 ± 11.45	32.35 ± 13.14
血球圧積	56.43 ± 5.7	43.12 ± 8.22 ＊
血漿粘稠度	2.01 ± 0.21	1.97 ± 0.27
赤血球凝集指数	8.87 ± 4.26	4.36 ± 3.23 △
赤血球剛性指数	2.44 ± 0.78	1.31 ± 0.86 △

＊治療前後の比較　P＜0.05，　△　治療前後の比較　P＜0.01

4）治療前後の増殖期における血清中の性ホルモンの比較

TとPRLは顕著に下降，Pは顕著に上昇，E_2は顕著な変化はない。**表 3-9**参照。

表 3-9　治療前後の性ホルモンの比較　　　　　（x ± s）

項目	治療前 (n=14)	治療後 (n = 10)	P
E_2 (pg／mL)	56.52 ± 9.08	60.30 ± 12.9	＞ 0.05
T (ng／mL)	82.86 ± 4.09	30.59 ± 2.12	＜ 0.01
P (ng／mL)	0.69 ± 0.11	1.53 ± 0.18	＜ 0.01
PRL (ng／mL)	28.35 ± 3.74	17.73 ± 2.85	＜ 0.05

3．考察

① 子宮筋腫は中医では癥瘕の範疇に属する。中国伝統医学では，本病症は，正気虚弱により衝任が失調し，気血の運行が不順になり，胞宮〔子宮〕に凝滞し，集結して動かず，集積したまま日が経って形成されると考えられている。その病理の要因は，気滞・血瘀・痰湿に分けられ，病理の性質は衝任胞宮の瘀血であり，本虚表実の特徴がある。前人は

治療についての論及で，火針療法を主張しており，『針灸聚英』において「およそ癥瘕結積の病には，火針がたいへんよい」と述べている。賀普仁教授は前人に啓発され，さらに自身の経験を結びつけ，火針を用いて一定の腧穴に温熱刺激を加えることによって，経絡の気を調整し，人体の病理状態を改善し，実際に経絡の疏通・陰陽の調和・扶正祛邪の目的を達成することができると考えるようになった。そこで，一定の腧穴の組み合わせによる専用の方法をとることにした。その方法とは，中極・関元がいずれも任脈と足の三陰経の交会穴なので，衝任および肝脾腎経の気を補い，気血の運行を推動し，経血の妄行を制約することである。また，水道・帰来が足の陽明胃経の下腹部にある腧穴なので，衝任を調理し，活血化瘀をする作用を強化することができる。痞根には散結消痞の働きがあるので，すべての瘀滞の証を治療する。以上のことから考えられた組み合わせである。

② 血液動態学とは，血液およびその組成成分の動態変化の法則を研究する学問であり，血液粘稠度は血液の動態変化を測る１つの総合的な指標である。現代の研究では，中医学の血瘀証の実質は血液が濃・粘・聚・凝になる凝固状態のことであり，全身あるいは局所の血液循環に障害が発生して引き起こされる一連の疾病である。これが血瘀証の病理的基礎である。そのため，血流の変化は，血瘀証の病理変化の客観的な指標となり，また各種の活血化瘀の治療効果・血液循環障害の改善・血流量の増加をみきわめる診査基準にもなり得る。本症例では，治療前の血液粘滞度の全血液粘稠度（5.75 Ｓ切変率における），赤血球凝集指数，剛性指数および血球圧積などの指標が明らかに上昇しており，治療後には，血液動態学上の４項目の指標がいずれも好転しているので，火針療法が血流を改善し，化瘀消癥の目的を達成したことをはっきりと示している。

3．火針による胎児性あざの治療
1．治療方法
① 針具：１寸あるいは1.5寸の普通の火針あるいは多頭火針。

第6節　典型的疾患の治療例

② **方法**：あざのある部位全体に均等に刺針する。施術時には，まず患者にあざの部位を出すように言い，医師は左手に点火したアルコール綿を持ち，右手に火針を持って準備を整える。火針を赤くなるまで燃焼させたら，すばやくあざの部位に刺入し，すぐに抜針する。これを繰り返して患部全体に点刺する。

抜罐〔吸角〕との組み合わせ：患者の背部にあざ（褐色あるいは黒褐色，ゴマ粒大の色素沈着）が3～4カ所ある場合，三稜針で筋肉線維を刺して出血させ，出血部位に10～15分抜罐を行う。

③ **注意事項**：
(1) 火針は毫針と比べて痛みが大きいので，治療前に患者に説明しておかなければならない。また，第三者に治療部位を押えておくように頼んで，患者が思わず振り払ったりして，刺針の深度や部位が不正確にならないようにする。
(2) 針体が赤くなるまで燃焼してはじめて刺入できる。深度は1～2mmが適当である。刺針の密度は患者が耐えられる程度をみきわめる必要がある。あざの色や深さなどの状態をよく見て把握しておくべきである。火針を行った後は乾いた綿花で針孔を拭き取り，もし出血があれば，むやみに止血をしようと考えず，自然に血が出るままにしておくほうがよい。
(3) はじめのうちは外周から治療を行い，後に次第に内部に入っていくようにする。週に1～2回にする。毎回先に火針で治療してから，さらに刺絡をして抜罐を行うが，その反対でもよい。④患者に治療当日とその翌日は火針の刺針部位を洗ったり触ったりすることを控えるように伝える。針孔の痕は3～4日で自然に癒合し，瘢痕は残らない。

2．典型症例

患　者：陳〇〇，女性，34歳。
初　診：1995年12月27日
現病歴：患者は左の顔面に扁平な青黒い胎児性のあざがあり，上は髪の生

第3章　温通法

え際まで，下は下顎部まで，内側は鼻梁・口唇まで，外側は耳の前部までの範囲で，色はほぼ均一で質は硬い。

経　過：初診で通常の火針であざの周辺を刺針した。針孔の間隔は1～2mm，色の濃いところは多く刺針する。2週間後に再診したときに，刺針部位の色が点状に浅くなっているのがわかった。30年以上も治療を受けてきて効果がなかったので，患者や家族，友人はたいへん喜んだ。以後は毎週1回，同じ方法で治療を行い，5回目には上顎部・鼻梁・下顎部の色が浅くなり，正常な皮膚と自然に癒合した。6回目に多頭火針に代えて，刺激を強くして，主に中心部に施術した。10回目で，あざの部位全体の青色が薄くなり，ややピンク色が見えてきて皮膚の質も軟らかくなった。14回目には背部のあざに刺絡・抜罐の治療を加えた。1週間後には患者は頬が柔らかくなり艶が出てきたように感じた。続けて8回刺絡法を組み合わせて治療すると，あざのなかにピンク色が見えてきて，鼻翼の両傍にあった2cm×3cmの大きさの青色の部分は基本的になくなった。さらに治療効果を上げるために，現在引き続き治療中である。

3．考察

胎児性あざは，中医では黒皯・鼾黒皯黯・面塵・面皯・肝斑あるいは面生黒斑などと呼ばれており，『太平聖恵方』にはじめて出てくる。日常生活に影響がないとはいえ，しばしば顔面部にでき，年齢とともに増長し拡大するので，患者には重大な精神的負担をもたらす。西洋医学では，胎児性あざの発生原因・病理変化については不明であるとしており，美容整形手術・皮膚削皮術および薬物による焼灼などが常用されるが，いずれも効果は低い。患者に永久に瘢痕を残すこともあるので，多くの人が自然に中医の療法に転向してくる。

気血は人体を構成する基本物質であり，気が行けば血も行くので，気滞になれば血は阻まれる。気血が調和しなくなれば，人体の物質は平衡を失い，新陳代謝が正常に行われなくなる。胎児性あざの部位の色素沈着は，

まさにそのような陰陽の失調が表に現れたものなのである。賀普仁教授は「病は気滞によるものが多い」という理論にもとづいて微通法・温通法・強通法という「賀氏三通法」を開発した。火針はその温熱によって病気を治療するものなので温通法と呼ばれ，三稜針による刺絡法は強通法と呼ばれる。この2者を組み合わせた治療は，人体の陽気を温煦し，経気を激発し，正気を補益し，邪気を疏散し，気血を調整して気血の通りをよくすることができる。気が行けば血が行き，陰平陽秘〔陰気と陽気の両者が相互に調節し，バランスを維持すること〕となれば万病はすべて除かれる。西洋医学の立場からみれば，火針は胎児性あざの部位の血管と神経を刺激し，毛細血管を拡張し，局所の血液供給を改善し，新陳代謝および物質転化を加速することで，沈着している色素を自然に減少させ，皮膚を正常な状態に回復すると考えられる。要するに，火針療法は疑いもなく現在の胎児性あざの治療にとって最も優れた選択であり，この病気の病理変化と治療のメカニズムはさらに進んだ研究が行われるべきである。

第4章

強通法

　「強通法」——すなわち瀉血療法である。三稜針あるいはその他の針具を用いて人体の一定の部位の表在血管を刺し切り，病状によって適量の血液を放出し，血流を疏通させて調気し，通経活絡をすることによって，痛みの疾病を治療する刺針方法である。これは針灸の重要な治療手段の1つである。その作用は急速であり，血液を外に排出して病邪を除去するので「強通法」という。この方法は，臨床上多くの疾病に対して用いられる針法であり，顕著な効果がみられる。著者は針灸の臨床で瀉血療法を長年実践してきており，豊富な経験があり，たいへん良好な治療効果を得ている。

第4章　強通法

第1節 ◉ 瀉血療法の歴史

　瀉血療法は，中国ではすでに長い歴史があり「砭〔砭石〕をもって針とする」とされていた時代に，早くも砭石を利用して皮膚を刺し切り，瀉血をして病気を治したといわれている。当時，蔵象学説や経絡学説は医療体系として確立していなかったので，瀉血の部位はほとんどが局所の病巣に限られており，外治法〔体表または体外で治療する方法〕だといえる。瀉血療法に関する文字による最も早い記載は『黄帝内経』にみられる。『黄帝内経』では瀉血療法について，針具・方法から治療のメカニズム・適応症などにいたるまで論述している。『霊枢』九針十二原篇における針具についての描写は次のようなものである。すなわち「四に鋒針，長さ1寸6分」「鋒針は刃が三方にあり，慢性疾患を切り開く」。また『霊枢』官針篇では，具体的な操作方法について次のように述べている。すなわち「絡刺とは，小絡の血脈を刺す」「贊刺とは，針をまっすぐ刺しまっすぐ出し，針数を多くして，浅い部分から出血させる」「豹文刺とは，左右前後に刺針し，脈に当てることを原則とし，経絡の血を取る。この法は心の応〔心が血を主るので，このようにいう〕である」。文中の「絡刺」「贊刺」「豹文刺」とはいずれも瀉血の具体的な方法のことである。『霊枢』小針解篇では，瀉血のメカニズムについて「鬱滞すればこれを除くとは，血脈から取り去ることである」「熱を瀉し出血させる」と指摘されている。瀉血療法の適応症について『内経』には多くの記述がある。例えば『素問』三部九候論篇に「経病は，その経を治し，孫絡病は，その孫絡血を治す……。上実下虚であれば，切診してこれに随う。その結絡脈を探して，刺してその血を出せば，通じるのがわかる」。『素問』刺瘧篇には「瘧を刺すには，まずその病の先に発症したところを問い，まずこれを刺す。先に頭痛があり重くなったなら，まず頭上および両頬，両眉間を刺して出血させる。先に項背部が痛んだなら，まずこれを刺す。先に腰背が痛んだなら，まず委中を刺して出血させる。先に手腕が痛んだなら，まず手の少陰，陽明の十

第1節　瀉血療法の歴史

指の間を刺して出血させる」と述べられている。『霊枢』癲狂篇には，瀉血療法による狂病治療の記載がある。「狂病が発症したばかりで，まだこのような症状がみられないなら，まず曲泉の左右の動脈を取り，ひどくなったものには血を出すと，しばらくして治る」。『霊枢』熱病篇には，「心疝〔心気の鬱積による急性痛〕が突然痛むなら，足の太陰，厥陰を取り，これを刺してことごとくその血絡を取り除く」とあり，また『霊枢』厥病篇には「頭痛が激しく，耳の前後の動脈が湧き出るようで熱があれば，瀉して血を出す」と記されている。また『霊枢』官針篇では瀉血療法による癰腫の治療について述べられている。『霊枢』血絡論篇では，瀉血の問題点を専門に論じている。これらのことから，瀉血療法の理論的基礎は『黄帝内経』によって確立されたとされている。

　古代の名医である扁鵲にも，瀉血療法を用いて重病を治療した記載がある。『史記』扁鵲倉公列伝の記載に「扁鵲は，……虢国を通り過ぎ，虢国の皇太子が死に，……」「……扁鵲が言うには，……皇太子の病は，いわゆる尸厥である……」「……扁鵲は，弟子の子陽に針を砥石で砥がせて，外面の三陽・五会の腧穴を取って針を打ったところ，まもなく皇太子は蘇生した。……」とあり，『循経考穴編』によると，督脈・百会の条の最後に「昔，虢国の皇太子の尸厥に，扁鵲が三陽五会を取って蘇生した」という記載がある。三陽五会とは，百会穴を指している。

　漢代の医師・華佗は，中国の傑出した医学者であり外科に秀でており，また針灸にも精通していた。彼は『黄帝内経』の「刺して出血させ，悪血を経に入れさせない」という原則にもとづいて，外科の「紅糸疔」〔急性リンパ管炎〕に対して瀉血療法を独創的に用いた。宰相・曹操は「風眩病」〔眩暈の一種〕に罹っていたが，華佗に治療を求め，頭部に刺針し瀉血を行い治癒した。

　晋唐の時代になると，医学者たちは『黄帝内経』の瀉血療法をそのまま踏襲するだけでなく，さらに発展させた。晋代の葛洪は『肘後方』のなかで「急性の咽喉舌痛を治療するには，病所の左右にしたがって，鋒針で親指の爪の根本を切って，出血させればすぐに治癒する」と述べている。唐代の孫思邈の『千金方』には「胃癰になると，空腹だが食べられない，脇

第4章　強通法

腹の膨満などになるが，足の陽明・太陽の横絡〔絡脈の小さいもの〕を刺して出血させる。喉痺〔咽喉部の腫張疼痛を伴う疾患〕は，両手の小指の爪紋中を刺して出血させる。豆3粒ほどで治癒する。左の病には右を，右の病には左を刺す」と記されている。唐代の秦鳴鶴は，百会を刺して頭部から出血させて，唐の高宗の「頭風目眩」症を治療した。

　宋代以後，瀉血療法の応用範囲はさらに広がった。宋代の妻全善は，著書『医学綱目』のなかで，男性の喉痺の治療に，太渓を刺して黒血を杯半分の量ほど出して治したと記している。陳自明は著書の『外科精要』に「50歳すぎの男性が，疽を5日患っており，熱をもち腫れてたいそう痛む。赤く腫れた部分は1尺にも及び，石を載せているように重く，ひどい状態で，脈を診察すると，これまた芳しくない。そこでまず砭石で赤くなった部位を刺して茶碗1杯ほどの血を出したところ，背の腫れはたちまち消退した」と記している。金元時代の4大家の一人である張子和は，その著書『儒門事親』が内科の専門書であるにもかかわらず，そのなかで瀉血療法を強調して紹介している。なかでも「目疾頭風出血最急説」などの章で，瀉血療法に対する重要性と臨床応用について述べている。

　明清代の医師も瀉血療法について論述している。明代の薛立齋は『外科心法』7巻，『癰瘍机要』3巻および『正体類要』2巻を著している。また，宋代の陳自明の『外科精要』の校注も行っている。彼が付け加えている医事記録のなかに，「喉痺に防風通聖散を投与したが，腫れのため飲み込むことができない。この症状には針を行うのがよい。歯はきつく閉じてしまっているので，少商を刺して出血させたところ，口はすぐに開いた」という記載がある。清代後期の呉尚先の著した『理瀹駢文』は，外治法の専門書であるが，その本のなかにも瀉血療法による小児の鎖喉風〔扁桃周囲膿瘍などの症状〕治療の記載がある。「ある小児が，咽喉の腫脹と痛みがひどく，水もまともに飲めない状態で，明け方がひどい。……銀針で少商，然谷の2穴を刺して出血させたところ，のどはすぐに楽になり，お茶を与えると苦もなく飲み，食事もできるようになった」。

　瀉血療法は，中国国内での歴史が長く，応用範囲も広いというだけでなく，世界的にも盛んに行われた国があり，それに関する書物も残されて

いる。例えば，エジプトの「パピルス文書」のなかからも発見されており，古代のエジプトの医師は「瀉血」として，日常的に「瀉血術」を行っていた。また中世の著名なアラビアの医学者アヴィセンナは，その著書『医学典範』のなかで，瀉血療法について詳細な論述をしている。そのなかには，静脈に対して行うものも含まれており，切り口の大きさと形式および患者の年齢・体質などから，さらに「瀉血術」の適応症および禁忌症にまで言及している。これらの国々の瀉血療法は，一時大いに流行した。ロシアのジンバエフは，古代のノーヴゴロド県の戸籍登記簿に「瀉血人」というのがあり，一種の職業となっているのを発見しており，当時は瀉血療法がすでに一つの独立した医療活動として存在していたと説明している。19世紀のフランスの医学者プルシェ教授は瀉血療法をたいへん信奉しており，記録によると，1人の患者に32回の瀉血治療を行ったことがある。彼は，「瀉血は一種の刺激療法である」「抗炎症に対して有効な方法である」としている。

第2節 ● 強通法のメカニズムと応用

　過去の書物の記載や文献的資料から考証して，「強通法」はその歴史がたいへん長く，国内外から受け入れられていることがわかっているが，さらに進めてその治療のメカニズムを研究する必要がある。
　「強通法」の根本作用は，やはり「経絡学説」と「気血学説」という2つの綱領から離れることはできない。経絡学説は中医の，とりわけ針灸学の基本理論の1つである。前人は，経絡が裏から表へ，内外を通達し，手足の関節と連絡する作用をもっていると考えていた。人体は1つの総合的な有機体であり，各臓腑の組織・器官の間には，いずれも密接な連係があり，このような連係は経絡を通して完成している。経絡は人体内の1つの大きなネットワークのようなものであり，異なる臓腑の組織・器官の

第4章　強通法

働きを1つに束ねて，1つの有機体を構成している。そのほか，さらに重要なことは「気血」を全身の各部に輸送しており，人体の正常な生理活動を保証していることである。経絡はほかにも陰陽の調節・各臓腑間の協調的な平衡活動に寄与しており，抑制的な調和と統一とを確保している。したがって，経絡は人体の正常な生理活動を維持する役目をもっているといえる。また，経絡学説は治療現場においても重要な指導的働きをしている。どのような疾病もみな経絡が順調に通じないために，臓腑の不和を引き起こし，陰陽の平衡を失うことから起こっている。中国伝統医学におけるいわゆる「気血」は，すべての生理活動の物質的基礎でもある。中国伝統医学における「気」とは，鼻呼吸の気を指すだけでなく，臓腑の組織・器官のすべての機能を包括している。例えば，脾胃の消化機能は「脾気」「胃気」，腎臓の排泄・生理機能は「腎気」，経絡の機能は「経気」，生命が生存し得る機能は「真気」と呼ばれる。したがって中医における「気」の概念は，人体のすべての臓腑の組織・器官の機能を働かせるものを指している。このことからわかるように，人の体は片時も「気」の温煦の働きから離れることはない。もし人体のどこかの臓腑組織に機能活動の不調が発生すれば，そこには疾病が出現する。「気」が失われた部分には，必ず機能の喪失があり，死が訪れる。中国伝統医学における「血」とは，人体内の血液・精髄・津液など陰性のものを指している。

　前人は，人体のそれぞれの活動はいずれも「血」とは切っても切り離せないものと考えていた。例えば，人の手足がものをつかんだり歩いたりできるのは，必ず血の濡養があってはじめて完成する。目は，血液がめぐってはじめてものを見ることができる。脾胃は，血液の働きがあってはじめて消化吸収し全身に栄養を供給することができる。頭は，血液があってはじめて考えることができ「神明出づ」〔精神の働きが正常に行われる〕となる。要するに，各臓腑の組織・器官は血液の栄養に拠らないものはなく，これがあってはじめてその「抑制的調和」の働きを発揮できる。もし何らかの原因で「気」と「血」に偏盛あるいは偏衰が発生すれば，経絡は阻滞し，臓腑の正常な生理機能は混乱してしまい，さまざまな症状が現れてくる。もし「気血」が存在しなければ，すべての生理機能は停止してしまい，

人の寿命も尽きてしまう。「気」と「血」は相互に依存および連係している。「気」は血の直接的な現れであり，「血」は「気」の物質的根拠となる。そのため，前人は「気が行けば血も行く」「気が留まれば血も停まる」といっていた。しかしながら，「気」と「血」とは相互に対立するものであるが，相互に補完し合う関係でもある。もし「気」が不足すれば，「血」の濡潤作用によって，「気」の不足を補い改善することができる。ここでは「血」が先導者であり，主導している。それは「血」が有形の物質であり，「気」は必ず「血」を基礎としており，「気」は陽に属していて主動的ではあるが，必ず「血」に依存して働いているのであって，だからこそ気の機能活動が表現されるのである。このように「血」は「気血」のなかで指導者的な役割を果している。

瀉血療法とは，特定の腧穴あるいは患部に鋒針〔三稜針〕，あるいはその他の針具を用いて皮膚を切り，悪血を外に排出させるもので，「治血調気」をすることである。これは局所の瀉血ではあるが，経絡の全身調節作用によって全面的な調節が可能となり，「抑制的調和」「表裏の関係」によって相応する臓腑の機能を改善させることができる。そのうえ，この方法は，直接血を刺して調血し，また血によって調気するということでもある。したがって，瀉血療法は気血双方を調節する作用があるといえる。

前人は臓腑機能の乱れや，経絡機能の失調から生じる症状を，根本原因は「気」が改変したからではなく，「血」の変化によるものだと考えた。また「気血」相互の関わりであるとも考えた。「気」に病があれば「血」に影響が及び，「血」に病があれば「気」にも影響が及ぶ。瀉血療法は，まさにこの理論を根拠として，それ自身の独特な治療体系として打ち立てられた。すなわち治血調気を利用して，経絡を通達し，活血祛瘀をし，臓腑を調和して，陰陽の平衡を促し，疾病を治療するということである。

「強通法」は主として，解熱・止痛・解毒・瀉火・止痒・消腫・痺れを治し，嘔吐の抑制，下痢止めおよび救急治療などの方面に用いられる。

1．解熱作用

中国伝統医学では「発熱」には2種類あると考えられている。1つは陽

第4章　強通法

盛発熱，もう1つは陰虚発熱である。「強通法」の解熱作用は前者に適用される。それは陽気が盛んであれば必然的に血盛となるが，瀉血によって血盛を抑えることができ，それによって血脈中の熱邪が軽減し解熱される。人身の気は血を本としており，同時に血にしたがって出入している。血を外に出すと過剰な陽気がどんどん出ていくので，陽盛の状態は改善される。こうして人体の「気血」は平衡状態となり，熱はおのずから退く。陰虚発熱にはこの方法を使うことはできない。

2．止痛作用

中国伝統医学では，「通じれば痛まない，痛むなら通じていない」と考えられている。その意味は，およそ痛みを伴う疾病であれば，その経脈には必ず閉塞して通じない部位があるということである。「強通法」は血を直接外に排出して，瘀滞を疏通させ，経脈を通じさせるので，痛みはただちに止まる。臨床では，咽喉痛や偏頭痛などの急性症状がたいへん多く，瀉血療法を応用することによって，いずれも満足できる治療効果を収めることができる。

3．解毒作用

「強通法」は，人体に正気不足・機能障害があるときに生じる毒邪内攻の病症に対応できる。例えば，毒火攻心による「紅糸疔」〔急性リンパ管炎の類〕や毒邪浸淫によって生じる瘡瘍などに対してたいへん良好な治療効果がある。瀉血は人体に侵入した毒邪を血にしたがって排出させるだけでなく，さらに重要なことは「理血調気」によって人体の機能を正常にし，毒邪の拡散と再生を抑制するということである。

4．瀉火作用

中国伝統医学では，心は「火」に属すると考えられている。もし心陽が亢進すると，心煩・不安・口内炎，ひどければ発熱・意識不明・うわ言などの症状が現れる一連の「火譫症」を起こす。心には血脈を主る機能があるため，瀉血によって心陽の過剰な状態を直接軽減することができ，瀉火

の目的を達成することができる。また中医では，肝胆には相火があり，肝は血を蔵していると考えられているので，瀉血によって暴発火眼〔急性結膜炎〕や頭暈目眩〔目がクラクラしてものが見えずめまいがする症状〕などのような，肝胆の相火の妄動から起こる病気を治療することもできる。

5．止痒作用

　痒症については，前人は風気が血脈中にあることから現れるものであると考えており，「風を治すにはまず血を治す，血が行けば風はおのずから消滅する」という治療原則がある。瀉血は，すなわち「理血調気」ということなので，血脈が流通すると「風」気が留まることができなくなり，そのため祛風止痒の作用を発揮できる。

6．消腫作用

　「腫」の多くは気滞血渋・経絡瘀積から形成される。瀉血は局所の経脈中の「宛陳」〔脈中の蓄血〕の気血と病邪を直接取り除くことができるので，経脈の流通を促し瘀阻をなくし，自然に消腫の目的を達成することができる。

7．痺れを治す作用

　中医では，気虚になると血を主導して四肢の末端まで行かせることができなくなり，しばしば痺れの症状が現れると考えている。そこで毫針によって患側の四肢末端の腧穴を刺し，少量の血液を放出させる。痺れの症状に対する瀉血治療は「血行けば気通じる」という理論を根拠としており，機能活動を活性化して血液を四肢の末端に到達させ痺れを治す。

8．嘔吐を抑える作用

　悪心・嘔吐は胃熱あるいは肝気横逆犯胃あるいは食積滞留から起こるものが多い。瀉血は熱を瀉し肝逆を平定することができ，また消化を助け胃の疏通を促す作用がある。

第4章　強通法

9．止瀉作用

　下痢に対する瀉血治療の範囲は，胃腸の食積による化熱から起こる熱泄〔熱邪による下痢・裏急後重・肛門の灼熱感などの症状〕や流行性の疫毒から起こる清濁混合の下痢などであり，そのメカニズムは瀉火によって小腸の熱を降ろし，昇清降濁の作用を喚起することである。臨床では委中穴を常用し，ゆっくり刺して瀉血する。通常は1～3回で治癒する。

10．救急治療

　瀉血療法は，瀉熱涼血・開竅によって醒神清脳〔心竅が塞がれ意識障害のあるものを治療する〕する作用があり，脳卒中による昏睡や意識不明の患者を救う一種の有効な救急手段であるといえる。

　著者は長年にわたる臨床応用を通じて，瀉血療法は以上の10種類の症状に対して用いるのに適しており，いずれも満足できる治療効果を得ることができると考えている。

第3節 ● 強通法の針具と刺法

　瀉血療法は，必要性とその条件によって，それぞれ異なる針具を選択するが，臨床上よく用いられるのは次の3種の針具である（図4-1）。

1．三稜針

　これは古代九針のなかの鋒針が発展し変化してきたものである。長さは1寸6分，針柄は円柱形をしており，針身は三角状で，三方に刃があるので「三稜針」と呼ばれている。浅在静脈に適用する。

第3節　強通法の針具と刺法

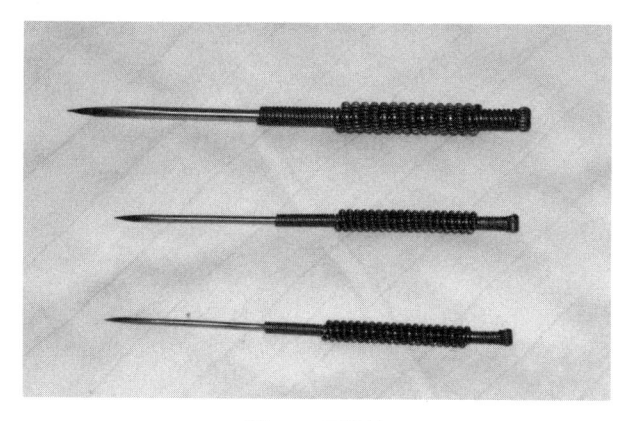

図4-1　三稜針

2．毫針

古代九針のなかの毫針で，18号のステンレス製を用いる。1寸前後の長さがよい。小児および虚証の患者に適用する。

3．梅花針

古代の「毛刺」〔皮膚に浅く刺す方法〕から発展してきた針具で，応用範囲は広い。

火罐：火罐〔抜罐療法，吸角法〕は，中国で広く行われており，陶製・竹製・ガラス製など種類も多い。多くの疾病の治療に用いられる。瀉血療法ではその吸い出す作用を利用して，血液を吸い出す（**図4-2**）。

ゴムの止血帯：四肢の肘窩，膝窩および頭部の太陽・糸竹空などの部位で瀉血をするときは，必ずゴムの止血帯を用いる（**図4-3**）。長さは66cm前後，腧穴の上端あるいは下端に巻いて，血液の回路を遮断し，脈絡（静脈）が現れるようにし，その後に三稜針を用いて正確に腧穴に当て，0.5〜1分の深さ刺入すると，血液が流出する。

瀉血療法は，症状や施術部位によってそれぞれ深さが異なっており，以下の5種の刺法がある。

249

第4章 強通法

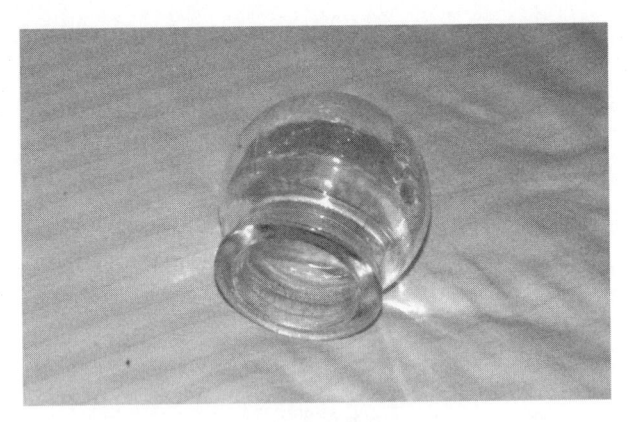

図4-2 火罐

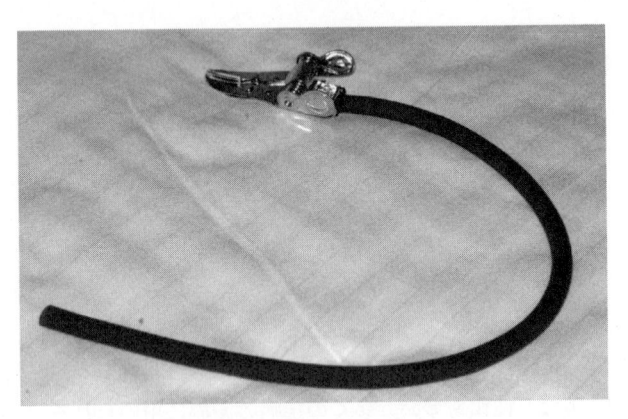

図4-3 ゴムの止血帯

1．緩刺法

　尺沢・委中および太陽などの部位の浅在静脈の瀉血に適用する。この方法の操作は，まず施術する腧穴の上端か下端をゴムの止血帯で縛り，施術者は右手の拇指・示指・中指の3指で三稜針を持ち，腧穴を正確に定めて（静脈の浮き出ている部位），ゆっくりと0.5～1分の深さ刺入し，ゆっくりと抜針する。血が流れ出てくるので，黒血が出尽くすまでおいて，赤色に変色したら，ゴムの止血帯を解き，消毒綿で針孔を押えると，血は自然

第3節　強通法の針具と刺法

に止まる（**図4-4**）。

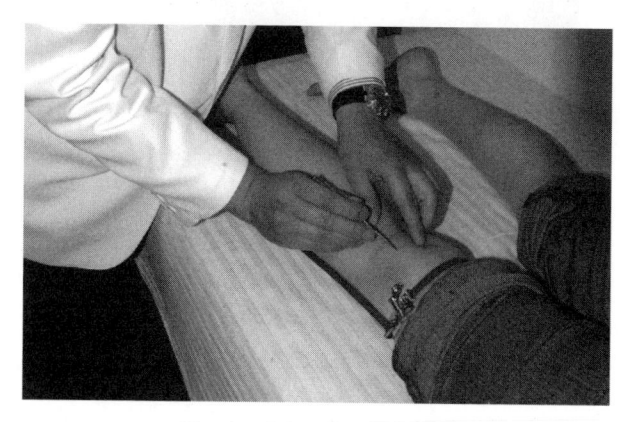

図 4-4　委中に緩刺法を行う

２．速刺法

　この刺法は，施術時にまず左手の拇指・示指・中指の3指で刺針する腧穴をつまみ，右手に三稜針あるいは毫針を持って，0.5〜1分の深さにすばやく刺入し，パッと抜針する。その後，手で局所を押えて血液をできるだけ早く搾り出す。咽喉痛には少商穴，中暑〔熱射病・日射病〕には十宣穴，中風には十二井穴を刺す（**図4-5**）。

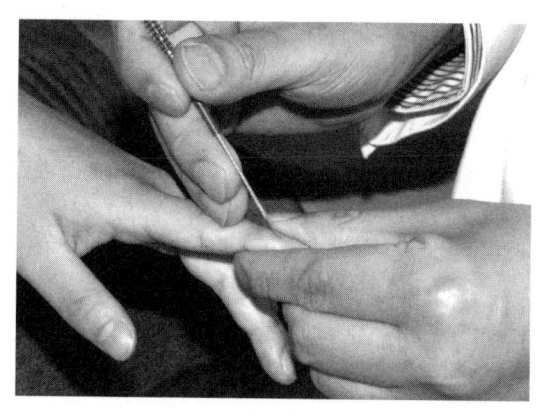

図 4-5　①商陽に速刺法を行う

第4章　強通法

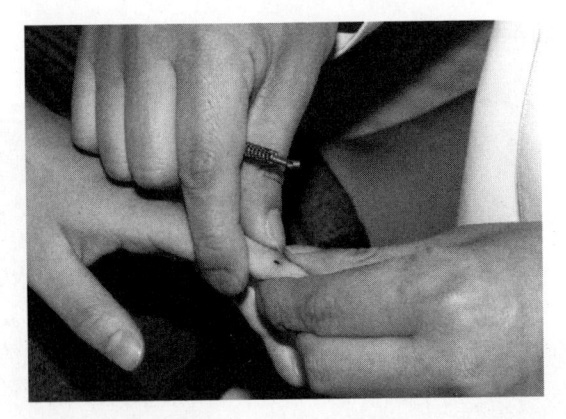

図 4-5　②血を搾り出す

3．挑刺法

　この刺法は，胸部・腹部・背部・頭部・顔面部の腧穴や筋肉の薄い部位に適用する。「羊毛疔」〔季節の邪を感受して突然発する疔〕・「偸針眼(とうしんがん)」〔麦粒腫〕などの症状に用いる。刺針時に胸背部の変色した部位を正確にみきわめて，左手でその部位の皮膚をつまみ上げ，右手に「三稜針」を持って横から引っ掛けるように刺す。

4．囲刺法

　この刺法は，施術時に赤く腫れた患部の周囲を「三稜針」で数カ所あるいは数十カ所点刺する。刺針後，両手指で局所を軽く押えて搾り出すか，抜罐で吸い出す。悪血が出尽くしたら，腫痛はなくなる。この方法は，癰腫・痹症および大頭瘟(だいずうん)〔季節の邪毒が三陰経絡に侵入して起こる病症。顔面丹毒・流行性耳下腺炎などの類〕・丹毒などの症に適用する（**図 4-6**）。

5．密刺法

　この方法は，皮膚病・頑癬〔難治性の湿疹・浅在性白癬など〕などに適用する。施術時は，梅花針で患部をたたき，局所から微量の血液を出す。治療効果は比較的よい。

第4節　強通法の禁忌と注意事項

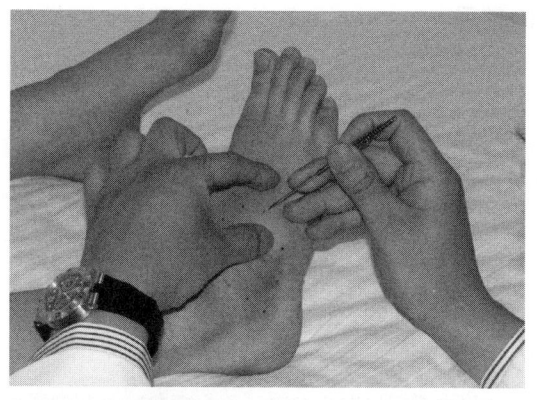

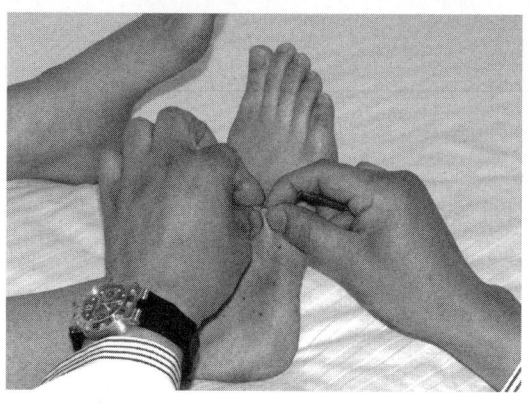

図 4-6　①患部の周囲に囲刺法を行う②血を搾り出す

第4節 ● 強通法の禁忌と注意事項

　瀉血療法は，強硬な手法であり「強通法」に属し，実証・熱証に対して特異な治療効果がある。もちろんいかなる治療方法にも，ある病症に対して顕著な効果があっても，別の病症には禁忌であるということがある。瀉血療法にも禁忌がある。

253

第4章　強通法

1．患者の禁忌
　陰虚血少で体力が衰弱している患者，あるいは脈象が虚弱な患者はいずれも瀉血に適さない（突然失神した患者は別である）。水腫の患者や日常的に出血しやすい患者にも瀉血は適さない。過労・飢え・極度の口渇・酩酊・激しい怒りなどがあるものには，しばらくの間瀉血はしないほうがよい。ある程度の時間をおいて休息させ，気血の平静をみてから，瀉血を行う。そうでないと効果がないばかりか，かえって事故を起こしやすい。

2．手法の禁忌
　刺針の手法は強すぎてはならない。そうでないと刺激過度になって針ショックを起こすことがある。
　刺針の手法は，必ず適度な深さでなければならず，刺針が深すぎることは禁忌である。血管壁を傷つけて内出血を起こさないようにする。

3．大・中動脈の刺針の禁忌
　動脈は血が止まりにくい。もし不注意によって中動脈を刺してしまってもあわてないで，すぐに消毒綿で針孔を押え，圧迫して止血する。しばらくすると血は止まる。

　瀉血療法を行うときは，禁忌を重視しなければならない。もし慎重さを欠いて，病状の必要性や選穴の適否を考慮しないで，むやみに瀉血を行えば，無益なばかりか，病状に害を与える可能性があり，深刻な場合は患者の安全に関わるような事態にもなり得るので，けっしておろそかにしてはならない。具体的な操作上の注意点をいくつかあげる。

1．腧穴を正確に取る
　腧穴が正確に取れているか否かは，治療効果に直接影響がある。そのため腧穴をしっかりと確認しなければならない。一番よいのは，患者に無理のない体位を取らせてから取穴することである。通常は拇指の爪で「×」印をつけて，目印にする。

2．消毒を徹底する

瀉血は針具が直接血管内に入るので，必ず厳格に消毒をしなければならない。三稜針の針体は太いので，針孔が閉じにくい。消毒をおろそかにすると感染を起こしやすくなる。

3．針具が鋭利である

瀉血前に必ず針具をしっかり点検する。まず針尖・針刃が鋭利であるかどうかを点検し，患者の苦痛を軽減するようにする。

4．持針の確実性

右手に三稜針を持ち，手腕に全身の力を注がなければならない。手腕から指先に力を移動させ，それから刺針すれば思い通りに刺入できるようになり，運用は自在になる。

第5節 ● 典型的な疾患の治療例

1 発熱

「高熱」は，臨床上よくみられる症候である。患者の自覚的な発熱を指しており，体温が39℃以上に上昇するものである。中医学では，「壮熱」「実熱」「日晡潮熱」などと呼ばれており，いずれも高熱の範疇に属する。

【病因病機】 中医における発熱の認識は『素問』熱論篇にその源がある。すなわち「熱病は，みな傷寒の類である」とし「熱するものはこれを寒す」という治療原則を示して，六経弁証の理論体系を作り上げた。後世の医学者も，発熱は各季節の異なる湿熱病毒を感受して発生するという認識をもち，寒涼清熱の治療方法を提起している。明清代になると，熱毒に対する認識と治療原則は日ごとに充実してきて，営気営血の三焦弁証の理論も提起された。このよ

うに，発熱の治療原則は傷寒と温病の２大学派に分けられるようになった。刺針による瀉血は傷寒，温病に限らず，いずれも解熱作用を発揮する。

【臨床症状】　高熱，あるいは悪寒・頭痛・全身の倦怠感と痛みを伴う。
【治則】　清熱解表
【取穴】　大椎・攅竹
【刺法】　三稜針で上記の腧穴を点刺する。大椎には抜罐法を行う。

症例

王〇〇，17歳。３日間にわたって39.6℃の発熱があり，頭痛がして，ときどき冷感がある。ある診療所で医師の検査を受け，「上気道感染」と診断され，APGを服用したが，依然として熱は退かず，食欲不振・全身倦怠・便は乾燥・尿黄である。

望　診：顔面は赤い・舌苔白・咽部の発赤
脈　象：浮数
弁　証：内に蘊熱があり，風寒の邪に外感したため，風寒束表となり，発熱・悪寒が起こった。
治　則：解表瀉熱・発汗させて治療する
取　穴：大椎・攅竹
刺　法：細い三稜針で，速刺法を用いて瀉血する。その後，大椎に抜罐法を行う。
経　過：２回の治療で熱は退き，症状は消失した。

瀉血による解熱作用の臨床観察

　瀉血療法は，『内経』のなかで述べられている「刺絡」法である。鋒針（三稜針）を用いて，病状にしたがって，人体の特定の部位の浅在血管を刺し切り，適量の血液を出して，陰陽を調節し，気血の機能改善を行い，治療の目的を達成するものである。

　『内経』には鋒針についての記載がある。例えば，『霊枢』九針十二原篇に「四に曰く鋒針，長さ１寸６分」，『霊枢』九針論篇には「ゆえにこれを

治療するには，必ずその針体が長円でまっすぐで，針尖は鋒（ほこ）のようになっているもので，瀉熱して出血させることができる……」と述べられている。

臨床では，高熱・顔面紅潮・口渇・尿黄・便乾燥などの急性症を現す実火の証には，瀉血治療を運用すれば，多くが奏功する。北京中医医院の急性症診療室では100例の発熱患者に瀉血療法を応用して観察した。その結果は以下の通りである。

【操作方法】 瀉血を行う腧穴あるいは部位には通常の消毒を施し，左手の拇指・示指・中指の3指で刺針する腧穴あるいは部位をつまみ，右手に「三稜針」（鋒針）を持ち，針尖を腧穴に正確に当てて，迅速に皮膚内に0.5分の深さ刺入し，パッと抜針してから，手で血液を3滴搾り出す。大椎の瀉血には，挑刺法を多く用い，その後，腧穴上に抜罐法を施し，血液を吸出し，1〜2分して器具を取り除く。

1. 治療効果の基準

瀉血後1〜2時間以内に，体温を測定し，白血球数を調べる。体温が1℃下降し，白血球数が500／μL下降していれば有効とする（表4-1〜表4-10）。

表4-1 十二井穴瀉血後の血液像の変化（7例）

血液像	例数	割合（％）
下降	3	43
変化なし	0	0
上昇	4	57
合計	7	100

第4章　強通法

表4-2　瀉血後の血液像の変化状況（全症例）

血液像	例数	割合（％）
下降	41	41
変化なし	1	1
上昇	58	58
合計	100	100

表4-3　よく用いた腧穴の状況

腧穴	例数	割合（％）
大椎	70	70
少商・商陽	10	10
十二井	7	7

(1) そのほか少商3例，曲池2例，委中1例，そのほか7例を用いている。
(2) そのほか大椎に他穴を組み合わせた，あるいは他穴の組み合わせを用いた。

表4-4　大椎の瀉血後の体温変化の状況（70例）

体温	例数	割合（％）
体温下降	47	67
変化なし	10	14
体温上昇	13	19
合計	70	100

2．考察

　瀉血療法は中医における急性症治療の有効な方法の1つである。その効果は早いので，広く用いられるようになることを期待する。
　観察を通して認識できたことは，大椎穴の解熱作用がたいへん優れていることで，苦痛も少なく，操作も簡便である。
　今回調査した患者の短期間における効果としては，ほとんどが体温が下

降し，白血球数は増加した。体温と白血球数の両者の変化は正比例にならなかった。臨床の現象として今後のさらなる研究が必要である。

表4-5 少商・商陽の瀉血による体温変化の状況（10例）

体温	例数	割合（%）
体温下降	7	70
変化なし	0	0
体温上昇	3	30
合計	10	100

表4-6 十二井穴瀉血後の体温変化の状況（7例）

体温	例数	割合（%）
体温下降	3	43
変化なし	0	0
体温上昇	4	57
合計	7	100

表4-7 瀉血後の体温変化の状況（全症例）

体温	例数	割合（%）
下降	65	65
変化なし	12	12
上昇	23	23
合計	100	100

表4-8 瀉血前の血液像の状況

血液像	例数	割合（%）
上昇	69	69
正常	31	31
合計	100	100

正常は，白血球数が10,000以下。発熱患者の血液像は正常である可能性がある。発熱と白血球の増加は必ず一致するとは限らない。

第4章　強通法

表 4-9　大椎瀉血後の血液像の変化（70 例）

血液像	例数	割合（％）
下降	27	39
変化なし	1	1
上昇	42	60
合計	70	100

表 4-10　少商・商陽瀉血後の血液像の変化（10 例）

血液像	例数	割合（％）
下降	3	30
変化なし	0	0
上昇	7	70
合計	10	100

2　流行性脳脊髄膜炎

　流行性脳脊髄膜炎は，体内に蘊熱〔蓄積してこもった熱〕があるところに季節性・流行性の疫毒を感受して引き起こされる急性伝染病である。臨床では，発病が急であり，発熱・頭痛・嘔吐・頸項部のこわばりおよび皮膚の小斑点を特徴とする。冬春の季節に流行することが多く，14 歳以下の児童の発病率が高い。

【病因病機】　本病症は，季節性の温疫毒を感受して発症するもので，病邪は口鼻から人体に侵入する。

【臨床症状】　発症初期は発熱・悪寒があり，汗は出ない。邪気が太陽経脈を犯すので，頸項部のこわばりが現れる。病状はさらに進展して，邪毒は裏に入り，壮熱〔発熱で，熱の勢いが強く高熱なもの〕・煩躁などがみられるようになる。邪火犯胃・熱毒上衝となるので，嘔吐が頻繁に起こり，重度の場合は噴射状の嘔吐になる。邪熱化火となり，心拍が乱れ，壮熱・意識障害がみられるようになる。こうして邪気が肝風を引き起こし，厥逆・ひきつけが現れる。病児のなかには，発病が急激で，発病後まもなく邪毒が隆盛にな

り，病状が急激に進展して，重度の熱厥により閉証〔臓腑の機能が閉塞された状態〕になるものもある。あるいは陽気が急激に損耗した脱証〔陰陽離脱した危急の証〕になることもある。

【治則】 熄風瀉熱・解痙開竅
【取穴】 攢竹・印堂・十宣・人中・大椎

症例

唐〇〇，女児，6歳。8日前から39℃の熱があって退かない。頭痛・項部のこわばり・元気がない・食思不振があるため，ある児童病院で診察を受け「流行性脳脊髄膜炎」と診断された。「腰椎穿刺検査」を受けるように言われたが親が同意せず，北京中医医院に転院して治療を求めた。来院時は依然として39.6℃の高熱があり，意識ははっきりしたりぼんやりしたりして，顔色は悪くやつれており，項部は強直している。「頭の前部がひどく痛む，胸中が煩躁し，口が苦い。昼間はまだよいが夜にはひどくなる」と自分で話した。

望　診：急性症状の様相・舌苔膩黄
脈　象：浮数
弁　証：風熱が表にあって取れず，邪熱が陽明に内蘊しており，表裏同病である。熱極生風の疑いが強い。
治　則：表邪を取り除き，裏熱を内瀉し，表裏同治する。
取　穴：手足の十宣・攢竹・大椎
刺　法：手足の十宣・攢竹は速刺法によって瀉血し，大椎は挑刺法で瀉血してから，抜罐法を併用する。血液を十分に出して，血脈を強通し，邪を外に放出する。
経　過：2診後，患児の体温は38.6℃に下がり諸症状もすべて大幅に軽減した。飲食もできるようになり，原処方に従って治療した。3診目には体温は正常になり，諸症状も改善した。

第4章　強通法

3　高血圧症

　成年で，収縮期血圧が140mmHg以上，拡張期血圧が90mmHg以上のものは，高血圧症といわれる。高血圧症は中医では眩暈の範疇に属する。

【病因病機】　本病症は虚証のものが比較的多く，腎精不足から髄海に栄養が行かなくなって起こるもの，あるいは肝陽上亢・風陽昇動によって，頭部が乱されるもの，あるいは痰湿中阻のために清陽が上昇せず発症するものなどがある。

【臨床症状】　眩暈・耳鳴り・頭痛・カッとなって頭暈する・激しい頭痛・顔面紅潮・気滞して怒りっぽい・眠れなくて夢をよく見る・口苦・舌質紅・脈弦。

【治則】　平肝潜陽・滋養肝腎

【取穴】　四神聡・合谷・太衝（両）

【刺法】　鋒針で速刺法を用い，四神聡から瀉血する。合谷・太衝には毫針で軽刺する。

症例1

　宋〇〇，男性，41歳。数年にわたって高血圧を患っており，常に頭暈・目眩がある。ときに軽くなりときに重くなる。発作の重いときは頭重感があり，足が軽くなる。病院で検査すると，血圧が200／100mmHgであった。頭を使う仕事ができず，疲労すると必ず重くなる。降圧剤を服用したが，効果はあまりなかった。飲食は正常・便は乾燥・尿黄。

望　診：肥っている・顔色は黒い・舌質紅・舌苔薄白
脈　象：弦滑
弁　証：もともと腎陰が少ない・肝陽上亢。
治　則：滋陰平肝・熄風降逆
取　穴：四神聡（図4-7）
刺　法：鋒針で速刺して瀉血する。その日に収縮期血圧が20mmHg下降し，拡張期血圧は10mmHg下降した。数回治療を続けると，血圧は正常値（140／90mmHg）を維持するようになった。

第5節　典型的な疾患の治療例

> **症例2**

応○○，男性，63歳。昨晩，味の濃いご馳走を食べ，怒った後，あくびを連発し，気分が悪くなり，めまい・頭暈が起こったので，翌日来院して診察を受けた。症状は相当ひどく，冷や汗が出て，悪心・嘔吐があり，心中がモヤモヤして不安感があり，手足は厥冷する。

望　診：身体は痩せている・舌苔の中間が黄膩
脈　象：弦滑沈で無力・血圧 190／110mmHg
弁　証：下部が陰虚，上部が陽亢で，陰陽が争って起こった。
治　則：すぐに人中を取り瀉血し，曲沢・委中に緩刺法で瀉血，四神聡（図4-7）・十二井穴には速刺法で瀉血し，毫針で内関を組み合わせて，心気が減衰しないようにし，足三里で心気の暴脱を防いだ。
経　過：刺針治療をすると血圧は 170／70mmHg に下がり，患者自身が，心中のモヤモヤがだいぶなくなったと話した。めまいも消失し，嘔吐も止まり，十分な治療効果が得られた。

臨床実践を通していえることは，瀉血療法は救急方面で，平肝熄風・回陽救逆をすることができるので，中医における救急法の1つであるということである。

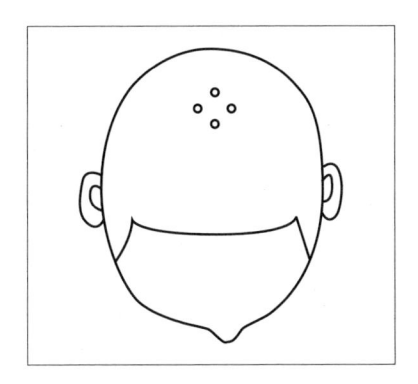

図 4-7　四神聡に速刺法を用いる

第4章　強通法

> **症例3**
> 張○○，女性，56歳。前の晩寝るのが少し遅かったが，朝起きると，頭暈・悪心があり，右半身に力が入らず，手が痺れ，歩くと足に力が入らず不安定である。言葉も少し出にくくなっている。

望　診：肥っている・顔は赤い・舌質紅・舌苔膩
脈　象：弦滑・そのときに測定した血圧220／100mmHg
弁　証：もともと下部が陰虚，上部が肝陽亢で，腎水が肝木を滋養できないため，風が内動した。
治　則：平肝降逆・経絡を通調〔流れを改善〕する。
取　穴：四神聡・合谷・太衝
刺　法：鋒針で四神聡を速刺して瀉血し，毫針で合谷・太衝を組み合わせる。3回の治療で，基本的に治癒した。合計6回の治療で，諸症状は完全に消失し，血圧は120／80mmHgになった。

瀉血による高血圧への影響──12例の微小循環の観察

　瀉血を用いた高血圧治療は，臨床上よく用いられる有効性の高い治療方法である。瀉血後には，収縮期血圧は10～30mmHg下降し，拡張期血圧は10～20mmHg下降するが，持続時間は2～4週間と一様ではない。もし突発的にイライラしたりすることがなければ，長時間持続して下がっていることもあり得る。観察に便利で，操作しやすいので，取穴は金津・玉液とした。同時に爪根の微小循環の変化を観察した。高血圧症あるいは同時に片麻痺を伴う患者合計15例を選んだが，そのうち3例は諸般の事情で治療を中断したので，12例になった。以下はその初歩的な中間的総括である。

1．症例の選択および方法
①症例の選択
　高血圧症（もともと高血圧症の病歴があるか，あるいは血圧が突然上昇したもの）あるいは高血圧に麻痺を伴うもの（一般的に片側の動作が不自由で，言語に障害があり，手足の麻痺があり，同側の眼瞼下垂があるなど

の脳血管障害のもの）それぞれ6例。

② 微小循環の観察方法

集光光源 45 度のレンズで爪根を 60 〜 80 倍に拡大して観察した。毛細血管数・長さ・彎曲状況・血流状況など。

③ 治療および検査の順序

まず患者の血圧を測定し，次に微小循環を測定する。それから金津・玉液に三稜針で刺針して瀉血する。15 分後に再度血圧および微小循環を測定する。その後 2 週間から 1 カ月以内に血圧および微小循環を 3 〜 4 回連続して観察する。

2．結果

① 血圧

12 例の高血圧患者は，少数の例外を除いて，大部分の症例では，金津・玉液に瀉血を行うと，収縮期血圧および拡張期血圧は，程度は異なるが下降した。収縮期血圧において顕著であり，その幅は 10 〜 30mmHg，拡張期血圧は 10 〜 20mmHg で，持続時間は 2 〜 4 週間と一様ではなかった（**表 4-11**）。

表 4-11　金津・玉液瀉血後 15 分の血圧下降状況

降圧数	拡張期血圧 (mmHg)			収縮期血圧 (mmHg)			
	10	20	無効	10	20	30	無効
症例数	5	4	3	3	2	4	3

② 爪根微小循環の変化

15 例の患者にみられる高血圧患者の爪根の微小循環の主な状態は次の通りである。

(1)　毛細管が彎曲しており，静脈緊張度が下降し管腔は波浪状である。
(2)　動・静脈管の直径の大きさは同じ，あるいは太さがまちまちで結節状

(3) 毛細管数が減少するかあるいは緊張度が高くなっている。
(4) 血流は鬱滞し，滲出するかあるいは出血点がある。

爪根の微小循環の改善状態としては，彎曲した毛細管が減少した，開放血管が増多した，血液鬱滞が改善したなど。9例の観察状態を**表4-12**に示す。

表4-12 爪根の微小循環の部分的な指標結果

観察指標	血管の湾曲		血管数		血流状態					
					鬱滞		滲出		均一度	
	減少	不変	増多	不変	改善	不変	改善	不変	改善	不変
症例数	5	4	2	7	5	4	3	6	2	7

中医弁証では高血圧症は，腎陰虚・肝陽亢・上部の血の鬱滞によるものとされており，『内経』のなかでは「宛陳〔血脈中の蓄血〕するときはこれを除くとは，血脈から出すことである」と記されている。古代の医学者は，早い時期にこの法則を認識しており，瀉血によって経絡を通し気血を調節し，疾病治療の目的を達成していた。現代科学によって観察した結果，瀉血は確かに人体の状態にさまざまな程度の改善をもたらし，微小循環を調節することを，初歩的に明らかにした。

4 三叉神経痛

中医の「面痛」「頬痛」などの範疇に属する。

【病因病機】 風寒・風熱などの邪気が侵入し，陽明経にしたがって上行し，顔面部に留まって痛みを起こす。肝鬱化火も本病症を発生させることがある。

【臨床症状】 顔面部の三叉神経分布域に繰り返し起こる発作性の激痛であり，ほとんどは一側性で，頬部，上・下顎部および舌部に最も顕著である。食事・会話・歯磨きあるいは洗顔などいずれでも誘発される可能性がある。痛みの特徴は，突発的・一過性で激烈であ

り，発作が起こるまでは完全に正常である。
- 【治則】 疏散外邪・通経止痛
- 【取穴】 大迎
- 【刺法】 三稜針ですばやく刺して瀉血する。

症例

杜〇〇，男性，62歳。右の下唇の痛みが3年になる。3年前，抜歯した後に右下唇に痛みが出てきた。話をすると痛み，洗顔で触っても痛む。睡眠もよくとれず，口乾・舌が乾く・便は硬い・尿黄である。

望　診：舌質紅・舌苔薄黄
脈　象：弦滑
弁　証：熱が陽明に入った・気血失調。
治　則：陽明の熱を清瀉する・気血を調和する
取　穴：大迎・合谷・二間・内庭
刺　法：大迎は三稜針で瀉血し，その他の腧穴は毫針で刺し，捻転の瀉法を施す。毎回20分置針する。
経　過：初診の治療で抜針すると，患者はすぐに顔面部が緩んだ感じがして，痛みは大幅に減少した。手で触っても痛まず発作もない。3回の治療で痛みは消失した。

5 麻木〔痺れ・知覚麻痺〕

　麻木とは，よくみられる感覚であり，知覚鈍麻・気分的な不調を伴うことが多い。中医では，気血閉阻あるいは気虚のため皮膚に栄養が行かないものと考えられている。

- 【病因病機】 本病症は，多くは気血が閉阻して順行しないものであり，腠理が空虚となり，営衛が本来の役割を果たせなくなって皮膚に痺れが起こる。
- 【臨床症状】 単純麻木は，大腿前部の両側あるいは手足の末端部に多発し，感覚鈍麻を伴うものがある。

第4章　強通法

【治則】　行気活血・経絡を通調する
【取穴】　阿是穴・十宣あるいは十二井穴

> **症例**
>
> 徐○○，男性，30歳。左手の拇指と示指に痺れがあり，起こったり止まったりする。最近は夜寝ているときに風に当たると発作が起こる。普段から寒さが嫌いで暖かいほうを好む。体質は弱いが，そのほかには不快なことはない。

望　診：痩せ型・舌苔薄白
脈　象：細緩
弁　証：陽虚気弱により，衛気が皮膚の末端まで到達しない状態となり，風邪が経絡に留まって起こった。
治　則：引陽して絡脈をめぐらす
取　穴：少商・商陽・曲池・合谷
刺　法：少商・商陽は三稜針ですばやく刺して瀉血し，曲池・合谷には毫針刺法を組み合わせる。
経　過：2回の治療で治癒した。

6　急性胃腸炎

　急性胃腸炎は，中医では吐瀉の範疇に属する。たいていは便の回数が多くなり，便はゆるく，ひどければ水様になる。関連する臓腑は，主に脾胃および大腸・小腸である。

【病因病機】　多くは不潔なものを食べたために，雑多な邪を受け入れてしまい，それが胃腸に留まり，脾の健運機能を失調させ，胃腸は納入・運化・伝導の機能を失い，清濁を分けることができなくなって，本症が引き起こされる。

【臨床症状】　発病は急激で，腹痛・便の回数が多くなる・便はゆるくなる，さらに悪心・嘔吐・食思不振・全身の不快感を伴う。また，発熱することもあり，尿短赤・舌苔白。

【治則】　昇清降濁・胃腸を調和する

【取穴】　曲沢・委中（両）
【刺法】　三稜針を用いて緩刺法で瀉血する。

> 症例

郭○○，男児，5歳。突然気持ちが悪くなり，4，5回吐いた。腹痛があり6回下痢をした。便は黄水のようである。元気がなく，食べたくない。救急で受診した。

望　診：顔色は黄色で痩せている・元気がない・舌苔白・腹部に膨満感を覚える。
弁　証：腸胃食積・季節の疫毒を感受した。
治　則：昇清降濁・腸胃を調和する
取　穴：曲沢・両委中
刺　法：三稜針を用いて緩刺法で瀉血する。

7　疳積〔小児の慢性栄養不良〕

　疳積は，慢性病タイプの症状の1つであり，毛髪が薄い・痩せ・腹部膨隆などを主症状とすることが多い。

【病因病機】　本病症の多くは，飲食の不節・不適切な保育のために，脾胃が失調し，機能が働かなくなり，津液を損耗し，積滞して熱を生じて発生する。

【臨床症状】　顔色は黄色で痩せている・腹部膨満感・食べたがらない・排便不調

【治則】　健脾和胃・食積を消化する

【取穴】　四縫〔奇穴。第2，3，4，5指の掌側，近位指関節横紋の中点〕。

> 症例1

王○○，男児，1歳。顔色は黄色で痩せており，食べたがらない。排便は不調で黄色でゆるく，立っていると常に右指で鼻をほじくっている。よく泣き騒ぎ，遊ばない。

望　診：痩せ・顔色は黄色・舌苔白・指関紋〔示指の手掌側に浅在する小

269

第4章 強通法

静脈の診察〕の色は薄い。
脈　象：細数
弁　証：飲食不節により脾胃を損傷した。
治　則：中焦の健運・脾胃の調整
取　穴：四縫（**図 4-8**）
刺　法：細い三稜針で，速刺法を用いる。合計7回の治療で，食事量は増え，排便・排尿も調い，毛髪・顔色も正常に回復した。

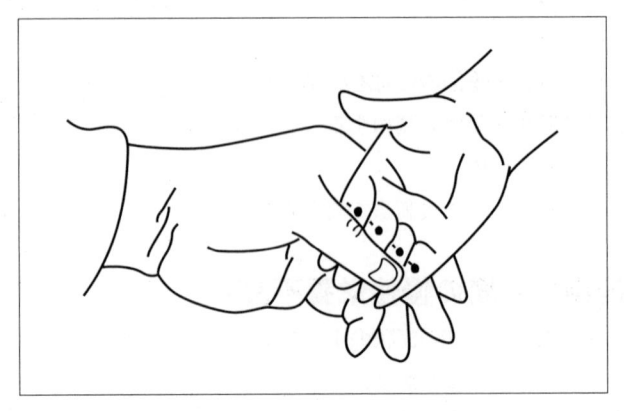

図 4-8　細い三稜針で四縫に速刺法を用いる

症例 2

何○，女児，9歳。食事量がたいへん少なく，次第に痩せてきている。イライラしており，カゼを引きやすい。夜間に発汗・頭暈・乗りものに乗ると症状が悪化する・排便は不調・便は乾燥していたりゆるかったりする・排尿は正常。

望　診：顔色は黄色で艶がない・痩せ・指関紋の色は白
脈　象：細数
弁　証：乳食によって損傷され，脾胃虚弱となり，外部からの防衛能力が低下して起こった。
治　則：脾胃の健運・気血を補益する
取　穴：四縫・脾兪

【刺　法】：四縫を刺し切り，白色の粘液を搾り出す。脾兪には毫針を用いて点刺し，置針しない。合計25回の治療で，食事量は大いに改善され，体重も増え，排便も順調になり，気持ちも穏やかになった。

8　急性結膜炎

　中医では，「天行赤眼」「暴発火眼」などと呼ばれており，「紅眼病」と俗称される。発病は急激で，多くは両眼に及び，しばしば1人が発病すると，急速に伝染し，広範囲に流行する。春，夏の暖かい季節に多い。

【病因病機】　季節の邪毒を突然感受して起こるが，それに肺胃積熱があると，内外の邪が合して，両方が目を侵すために発病する。

【臨床症状】　初期は目が赤くなりざらつくようで痒くなり，熱を嫌い，まぶしくなる。これらの症状が急速に悪化し，目やにがこびりつき，朝起きるとまつ毛と眼瞼が張り付いてしまう。通常は片眼から発症するが，両眼同時に起こることもある。発熱・鼻水・咽痛などの全身症状が現れることがあるが，これは細菌感染によるものである。そのほかに，ウィルス感染によるものもあり，病勢は急激で，突発的に流行する。上述の症状がすべて現れると，さらに重症となる。

【治則】　疏風清熱・涼血解毒

【取穴】　耳尖〔奇穴。耳を折り曲げて，尖端の当たるところ〕，内迎香〔奇穴。鼻翼軟骨と鼻甲介の接する粘膜の部位〕。

【刺法】　三稜針で速刺法を用いて瀉血する。

症例1

　沙〇〇，男性，20歳。2年前から右眼の結膜が充血し，ものが見えにくく，異物感があり，痒くて，まぶしい。ある病院で「右眼慢性結膜炎」と診断され，カナマイシン・リファンピシンなどの薬物で治療していたが，好転せずかえって次第に悪化した。便秘や尿赤などがある。

望　診：右眼が赤く腫れている・舌質淡・舌体胖・歯痕がある・舌苔白。

第4章　強通法

脈　象：弦細無力
弁　証：肝滞血瘀・毒邪を感受し，化熱して炎症を起こした。
治　則：祛瘀清火
取穴および刺法：眼瞼の内側（**図 4-9**）および背部の瘀点に点刺して瀉血する。
経　過：3回の治療で，眼は治癒し，便秘・尿赤も好転した。

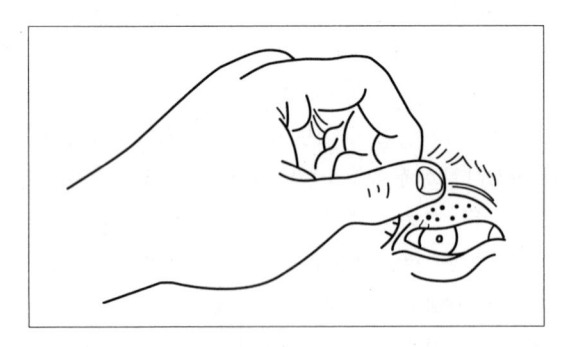

図 4-9　眼瞼の内側に点刺して瀉血

症例2

郭〇〇，女性，75歳。両眼が赤くなり，2年以上も常に発作が起きており，最近では視力が落ちてきて，ものがはっきり見えな

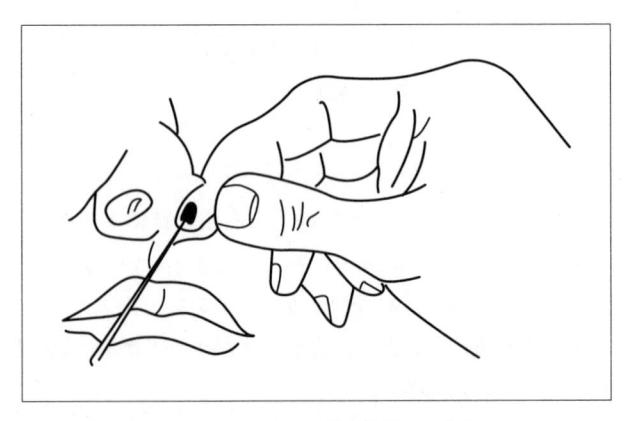

図 4-10　三稜針で内迎香から瀉血

　　　　くなった。食欲はよい，排便・排尿は正常。
望　診：顔色は黄色・舌苔白・呼吸促迫
脈　象：細弦
弁　証：肝血不足・虚火上昇・邪毒を感受して，化熱し炎症を起こした。
治　則：瀉熱明目
取　穴：耳尖・上眼瞼内を瀉血。腫れがひどければ，内迎香から瀉血（図4-10）。
刺　法：三稜針で速刺法を用いる。

9　酒皶鼻

　酒皶鼻（しゅさび）は「玫瑰痤瘡（まいかい）」とも呼ばれ，中年の人に多発する。顔面の中央部すなわち鼻部周辺に好発し，皮膚が赤く湿ったようになるのが特徴である。また，丘疹および微小血管の拡張がみられる。

【病因病機】　本病症の多くは，飲食の不節によって，肺胃積熱が上蒸し，さらに風邪を感受して，血瘀凝結して起こる。

【臨床症状】　本病症の発展経過は緩慢で，一般には３期に分けられる。
　①紅斑期：多くは顔面の中央部に発生し，紅斑の初期は一過性であるが，飲食の不節や精神的な興奮などがあると，紅斑は顕著になる。しばらくすると紅斑は消えてなくなり，毛細血管の拡張がみられるようになる。
　②丘疹膿疱期：紅斑があるうえに，痤瘡性の丘疹が現れ，膿疱に変化するものがある。このとき毛細血管の拡張ははっきりしてくる。
　③鼻贅（ぜい）期：後期は鼻尖部の結合組織が増殖して結節状に肥厚する。
　　上述の目に見える丘疹のほかに，口渇・冷たいものを飲みたがる・食べても飢餓感があり痩せてくる・口臭・尿黄・乾燥便などがある。舌質紅・舌苔薄白あるいは黄・脈象は滑数あるいは弦。

【治則】　清熱涼血・活血化瘀
【取穴】　阿是穴
【刺法】　三稜針で紅斑あるいは丘疹の周囲を刺し瀉血する。しっかり治療

を行うことができれば，ある程度の効果がある。一般に紅斑の初期であれば効果がよく，後期になれば効果が落ちる。

10 脱毛症

脱毛症は，頭髪が突然斑塊状に脱落するもので，中医では斑禿と呼ばれ，「鬼剃頭」と俗称される。

【病因病機】　中医では腎虧・髄海空虚のために起こると考えられており，髪の精華が栄養を得られないか，あるいは産後や病後の出血および過労による心脾損傷によって，生化の源が不足し，頭髪が滋養されなくなって起こる。

【臨床症状】　脱毛の経過は比較的長く，全身虚熱・不眠・夢をよく見る・怖がり・多汗・顔面が黄色で艶がない・舌質淡・舌苔白・脈細弱。

【治則】　滋腎健脾・養血熄風

【取穴】　上廉・四縫・百会・風池

症例

齋〇，男児，1歳。7, 8カ月の頃に頭部の毛髪が部分的に脱落し始めた。食欲不振で，次第に顔面が黄色くなり，髪の毛が薄くなってきた。体は痩せて，発汗が多い。病院で検査したところ，「カルシウム欠乏」と診断された。「カルシウム剤」と「竜牡壮骨散剤」を服用させたが，効果がないばかりか，脱毛はさらに悪化した。便は1日1～2回，排尿は正常。

望　診：顔面蒼白で黄色くなっている・部分的な脱毛

脈　象：細数

弁　証：飲食不節により脾胃を損傷したことによる気血不足。頭部に生髪の源がなくなり，部分的な脱毛になった。

治　則：健脾和胃・気血の調理

取　穴：四縫・足三里

刺　法：小さい三稜針で速刺法を用いて，少量の血液を搾り出す。

経　過：5回の治療で，脱毛は明らかに好転し，脱毛部には新しい毛髪が

生えてきた。よく見なければ，脱毛斑は見えないようになった。さらに3回治療して，治療効果を確実なものにして，治癒した。

11 痤瘡〔アクネ〕

痤瘡は，中医の肺風粉刺に相当する。青年期の人の顔面，胸，背部の毛囊・皮脂腺に発生する慢性炎症で，常に皮脂溢出を伴う。

【病因病機】　本病症の多くは，飲食の不節や脂もの・甘いもの・味の濃いものの食べすぎによって，脾の運化機能が低下し，肺胃に湿熱が溜まり，さらに風邪を感受して起こる。

【臨床症状】　顔面部・前胸部・背部にある毛囊が，小丘疹・膿疱・黒点粉刺〔頭が黒くなったにきびなど〕・囊腫などの様相を呈し，常に皮脂溢出を伴う。舌苔白あるいは膩・脈弦滑。

【治則】　肺胃の湿熱を清瀉し，補助的に解毒する。

【取穴】　耳尖穴・背部の斑点

【刺法】　耳尖には速刺法を用い，背部には挑刺法を用いる。

症例

謝〇〇，女性，19歳。顔面部の痤瘡は4年，背部の痤瘡は1カ月以上になる。15歳の頃から顔面部にケロイド状のものができて，痒く，月経前になると症状は悪化する。脂っこいものや甘いもの，味の濃いものを食べると悪化する。

望　診：顔面部および背部に紅斑丘疹があり，舌苔白。

脈　象：滑

弁　証：青春期にあって感情が不安定で，気血鬱滞がある。

治　則：経絡を通じさせる・気血を調える

取　穴：背部の斑点

刺　法：三稜針で，速刺法を用いて瀉血し，補助的に抜罐を施す。合計10回の治療で，顔面部の痤瘡は消失し，月経来潮時にも再発はなかった。

12　黄褐斑〔肝斑〕

症例

　　　　　　徐〇，女性，32歳。額部および顔面部に黄褐斑ができて，両眼下方が顕著である。当初は気にせず，治療もしなかった。ここ数年次第にひどくなり，色も次第に濃くなってきて，気分的にも不快なので，薬を塗ったり，化粧品を使ったりしているが，治らない。月経・食欲・排便・排尿はいずれも正常である。

望　診：呼吸音は正常
脈　象：細渋
弁　証：肝鬱で不快感がある・気滞血瘀
治　則：舒肝解鬱・行気活血
取　穴：耳尖穴・背部斑点
刺　法：耳尖穴には速刺法を用い，背部の斑点には挑刺法を用いる。合計10回の治療で治癒した。皮膚の色も完全に正常になった。

13　毛囊炎

　毛囊炎は外科でよくみられる疾病であり，隣接した毛囊と皮脂腺が感染を起こしてできる急性の化膿性炎症の1つである。多くは皮膚の比較的厚い後頸部や背部に好発する。感染は比較的深く，全身症状を伴い，なかなか治らない傾向がある。

【病因病機】　多くは皮膚が不潔なところに，火毒が侵襲し，邪熱が皮膚に蘊結して起こる。あるいは脂っこいものや味の濃いものを食べすぎる・大酒を飲む，内熱・毒が体内に発生するなどによっても本病症が起こることがある。経絡に侵入すれば臓腑に波及し危険である。

　　　　本病症は，急性感染症であるが，発病の誘因は精神的な部分と密接に関連している。長期にわたる感情的鬱屈や怒りなどによって，肝気の条達機能が失われると発症する。

【臨床症状】　後頸部や背部に好発し，隣接する毛囊や皮脂腺が感染を起こして，発赤・腫脹・発熱・疼痛を起こす。化膿性の炎症があれば，

多くは発熱などの症状を伴う。よく再発し，何度も発作を起こして長い間治らない傾向がある。
【治則】　肝機能を活性化して条達させる・行気活血
【取穴】　大椎・委中
【刺法】　三稜針で，大椎を刺して速刺法を用い，抜罐を施して吸い出す。委中には緩刺法を用いて瀉血する。

症例 1

孫〇〇，男性，49歳。後頸部に毛囊炎ができ，すでに1年以上になる。激しい痒みと痛みは耐えがたく，かきむしると黄色い液が流れ出る。ときには出血し，ときには痛む。あらゆる治療を行ったが効果はない。食欲はあり，排便・排尿は正常。

望　診：顔色は黄色・舌苔白
脈　診：弦滑
弁　証：臓腑機能が失調し，邪熱が鬱結し，気血瘀滞となって起こった。
治　則：陽毒〔邪気が薀蓄し，邪が陽にあるもの〕を疏通・清瀉し，気血を調和する。
取　穴：大椎・背部の斑点
刺　法：三稜針で挑刺法を用いて瀉血する。補助的に抜罐によって吸い出す。
経　過：2診後，後頸部のケロイド状の患部は軽減し，痒みも止まったが，頭頂部にはまだ不快感があった。引き続きもう一度治療をすると治癒した。故郷に戻り，半年後に感謝の手紙を寄こしてきた。

症例 2

蘇〇〇，男性，49歳。多発性毛囊炎に罹ってすでに10年以上になる。頭部から始まって，その後，両腋の下に広がり，今では臀部にまである。小結節状で，基底部は発赤・腫脹し，痛みと痒みがあり，搔くと黄色の液と血液が流れ出る。これまで中薬や西洋薬を用いて治療したが，効果ははっきりしない。

第4章　強通法

望　診：舌苔白滑・顔色は黒い
脈　象：滑
弁　証：湿毒集結して起こった。
治　則：行血解毒
取　穴：大椎
刺　法：三稜針で速刺法を用いて瀉血し，補助的に抜罐で吸い出す。
経　過：合計5回の治療で，小結節は完全に消失し，治癒した。

症例3

　　　　賀○○，男性，30歳。頭頂部にできものができて，痛みと痒みがあり，すでに2年になる。搔きむしると少量の白い膿が出て，それから出血があり，最後に黄色の液が出てかさぶたになる。かさぶたが取れると，一緒に毛髪も脱落してしまう。これまでさまざまな治療を行ったが効かなかった。
望　診：顔色は黄色でやや光沢がある・舌苔白で中間は厚い。局所の検査では，頭頂の上から下は頸項まで，ダイズ大のできものが散在しており，表面は膿液と血のかさぶたになっている。
脈　象：滑
弁　証：営血蘊熱のところに外から風邪が侵入し，風血が争ってできた。
治　則：清血熄風・解毒
取　穴：委中・耳背の青筋・背部の斑点
刺　法：三稜針を用いて緩刺法で瀉血し，背部の斑点は挑刺法で瀉血する。
経　過：合計4回の治療で，症状は基本的に消失した。針治療を止めて観察しているが，追跡調査ではずっと再発していない。

14　湿疹

　湿疹はよくみられる皮膚病の1つである。急性のものは，はじめは局所に紅斑・丘疹・小水疱が発生し，灼熱感と痒みがあり，水疱が破れるとびらんとなり滲出することがある。乾くと黄色のかさぶたや血のかさぶたができ，その後感染すれば膿をもつ。皮疹は治療によって，あるいは自然に

緩解し，落屑して治癒することもある。慢性のものは，表皮が損傷し，次第に肥厚して，表面に引っかき傷や血のかさぶたができて，色素沈着する。褐色や暗紅色になるものもあり，刺激を受けるとびらんしやすい。

【病因病機】　本病症は，飲食の不節あるいは魚肉類などのアレルゲンとなりやすい風証を引き起こすような食べものの食べすぎによって，脾胃を損傷し，脾の運化作用が低下し，湿熱を内蘊させ，湿熱による脾の疲弊状態がつくられ，そこに風湿熱邪を受けると，内外の邪が争って，腠理を犯し，皮膚に浸潤して発症する。湿はその性質が重濁・粘膩であるため，陰血を損耗しやすく，化燥して風を生じると，いつまでも治りにくく，繰り返し発症する。

【臨床症状】　本病症の発病は緩慢で，皮疹は丘疹・疱疹あるいは小水疱となっており，皮膚の損傷は軽度な紅潮であり，痒みがあって，掻くとびらんして滲出液が多い。甘みを感じない・体がだるい・便はゆるい・尿は澄んで量が多い・舌苔白あるいは白膩・舌質淡・脈滑あるいは緩。

【治則】　健脾利湿・補助として清熱

【取穴】　耳背の青筋（静脈）・背部の斑点

【刺法】　三稜針を用いて緩刺法あるいは挑刺法。耳背の青筋は緩刺法，背部の斑点は挑刺法を用いる。

症例1

　　　　王○○，男性，52歳。背部および手足・両腋の下・下腹部に小紅疹ができて，ひどく痒く，夜も眠れない。心煩・食べられない，排便・排尿は正常。すでに数カ月になり，あちこちで治療を受け，中薬や西洋薬を服用したが効かなかった。

望　診：顔色は黄色で艶がない・舌苔白膩，背部および手足・両側の腋の下・下腹部にはいずれも引っかき傷があり，褐色のかさぶたもある。

脈　象：滑

弁　証：脾の運化作用が低下し，風邪を受けて，風湿が争って起こった。

第4章　強通法

治　則：祛風利湿・活血通経
取　穴：耳背の青筋（静脈）・背部の斑点
刺　法：耳背の青筋は三稜針を用いて緩刺法，背部の斑点は挑刺法。
経　過：合計20回余りの治療で2カ月後に治癒した。今日まで再発していない。

症例2

付○○，男性，56歳。背部および両下肢に小紅疹ができて1年以上になる。痒みは耐えがたく，毎晩必ず引っかいて，血が出ると気持ちがよい。これまであらゆる治療を行ったが効果がないので受診した。

望　診：肥っている・顔色は黄色・舌苔白・背部および両下肢には褐色の引っかき傷が多数ある。
脈　象：滑
弁　証：肥っていて湿が多いところに，外から風邪を受けて，風湿が争って起こった。
治　則：活血除湿・祛風止痒
取　穴：委中・耳背の青筋・背部の斑点
刺　法：委中は三稜針を用いて緩刺法で瀉血する。耳背の青筋と背部の斑点は挑刺法で瀉血する。
経　過：10回の治療で治癒した。

症例3

郭○○，女性，30歳。右耳および耳の後ろに湿疹ができて1年以上になる。痒みが耐えがたい。食欲はある，月経・排便・排尿は正常。

望　診：肥っている・舌苔白
脈　象：滑
弁　証：脾胃陽虚のため健運機能が失調したところに，外から風邪に侵入されて，皮膚に充満して発生した。

第5節　典型的な疾患の治療例

治　則：活血祛風・利湿止痒
取　穴：耳尖穴・耳背の青筋・背部の斑点
刺　法：耳尖穴は緩刺法で瀉血する，耳背の青筋・背部の斑点は挑刺法で瀉血する。

15　帯状疱疹

　帯状疱疹は中医では「蛇串瘡(じゃかんそう)」の範疇に入る。多くは肝鬱で気分が晴れないところにウイルスの感染があって引き起こされる急性の炎症である。季肋部に発生することが多く，帯状に疱疹ができる。水疱は緑豆かダイズぐらいの大きさで，刺痛がひどく，軽度の発熱を伴い，全身の不快感・食欲不振などの症状がある。春・秋に多発する。

【病因病機】　肝経の鬱火によるものが多く，脾経に湿熱があると，湿熱が蘊蒸して，皮膚を侵襲して起こる。

【臨床症状】　疱疹は季肋部・顔面部・上肢・その他の部位にも発生し，水疱は緑豆あるいはダイズぐらいの大きさで，刺痛があり，発熱するものもある。

【治則】　舒肝利湿・清熱解毒
【取穴】　龍眼（奇穴）・阿是
【刺法】　三稜針で速刺法を用いて瀉血する。

症例

　張〇〇，男性，77歳。数日前から，右胸および腋の下に赤い疱疹ができており，頭は白く，痛みは火で焼かれるようである。立ったり座ったりも不自由で，煩躁・不安がある。食欲はまだよい，排便・排尿は正常。

望　診：顔は赤く潤んでいる・舌質紅・舌苔少
脈　象：弦滑
弁　証：肝鬱気滞・毒熱が皮膚を侵襲して起こった。
治　則：清熱解毒・舒肝解鬱
取　穴：龍眼（図 4-11）・阿是穴

281

第4章 強通法

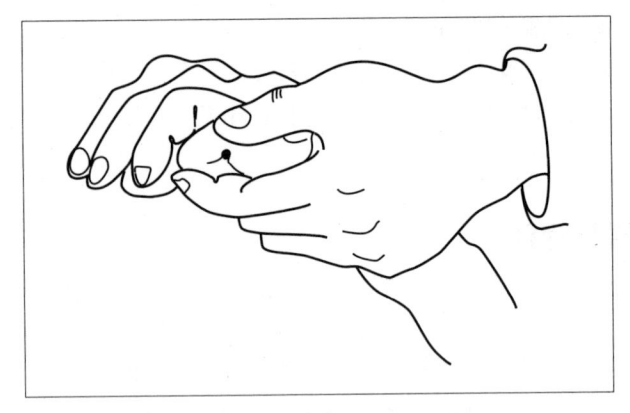

図4-11 三稜針で龍眼に速刺法を用いる

刺　法：三稜針で速刺法を用いて瀉血する。
経　過：初診で，発赤・腫張・疼痛は明らかに軽減した。6回の治療で治癒した。

16　アレルギー性皮膚炎

　アレルギー性皮膚炎とは，人体の体表の衛気がしっかりしていないために，冷たい空気やある種の物質の刺激により，皮膚に紅斑・水腫あるいは水疱が発生するものをいう。

【病因病機】　中国伝統医学では，本病症は先天的な資質の不足によるものが多いとされており，皮毛の腠理が粗く，そこに風熱の邪を感受して，これを排除することができないため，皮膚に鬱滞して発生する。

【臨床症状】　皮膚に冷たい空気やある種の物質の刺激が当たると，発赤・腫脹し，続いて水疱あるいは大水疱が発生し，局所に灼熱感があり，痒み，あるいは軽い痛みがある。

【治則】　行気活血・疏風清熱
【取穴】　委中・耳背の青筋
【刺法】　三稜針を用いて緩刺法によって瀉血する。

第5節　典型的な疾患の治療例

> **症例**

孫○，女性，26歳。1年前に突然顔が腫れ，その後，顔面部・体幹部・手足に皮疹が発生した。丘疹状でびっしりあり，色は赤くて痒い。冷たいあるいは熱いなどの刺激により病状は悪化する。以前，皮膚病研究所で検査を受けて「アレルギー性皮膚炎」と診断されている。中薬を服用したが，効きめははっきりしない。1カ月あるいは数カ月に1回発作が起きるので，針灸の治療を望んだ。このところ皮疹が起きており，痒みがひどく，心煩・不安がある。食欲不振・便は乾燥・尿黄・月経は正常。

望　診：顔色は赤い・舌尖紅・舌苔黄
脈　象：細弦
弁　証：湿熱内蘊のところに，外から風邪を受け皮膚に鬱積して発生した。
治　則：清熱利湿・活血祛風
取　穴：委中・耳背の青筋
刺　法：三稜針を用いて緩刺法によって瀉血する。
経　過：2診後に，瀉血した後，痒みは大幅に減少したと語った。皮疹は新しく発生していないが，まだ顔面は赤く，舌・脈も変わらない。引き続いて同様の瀉血治療を行い，合計13回の治療で治癒した。半年後の追跡調査では再発はみられなかった。

17　汎発性神経性皮膚炎

　神経性皮膚炎は，神経の分布に沿って起こる慢性の皮膚病である。頸項部・肘・膝窩など摩擦しやすい部位に好発する。重度のものは全身に及び，皮膚は苔癬化して，感覚は鈍麻する。多くは気候や感情と関連しており，しばしば長引いて治りにくい。

【病因病機】　多くは，風・湿・熱の3つの邪気が皮膚を阻滞することによる。営衛が機能しなくなり，気分が晴れず，皮膚に栄養が行かなくなって起こる。

【臨床症状】　項・肘・膝窩あるいは全身に苔癬状の皮疹ができて痒く，ときには感覚鈍麻がある。気候および感情的な起伏と関連がある。

第4章　強通法

【治則】　祛風利湿・通経活血
【取穴】　委中・耳背の青筋・背部の斑点
【刺法】　委中は三稜針で緩刺法によって瀉血する，耳背の青筋・背部の斑点は挑刺法を用いて瀉血する。

> 症例

寇○○，女性，成人。全身の痒みが5年以上続く。腹部の皮疹から始まり，痒みがひどく耐えがたく，さまざまな治療を行ったが，好転せず，かえって全身の痒みが悪化している。痒みのため夜も眠れず，たいへんな苦痛を覚え，何ヵ所かの病院で治療を受けたが，いずれも好転はみられない。そのため，わざわざ本院の針灸科を受診した。

望　診：舌苔白，手足・体幹には赤い丘疹があり，かなりの部分に色素沈着がある。呼吸音は正常。
脈　象：細滑
弁　証：衛外が機能せず，風湿の邪が皮膚にまで侵入した。
治　則：祛風利湿・通経活絡・行気行血
取　穴：耳背の青筋・背部の斑点
刺　法：耳の後ろの青筋は三稜針で緩刺法によって瀉血する，背部の斑点は挑刺法を用いて瀉血する，さらに抜罐で血液を吸い出す。以上の方法で12回治療すると，1ヵ月で治癒した。

18　牛皮癬〔乾癬・鱗屑癬〕

牛皮癬は，中医では「銀屑病」と呼ばれており，よくみられる紅斑，鱗屑性の疾病であり，経過は緩慢で，繰り返す傾向がある。

【病因病機】　本病症の多くは，七情の内傷によるもので，機能活動が滞り，長く鬱して化火となり，心火亢盛となって，毒熱が営衛に伏在するか，あるいは飲食の不節，あるいは生ものや風に影響するような食べものを食べて，脾胃が失調し，そこに風熱の毒邪を受けて発病する。病気が長引くと繰り返して起こり，陰血を損耗して，

気血の調和を失い，化燥して風を生じるか経脈が阻滞して，気血凝結となり，皮膚に栄養が行かなくなって発症する。

【臨床症状】　はじめは淡紅色の点状の斑丘疹であるが，次第に拡大するかあるいは斑点同士が融合する。境界ははっきりしており，表面は乾いた白色の鱗屑で覆われている。表面の鱗屑を削り取ると，淡紅色のてかりのある半透明の薄膜が現れるが，これを薄膜現象という。さらに薄膜を削るとごく小さい出血点となり，これを点状出血現象という。以上が本病症の2大特徴である。

【治則】　通絡行気・活血化瘀・清熱祛風

【取穴】　委中・耳背の青筋

> 症例

張〇，女性，20歳。腹部に落屑丘疹ができて3年以上になる。次第に拡大して全身に広がっている。腹部および腋下がひどく，痒みが少しあり，知覚は敏感ではない。食事は通常，排便・排尿は正常。

望　診：舌質紅・舌苔黄

脈　象：弦滑

治　則：行気活血・祛風止痒

取　穴：委中・耳背の青筋

刺　法：三稜針で緩刺法によって瀉血する。

経　過：3回瀉血すると，痒みは明らかに軽減し，6回目の治療で鱗屑が減少した。12回目の治療で丘疹は完全に消失し，痒みも止まった。筆者の臨床経験によると，罹患歴が20年以上の患者は難治であるが，20年以内のものは，瀉血治療で確実に治る。そのメカニズムについては更なる研究が待たれる。

第4章　強通法

中草薬と組み合わせた瀉血療法による銀屑病治療12例の中間総括

1．臨床データ
　男性9人，女性3人。年齢は14歳以上50歳以下，そのうち14～30歳が8人，全体の3分の2を占めており，30～50歳が4人，全体の3分の1を占めている。経過は1年以内が3人，1～5年が3人，5～10年が1人，10～20年が4人，20年以上が1人である。なかでも進行期が7人で58％を占めており，静止期が3人で25％を占めている。そのほかに1人が消退期，もう1人が亜急性期である。

2．治療方法
① **瀉血療法**：患者12人全員にこの方法を用いた。毎週1回，12回を1クールとする。具体的な操作は後述する。
② **内服薬**：1人を除いていずれも内服薬を用いた。白疕1号が主で（8人），そのほかは白疕3号が1人，除湿丸が1人，さらに1人は一時期グリセオフルビンを服用した。
③ **外用薬**：2人を除いて，いずれも一般の外用薬を用いた。

3．治療効果の判断基準
　ここでの症例はいずれも12回の瀉血をきちんと行った。
① **基本的な治癒**：自覚症状と皮膚の損傷が基本的に消失し，わずかに数個の小塊が皮膚上に残っているのみ。
② **著効**：自覚症状は明らかに消退し，元からあった皮膚の損傷が大部分消退し，少数の薄い鱗屑斑が残っている。
③ **好転**：自覚症状は軽減し，皮膚上の鱗屑は薄くなり，根幹の炎症は減退し，皮膚の損傷が部分的に消退している。
④ **無効**：客観的な症状にいずれも変化がない。なかには，新しい皮疹が発生しているものもある。

4. 治療効果の分析

表 4-13, 表 4-14, 表 4-15 を参照。

表 4-13　12 回の瀉血による治療効果の状況

治療効果	基本的治癒	著効	好転	無効	有効率	著効率
例数	3	3	6	0	12	6
割合（%）	25	25	50	0	100	50

表 4-14　瀉血回数と病状好転開始との関係

瀉血回数	4 回	5 回	7 回	8 回	10 回
例数	3	4	6	10	12
割合（%）	25	33	50	83	100

表 4-15　病状好転開始と時期の関係

瀉血回数	4 回		5 回		7 回		8 回		10 回	
好転総例数	3		4		6		10		12	
時期別の好転例数	進行期	静止期	進行期	静止期	進行期	静止期	進行期	静止期	進行期	静止期
	3	0	4	0	5	1	6	3	7	3
割合（%）	100	0	100	0	83	17	60	30	58	25

5. 治療効果の中間総括

① 1 クール終了後，すべての患者はいずれも好転した。そのうち著効率は 50%，治癒率は 25% である。

② 4 回目の瀉血で，4 分の 1 の患者が好転し始め，5 回目で 3 分の 1，7 回目で 2 分の 1，10 回目ですべての患者にいずれも好転がみられた。

③ 進行期の患者は静止期の患者より治療効果がよい。4〜5 回の瀉血で好転し始める患者は，いずれも進行期の患者であり，静止期の患者が好転し始めるのは，7 回以上になってからである。

6. 瀉血時の反応

① **全身反応**：瀉血を 12 回までしっかり行った患者は，いずれも反応作用が比較的軽微である。12 例中わずかに 2 例に頭暈が発生し，2 例

には自汗が発生したが，治療を継続するのに影響はなかった（状況によって瀉血を1回休むこともある）。
② 局所反応：12例の患者の反応作用は軽微であり，はっきりした不適応はなかった。
③ 検査状況：主にヘモグロビンに対する影響を観察した。12例の患者では，治療中にわずか1例がやや正常より低かったが，そのほかはいずれも正常の範囲であった。

7．具体的な薬物および瀉血の操作

① 薬物：白癬1号・白癬3号は，北京中医医院皮膚科の協定処方である。
② 瀉血療法の具体的な操作
　(1) 用具：ビニールの敷物1枚・治療ベッド1台・受け皿2枚・止血帯2本・消毒ガーゼ・消毒綿・2.5％ヨードチンキ綿・75％アルコール綿・抜罐用のガラス玉大小4個・95％アルコールおよびガーゼ棒・マッチ・消毒済みの三稜針。
　(2) 操作：ビニールをベッドの上に敷き，手足の腧穴を取るときは臥位，頭頸部および手指の腧穴のときは患者を坐位にさせる。
　　瀉血する腧穴にはヨードチンキ・アルコール綿を用いて，厳格に消毒する。受け皿を腧穴の下に置いて，腧穴の遠位端を止血帯で縛る。瀉血後は刺針した腧穴の部位を消毒綿で押え，絆創膏を貼る。
③ 瀉血する腧穴
主穴：曲沢・尺沢・曲池・委中
証による加減：
　① 頭部の難治な皮膚病：大椎・率谷・百会・太陽・印堂から選んで加える。
　② 何回か瀉血しても効果がはっきりしないものには，膈兪を加える。
　③ 難治性の皮膚病が膝以下にあるものには，手足の十二井穴（少商・商陽・中衝・関衝・少衝・少沢・隠白・大敦・厲兌・竅陰・至陰・湧泉）を加える。
　④ 注意事項
　　(1) 三稜針の刺針は深すぎてはならない。深すぎると血管壁を傷って

内出血になりやすく，吸収が容易でない。局所の腫れや硬結や痛みは次回の治療に影響する。
(2) 血がうまく出ないときは，手で押して絞り出してはならない。抜罐を使うとよい。
(3) 曲池・曲沢・委中に刺針するときは，瀉血はできるだけ腧穴の近くの血管を探して取る。
(4) 大椎・百会・率谷・太陽・膈兪など，および手足の十二井穴には，三稜針で点刺してから抜罐を施して少量出血させる。
(5) 瀉血時に，噴射性で出血量が比較的多く，血が止まらないようなら，止血帯を緩めて，血量が適当になるように，すなわち深いところから浅いところにすれば，止血できる。
(6) もともと血液が凝固しにくい患者に対しては，特に注意を要する。止血帯を縛る時間は長すぎてはならず，刺針は深すぎてはならない。出血過多や出血が止まらないことのないようにする。

19　舌腫〔舌が腫れて痛む〕

　舌病は心に属するものが多い。心は火に属しており，舌腫は心経の熱が塞がれ，気血瘀滞となり，塞がれて通じなくなるか，あるいは胃熱があり血脈中の栄養物質が焼かれて，舌が腫大したり舌根下に小舌が生じたりし，声が出せず，食べものも入らなくなる。急性のものは瀉血して心火を瀉すとよい。

【病因病機】　心火壅盛は本病症発生の主な原因である。また胃熱のために血脈中の栄養物質が焼かれる，あるいは気鬱によっても起こる。

【臨床症状】　舌腫あるいは舌下に生じた小舌は，腫大して口を塞ぐこともあり，動かすこともできず，重度の場合は口を利くこともできず，飲食物も入らなくなる。

【治則】　心火を瀉す・経絡を通じさせる。

【取穴】　金津・玉液

【刺法】　三稜針で緩刺法によって瀉血する

第4章　強通法

症例

　　　　　　費〇〇，女性，51歳。昨日から舌が腫れて痛む。舌根部の腫痛がはっきりしており，咽部にまで不快感が広がっている。咀嚼するときと話をするときに不便を感じる。飲み込むときにも力を入れなければならない。以前，消炎剤と牛黄解毒丸を服用したが，効かなかった。食欲不振・便は乾燥・尿黄。

望　診：顔色は正常・呼吸は正常・舌腫・舌苔黄・話をすると発音がおかしい。
脈　象：滑数
弁　証：胃熱が塞がれているため，血脈中の栄養物質が焼かれて，心火上炎し，火熱壅盛となり，気血が塞がれて起こった。
治　則：清熱瀉火・経絡を通じさせる・気血を調える
取　穴：金津・玉液（**図4-12**）
刺　法：三稜針で緩刺法によって瀉血する。
経　過：瀉血によって塞がれていた邪熱を排除でき，経絡が通じ，気血が調った。患者は3回の瀉血で，たちまち治癒した。

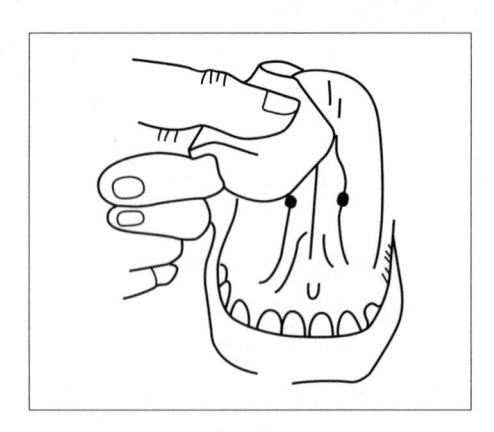

図4-12　三稜針で金津・玉液に緩刺法を用いる

20 丹毒

　丹毒は，急性の接触伝染による感染症である。顔面や下肢に好発するが，

その他の部位にも発生することもある。春・秋の季節に多発する。糖尿病患者および静脈炎患者は，繰り返し発症しやすく，いつまでも治らない。

【病因病機】　邪毒の侵入により，体表が不備になり，毒熱が侵入して，皮膚に鬱積して発症する。

【臨床症状】　発病は急で，発病部位の皮膚は発赤・腫脹して熱痛がある。体表から盛り上がり，正常な皮膚との境界ははっきりしている。煩渇・身熱などの全身症状を伴う。

【治則】　解毒活血・消腫瀉熱

【取穴】　阿是穴

【刺法】　腫痛の周囲に三稜針で速刺して瀉血する。

症例

　　　　　張〇〇，男性，45歳。静脈輸液の衛生状態が悪かったため，右前腕内側の手部から肘部まで広く発赤・腫脹し，熱をもち，痛みがひどい。身熱・食欲不振。

望　診：急性の様相，舌苔黄，前腕の大部分が発赤・腫脹し，皮膚から高く盛り上がっている。

脈　象：滑数

治　則：清熱解毒

取　穴：阿是（病巣の周囲）

刺　法：三稜針で，周囲を刺して瀉血する。

経　過：3回の治療で，発赤・腫脹・疼痛は消失し，効果は顕著であった。

21　下肢静脈瘤

　下肢静脈瘤の多くは，先天的な静脈壁の脆弱によって起こる。そのほかに，長時間の立位姿勢も関係する。下肢の特に下腿部分に静脈瘤がみられ，隆起し，下腿は疲れやすく，ときには痛みがある。しばしば家族性に発症する。

【病因病機】　この病気は，長時間立って仕事をする，あるいは水の中にいるなど寒冷の刺激を受けるような職業と密接な関係がある。気滞

第4章　強通法

血瘀となり，経脈の働きが悪くなるためである。わずかだが潰瘍になるものもある。

【臨床症状】　中年の下肢静脈に多くみられる。特に下腿に強い隆起となって起こり，立っているとすぐにわかる。患者は常に下肢に重い・だるい・腫れぼったい感覚があり，足部や踝部に常にむくみがあり，後期には下腿に萎縮・色素沈着・落屑・痒みが発生しやすい。局部の皮膚は硬くなるなどの症状がある。しばしば皮膚潰瘍を伴う。

【治則】　通経活絡・行気行血
【取穴】　阿是穴（静脈の隆起部位）
【刺法】　三稜針で静脈の隆起部位を緩刺法によって瀉血する。

症例1

王○○，女性，27歳。両下肢に静脈瘤ができて5年になる。長く立っていると足が重くなり，下腿が熱をもち，腫れぼったくなる。右足のほうが顕著である。食欲・排便・排尿・月経などはいずれも正常。

望　診：顔色は正常・舌苔薄白・呼吸音は正常
脈　象：細滑
弁　証：気滞血瘀となり，経絡不通となった。
治　則：通経活絡・行気行血
取　穴：阿是穴
刺　法：三稜針で静脈の隆起部位を緩刺法によって瀉血する。

症例2

馬○○，女性，成人。両下肢に静脈瘤ができて6年になる。静脈は隆起し，色は青紫，痒みがあり，腫れぼったい，歩くと疲れやすい。

望　診：顔色は正常・舌苔白・呼吸音は正常。
脈　象：滑

弁　証：気持ちが晴れず，気滞血瘀となり，経脈が順調にめぐらない。
治　則：通経活絡・行気行血
取　穴：阿是穴
刺　法：三稜針で緩刺法を用いて静脈の隆起がはっきりしている部位を刺して，少量の血液を出す。悪血が出尽くせば，血は自然と止まる。
経　過：患者は合計15回の治療で，皮膚の色が完全に正常になった。

症例3

楊○○，女性，39歳。4歳から両下腿の静脈が隆起しており，腫れぼったく，重くなり，少し多く歩くとすぐに腫れてくる。母親も同じような症状がある。
望　診：両下肢の静脈が明らかに怒脹し隆起している。皮膚の色は紫褐色・舌苔白・呼吸音は正常。
脈　象：滑
弁　証：先天的な資質不足であるところに，気滞血瘀となり，経脈が順調にめぐらない。
治　則：通経活絡・行気行血
取　穴：阿是穴
刺　法：三稜針で静脈の隆起している部位を緩刺法で刺して，大量の血液を排出する。血液の色が鮮紅色になれば，血は自然と止まる。
経　過：合計20回の瀉血で，自覚症状は消失し，皮膚の色も正常になった。ただ，左下腿内側に自転車にぶつけられた損傷の痕があり，皮膚にまだ部分的な色素沈着が残っていた。現在治療中で，治療効果を確実なものにしている。

下肢静脈瘤に対する火針治療42例の臨床報告

1．臨床データ

今回の症例は，北京中医医院針灸科に2年近く外来および入院している患者，合計42例である。年齢は24～68歳，平均年齢48歳，男性が31例，

女性が 11 例，経過の最短のものが 2 年，最長のものが 29 年である。発病部位は両側の下肢が多く，下肢が重い・緊張している・疲れやすい・下腿にときどき軽い痛みがある・腫脹・立っていたり歩いたりすると後で症状が重くなるなどが主症である。足背に浮腫のあるものも少数ある。後期は皮膚の色素沈着や落屑がみられ，さらに下肢の慢性潰瘍を併発することもある。

2．治療方法

① 賀普仁氏特製の中ぐらいの太さの火針を用いる。ほかにアルコールランプ 1 個・マッチ。
② 患者には坐位あるいは臥位をとらせる。通常の消毒をし，アルコールに点火して，左手に持ったランプを刺針部位に近づけて，右手に筆を持つように火針を持ち，針尖と針体を火に入れて炎の周辺で赤くなるまで焼き，怒張している血管を目がけて垂直にすばやく刺針し，ただちに抜針して（約 10 分の 1 秒），出血させる。ときには血液が針孔から噴出することがあるが，あわてずに，自然に止まるまで待てばよい。さらに消毒して乾いた綿花で針孔を押える。症状の軽いものは週に 1 回，重いものは週に 2 回行う。

3．治療効果の基準と効果

　自覚症状が消失し，皮膚の外観がほぼ正常になったものを治癒とする。自覚症状が軽減し，皮膚の外観が明らかに改善したものを好転とする。自覚症状に変化がなく，皮膚の外観が治療前と同じものを無効とする。
　治療によって治癒したもの 16 例，そのうち 10 回の治療で治癒したもの 7 例，好転は 26 例である。治療期間の最短のものは 4 回，最長のものは 52 回である。すべての症例で，治療期間中は他の療法は行っていない。

4．典型的な症例

患　者：汪〇〇，男性，42 歳。
初　診：1998 年 3 月 4 日

現病歴：長期間，立ち仕事に従事していたが，1986年に右下肢に腫脹，疼痛が現れ始め，長時間立っていたり歩いたりすると症状が悪化するようになった。ここ2，3年は左足にも同じような状況が現れ，また両下肢に冷えを伴うようになった。ここ半年来このような症状は重くなっており，3分以上立っているとすぐに痛みが出る。以前，西洋医学の病院で受診した際に手術を勧められた。検査では，両下腿の血管が怒脹しており，色は紫になり，ミミズのようで，右側が顕著である。舌質やや暗・舌苔白・脈弦。

弁　証：気血瘀滞・筋脈に栄養が行かない

経　過：上述の治療法を用いて，3回治療すると，痛みは明らかに軽減し，怒脹した血管も細く軟らかくなった。8回目の治療で，30分立っていても異常感覚は出なくなった。21回目の治療で症状は消失した。

5. 考察

　本病症については，『霊枢』刺節真邪篇において次のように述べられている。すなわち「筋〔筋脈血管〕が曲がって伸びなくなると，邪気はその間にあって，戻らなくなり，筋瘤〔静脈瘤〕を発生する」。これは，賀普仁教授が一貫して提言している「主要な疾病のメカニズムは気血鬱滞である」という観点と一致する。治療においては『内経』では「六腑は通をもって順とする」という治療原則を提示しており，賀普仁教授もまた，刺針の治療原則は「通をもって順とする」であると考えている。教授は，「通」には2つの意味があると考えている。すなわち1つは，経絡を通じさせること，もう1つは，気血を通調することである。賀普仁教授は『内経』の学術思想を受け継ぎ，また，これを針灸治療の指導的大原則であるとした。このことはまさに，針灸理論に対する賀普仁教授の大きな貢献である。

　治療において，賀普仁教授は中ぐらいの太さの針で「刺してこれを瀉す」と同時に，火力を用いることを加えた。中ぐらいの太さの針で表面の静脈血管を破り，適量の血液を放出し，瘀血を取り除いて，新しい血液を生じさせる。これによって気血を調え，さらに火針でその経絡温通・活血

第4章　強通法

通絡の働きを強化し，経絡を通じさせ，気血を通調するという目的を達成し，疾病を治癒にいたらせる。現在まで，2年の追跡調査を経て，半数近い症例は再発していない。賀普仁教授は，火針による静脈瘤治療の臨床実践が簡便で行いやすく，苦痛の少ない新しい治療手段であることを示した。

[参考資料] 賀氏針灸三通法による頸椎症治療265例の臨床報告

　頸椎症は頸椎症候群あるいは頸肩症候群とも呼ばれ，多くは頸部の軟部組織の損傷あるいは慢性退行変性の発生によって，椎体の転位や骨質の増殖あるいは椎間板ヘルニアなどの病理的変化が起こり，それによって，頸神経根・背髄・椎骨動脈・交感神経および頸部軟部組織を圧迫したり刺激したりして，一連の臨床症状や徴候を引き起こす。頸椎病の発病には，頸椎の上部と下部に起こるものがあり，退行変性した椎間板から急激に引き起こされたり，圧迫された主要な骨格から引き起こされる臨床症候である。これは，神経根型・脊髄型・椎骨動脈型・交感神経型・食道型・混合型などの頸椎病に分けられる。中国伝統医学では，頸椎病についての論述は，「痺証」「痿証」「頭痛」「眩暈」「項肩痛」のなかに散見される。

1 臨床データ

1．一般データ

　265症例の患者は，いずれも筆者が1995年6月から2002年6月までの間に，外来診療のなかで集めた症例であり，そのうち男性は159例，女性は106例，男女比は1.5対1である。年齢は最小が22歳，最長が78歳，平均は47.6歳，経過は最短が1カ月，最長が22年，治療過程の最短は5日，最長が3カ月，平均治療過程は1.6カ月である。265例の患者はいずれも1994年の国家中医薬管理局の『中医病証診断治療効果基準』における頸椎病の診断基準に適合している。

2．弁証分型

① 風寒湿型：頸・肩・上肢に連係する痛みと痺れがあり，痛みが主である。頭重感があり，頸部がこわばって，動きが悪くなり，悪寒・悪風がある。舌質淡紅・舌苔薄白・脈弦緊。
② 気滞血瘀型：頸肩部・上肢に刺痛があり，痛む部位は固定しており，手足の痺れを伴う。舌質暗・脈弦。

[参考資料]

③ 痰湿阻絡型：頭暈・目眩・かぶさるような頭重・手足の痺れ・知覚麻痺・胃の働きが悪い・舌質暗紅・舌苔厚膩・脈弦滑。
④ 肝腎不足型：眩暈・頭がぼんやりして空虚感があり痛む・耳鳴り・難聴を伴う・不眠・夢をよく見る・手足の痺れ・顔面紅潮・目赤・舌質紅少津・脈弦。
⑤ 気血虧虚型：頭暈・目眩・顔面蒼白・動悸・息切れ・手足の痺れ・倦怠無力・舌質淡苔少・脈細弱。

そのうち，風寒湿型は77例，気滞血瘀型は68例，痰湿阻絡型は55例，肝腎不足型は43例，気血虧虚型は22例である。

3．病理分型

神経根型が133例，椎骨動脈型が89例，混合型が43例。

2 治療方法

1．微通法（毫針刺法）

① 取穴：主穴：大椎・大杼・養老・懸鍾・後渓，配穴：風寒湿型には外関・崑崙を加える。気滞血瘀型には支溝・膈兪を加える。痰湿阻絡型には列缺・脾兪を加える。肝腎不足型には命門・太渓を加える。気血虧虚型には肺兪・膈兪を加える。
② 操作方法：刺針部位に通常の消毒を施し，刺入後に捻転あるいは平補平瀉の手法を用いて，得気を得るまで行う。頸部の腧穴に刺針するときは，針感を肩背部に向けて下方に行かせる。肩部の腧穴に刺針するときは，針感が下方の手指に伝わるようにする。30分置針し，1日1回，10回を1クールとする。

2．温通法（火針療法）

① 取穴：夾脊穴・阿是穴（痛点および筋肉の硬結部）
② 操作方法：刺針部位に通常の消毒を施し，直径0.5mm，長さ2寸のタングステン・マンガン合金針を，アルコールランプにかざして，針体の中ほどから先の部分を焼いて赤くして，腧穴に正確に速刺し抜針す

る。深さは筋腱と骨の結合部に達するまでとし，抜針後は消毒綿で刺針部位をしばらく押える。1cm四方の病巣部に，2～6カ所散針を行う。毎週2回治療を行い，患者に局所を清潔にしておくように言い聞かせ，針孔から感染を起こさないようにする。

3．強通法（抜罐法を主とする）
① 取穴：刺針前に，頸部の圧痛点あるいは陽性反応を探すか，あるいは相応する臓穴を決めておく。
② 操作方法：適当な大きさのカップを選び，抜罐部位が紫色になるか，あるいは10分経過したらカップを取る。1日1回，10回を1クールとする。

3 治療結果
1．治療効果の基準
　治療効果の評定基準は，1994年国家中医薬管理局の『中医病証診断治療効果基準』のなかの，頸椎症の治療効果評定を基準とする。
治癒：元からあった各型の症状が消失し，筋力が正常になり，頸・手足の機能回復が正常になり，正常な仕事や活動に復帰できる。
好転：元からあった各型の症状が軽減し，頸・肩・背の痛みが軽減し，頸と手足の機能が改善されている。
無効：症状に改善がない。

2．治療効果
　265例の患者に，5日～3カ月の間，賀氏三通法を用いた治療を行った。そのうち治癒212例，80％，好転　48例，18.11％，無効　5例，1.89％。総有効率は98.11％である。年齢別の治療効果は**表4-16**に，病理分型別の治療効果は**表4-17**に表示した。

[参考資料]

表 4-16 年齢別の治療効果

年齢（歳）	例数	治癒	好転	無効	総有効率（％）
20～30 未満	8	8	0	0	100
30～40 未満	41	41	0	0	100
40～50 未満	89	77	11	1	98.88
50～60 未満	77	60	15	2	97.40
60～70 未満	33	20	13	0	100
70～80 未満	17	6	9	2	88.24

表 4-17 病理分型別の治療効果

分型	例数	治癒	好転	無効	総有効率（％）
神経根型	133	112	21		100
椎骨動脈型	89	73	14	2	97.75
混合型	43	27	13	3	93.02

　結果からわかることは，年齢が若くて，経過の短いものは，治療効果がよいということである。臨床状況から分析すると，20～30歳未満の患者はいずれも1998年以降に受診したものであり，頚椎症が次第に若年化しているといえる。また，今日の仕事や生活様式，つまりコンピュータやテレビなどの一般化とも関係があるかもしれない。一方，中年の人には，社会的な圧力が大きくかかっており，そのために発病率が上がっていると考えられる。治療効果では，混合型がやや劣る。

4 典型的な症例

患　者：李〇〇，男性，49歳。
初　診：2001年11月14日
主　訴：右上肢に痺れが出て半年近くになる。
経　過：頚部に違和感があり，半年近くの間，右上肢に痺れがあるが，まだ治療をしていない。3日前友人とマージャンを一晩やったところ，頚部の痛みがひどくなり，右上肢に放射状の痛みが出て，右の拇指・示指・中指の痺れがひどくなった。3日間痛みがひどく

なる状態で，夜も眠れない。頸部はこわばり，動かすことも不自由で，肩甲上下窩および肩峰に圧痛がある。舌質紫暗で瘀点があり，脈渋弦。その他の慢性病の既往歴はない。

検　査：C3，C4棘突起の両傍に顕著な圧痛があり，頸部加圧テスト（＋），肩甲上下窩および肩峰に圧痛がある。頸部X線写真では，頸椎が曲がっており，C3－C4，C4－C5の椎間が狭搾している。椎体の辺縁に明らかな増殖があり，椎間孔が狭窄している。

診　断：頸椎症

弁　証：気滞血瘀・腎髄虧虚型

病理分型：神経根型

治　則：行気活血・補腎して督脈を通じさせる

取　穴：上述の方法で治療を行った。取穴は頸部夾脊穴・大椎・大杼・風池・天柱・天宗・懸鍾・外関・後渓・命門・支溝・阿是穴。

経　過：1クールの治療で明らかに好転し，2クールで症状は基本的に消失した。枕を低くして寝ることと，適度な運動を指示した。3カ月後の追跡調査では，症状に再発はみられなかった。

5 考察

　三通法とは，微通法・温通法・強通法のことである。賀氏針灸三通法を用いて各種の疾病を治療しているが，臨床上，頸椎症は次第に増加する傾向にある。三通法の治療によって，いずれも満足のいく治療効果を得ており，その主なメカニズムと筆者の体得したところを以下に述べて，読者と共同して検討していきたい。

1. 賀氏は疾病の病理的な原因は「気滞」にあると考えている。すなわち，人体が正虚邪実の状態では，発病原因となるものが臓腑および経絡の正常な働きを乱し，経絡の失調・気血瘀滞を引き起こす。この「病には気滞が多い」という理論にもとづいて，針灸治療の面で「治法は三通法を用い，通を基本とする」という方法を提起した。いわゆる通法とは，疾病の根本原因である経脈の不通に対して，針灸のいくつかの

[参考資料]

治療手段を用いて，人体の正気を激発して回復させ，邪を外に出して，経脈の通調をはかり，気血を調和させる。そうすれば百病といえども取り除かれる。賀氏針灸三通法はまさに経絡・気血の阻滞から起こる病気に対して，毫針・火針・抜罐などの方法を駆使して経絡を疏通し，気血を調和させる。

2. 頸椎症は，頸椎間板症候群あるいは頸肩症候群とも呼ばれ，外傷・疲労・外感風寒湿邪などによって起こる頸部彎曲部の変性および椎間板・関節・靱帯の退行性変性である。中高齢者によくみられ，現代医学では，頸椎症発生の重要な原因は頸椎および軟部組織の退行性変性によって脊椎の内外の平衡が失われ，関節突起間の関節面が水平になって接近する・椎間板が萎縮する・間隙が狭くなる・関節が弛緩する・椎体が移動しやすくなる・椎間孔が小さくなる・靱帯が肥厚する・関節が腫脹するなどの変化が起こって，神経・脊髄・血管を圧迫して引き起こす一連の症状であると考えられている。中国伝統医学における頸椎症に関する記述は「痺証」「痿証」「頭痛」「眩暈」「項肩痛」などに散見される。多くは外傷・疲労・寒湿の感受・肝腎虧損・気血不足あるいは捻挫などによって，気血の不和・運行の失調・経脈阻滞・気滞血瘀・経脈筋骨の栄養不足・瘀血不通などが起こり，通じなければ痛むという原則により，筋肉に栄養が行き渡らないため，骨格をしっかり保護し，関節を安定させることができなくなって，「骨がかみ合わなくなり，筋が包から出る」という状態になる。

3. 取穴の意義：大椎は頸項の門戸であり，督脈にあって手足の三陽経との交会穴となっている。督脈は「陽脈の海」であり，諸陽経を統轄しており，気血・経絡はここを通っているので，大椎に刺針すれば，督脈の陽気を奮い起こすことができ，気が旺盛になり血はめぐるようになる。こうして頸項部の血液循環を改善し，局所の神経や血管の圧迫を緩解する。大杼は八会穴の骨の会穴であり，頸部神経の圧迫を緩解し，頸椎局所の浮腫を改善し，神経根の刺激を解除する良好な作用がある。養老は，手の太陽経の郄穴であり『針灸甲乙経』巻十に「肩痛が折れるようで，腕は抜けそうになり，手は上下することができない

ものには，養老がこれを主治する」。また『針灸大成』巻六に，「肩腕がだるくて痛み，肩が折れるよう，腕が抜けるよう，手が上下できない」ものに，養老が活血通絡の作用があると説明されている。懸鍾は，八会穴の髄会穴であり，髄を補い骨を強化し，通経活絡の働きがある。後渓は，手の太陽小腸経の経穴で，八脈交会穴の1つであり，奇経八脈の交会の関係から督脈に通じている。関係資料によると，後渓は督脈の循行路線を通っている。すなわち，〔手の太陽小腸経の経脈は〕後渓から小腸経に沿って腕部に上行し，尺骨小頭から直上し，尺骨下縁に沿って肘内側に出（上腕骨内上顆と尺骨肘頭の間），上腕外後側に沿って上り，肩関節部に出て，肩甲を廻り，肩上に交わり，大椎穴で督脈と交会している。その後督脈夾脊穴は下行し，……このことから後渓穴に刺針して頸椎症を治療するということは「経脈の通過するところは，主治するところである」という理論の具体的な応用になっている。頸部夾脊穴は局所の解剖上からみると，どの腧穴も相応する椎骨下方から出た脊髄神経後枝およびそれに相応する動脈・静脈叢の分布上にある。頸部夾脊穴への刺針は，神経と交感神経の体液調節作用を通して，人体の機能改善を促進し，交感神経からブラジキニン・セロトニン・アセチルコリンなどの化学物質を放出させ，それによって経気を疏導し，痛みを緩解する。

4. 毫針との併用手法によって微調整を行うことは，人体回復の自然な調節メカニズムを助け，同時に局所の体液代謝を調節し，頸椎症の動的な平衡を改善しつつ静的な平衡を是正し，その結果として陰陽を調節して，動静平衡の効果をあげることになる。火針治療のメカニズムについては，関連研究資料によって次のように表明されている。すなわち，火針は針を焼くときに，針体の温度が800℃にまで達し，さらにきわめて速い速度で刺針して癒着あるいは瘢痕組織のなかにまで到達するので，針体の周囲の微小な範囲内の病変瘢痕組織を焼いてしまうことによって，癒着して硬くなった組織を疏通させ緩め，局所の血液循環を改善させる。治療と休息との繰り返しによって，人体の焼灼による損傷組織に対して十分な吸収ができ，新陳代謝をすることによっ

[参考資料]

て，線維組織の増殖から形成される癒着瘢痕組織は質的な改変を遂げる。したがって，火針療法は，頸椎症にとって理想的かつ強固な治療効果がある。抜罐法も祛風解表・経絡の疏通・行気活血によって，頸部の血液循環を改善させ，頸部の緊張した筋群を緩め，痙攣を緩解することができる。

以上のことを要約すると，賀氏針灸三通法には深い理論的根拠があり，その「病には気滞が多く，治法には三通を用いる」という学術思想は，頸椎症などのような経絡の気滞血瘀による病症の治療に適合している。臨床上の観察からも各類型の患者はいずれも満足できる治療効果を得ていた。治療効果を確実なものにし，再発を防止するために，適宜に正確な治療を行うだけでなく，仕事中の正しくない姿勢や体位を正すように気をつけ，頸を大幅に曲げたりあるいは突然曲げたりせず，長時間頭を低くして仕事や学習をしないということも必要である。睡眠時の枕は高すぎず低すぎず，頸部の正常で生理的な彎曲度を保持し，さらに毎日朝晩，頸部の運動あるいは頸部の自己マッサージを行い，頸部の血液循環を改善するように努力することが大切である。

【付録】
本書で用いられた腧穴の一覧表

手の太陰肺経

腧穴名	部位	主治
中府	胸前壁外上方，前正中線両傍6寸，第1肋間の高さのところ	嘔吐
尺沢	肘横紋中の上腕二頭筋腱橈側縁	牛皮癬
列欠	橈骨茎状突起上方，腕横紋から1.5寸上	中風・振顫・橈骨神経麻痺・鼻炎
少商	拇指橈側爪甲根部の角から約0.1寸	発熱・高血圧・牛皮癬・痺れ・鼻出血

手の陽明大腸経

腧穴名	部位	主治
商陽	示指橈側爪甲根部の角から0.1寸	発熱・高血圧・牛皮癬・痺れ
合谷	第1，2中手骨の間，第2中手骨の中点の位置	中風・眩暈・失神・癲癇・精神障害・ヒステリー・顔面麻痺・しゃっくり・高血圧・耳鳴り・難聴・手部慢性湿疹・鼻炎・眼瞼下垂・複視・顔面痙攣・痺れ・蕁麻疹・小児熱性痙攣
陽渓	手腕背側横紋橈側の短拇指伸筋腱と長拇指伸筋腱の間の陥凹部	肛門瘙痒・蟯虫症
上廉	陽渓穴と曲池穴を結ぶ線上，曲池穴の下3寸	脱毛
臂臑	曲池穴と肩髃穴を結ぶ線上，曲池穴の上7寸，三角筋の下端	脳振盪後遺症・橈骨神経麻痺・視神経萎縮・複視・斜視
曲池	肘を直角に曲げたときの肘横紋の外端と上腕骨外上顆を結ぶ線の中点	中風・眩暈・胸膜炎・顔面神経麻痺・橈骨神経麻痺・腸癒着・乾癬・痺れ・耳鳴り・難聴・リンパ節炎・神経性皮膚炎・蕁麻疹・手部慢性湿疹
天鼎	扶突穴直下1寸，胸鎖乳突筋後縁	橈骨神経麻痺
迎香	鼻翼外縁の中点から0.5寸，鼻唇溝の中	鼻炎

足の陽明胃経

腧穴名	部位	主治
四白	目を正視して，瞳孔直下，眼窩の陥凹部	顔面神経麻痺・眼瞼下垂
巨髎	目を正視して，瞳孔直下，鼻翼下縁と水平な部位	顔面神経麻痺
地倉	口角の両傍0.4寸，巨髎の直下	てんかん・顔面神経麻痺・顔面筋痙攣
頬車	下顎角前方1横指の陥凹部，咀嚼時に咬筋が隆起する最高点	中風・てんかん・精神障害・顔面神経麻痺・顔面腫脹
下関	頬骨弓下縁，下顎骨関節突起の前方，側頭下窩の陥中，開口すると閉方，側頭下窩の陥中，開口すると閉じる	顔面神経麻痺
水突	人迎穴と気舎穴を結ぶ線の中点，胸鎖乳突筋の前縁	失語症
天枢	臍の両傍2寸	しゃっくり・下痢・痿証
水道	臍下3寸前正中線の両傍2寸	尿路障害・排尿障害・子宮脱・不妊症・積聚
帰来	臍下4寸前正中線の両傍2寸	不妊症・積聚
気衝	臍下5寸前正中線の両傍2寸	尿路障害・小児麻痺
髀関	上前腸骨棘と膝蓋骨外縁を結ぶ線上で，脚を曲げたときの溝中	小児麻痺
陰市	上前腸骨棘と膝蓋骨外縁を結ぶ線上で，膝蓋骨外縁の上3寸	小児麻痺
犢鼻	膝蓋骨の下，膝蓋靭帯外側陥凹中	膝疾患
足三里	犢鼻の下3寸，脛骨前縁の外1横指	中風・振顫・嘔吐・脱毛・しゃっくり・腸癒着・浮腫・円形脱毛症・積聚・小児麻痺・放射線障害・顔面神経麻痺
上巨虚	足三里の下3寸	腸癒着・血栓閉塞性脈管炎・小児麻痺
条口	上巨虚の下2寸	中風・振顫・橈骨神経麻痺・脳振盪後遺症
下巨虚	上巨虚の下3寸	腸癒着・血栓閉塞性脈管炎・小児麻痺

豊隆	外踝高点の上8寸，条口穴の外1寸	眩暈・精神障害・夜尿症
解渓	足背部踝関節横紋の中央，長拇指伸筋腱と長指伸筋腱の中間	小児麻痺
衝陽	解渓穴の下方，長拇指伸筋腱と長指伸筋腱の間，第3，2中足骨と楔状骨の間，足背動脈の拍動部	血栓閉塞性脈管炎
内庭	足背部，第2，3指間	顔面神経麻痺・小児麻痺

足の太陰脾経

腧穴名	部位	主治
隠白	足の拇指内側，爪甲根部の角から0.1寸	失神・ヒステリー・子宮筋腫
太白	第1中足骨小頭後縁，足底の皮膚との境目	網膜炎・視神経萎縮
三陰交	内踝高点の上3寸，脛骨内側後縁	眩暈・振顫・しゃっくり・浮腫・排尿困難・夜尿症・半身不随・インポテンス・甲状腺機能亢進症・積聚・蕁麻疹・子宮脱・不妊症
血海	膝蓋骨上縁2寸	蕁麻疹・神経性皮膚炎・蟯虫症

手の少陰心経

腧穴名	部位	主治
通里	腕横紋上1寸，尺側腕屈筋腱橈側	耳鳴り・難聴
神門	腕横紋尺側端，尺側腕屈筋腱の橈側陥凹部	失神・ヒステリー・甲状腺機能亢進症
少衝	小指橈側爪甲根部の角から0.1寸	発熱・高血圧・乾癬

手の太陽小腸経

腧穴名	部位	主治
少沢	小指尺側の爪甲根部の角から0.1寸	発熱・乾癬
後渓	拳を握り，第5指中手指節関節後尺側横紋頭，手背側との境目	失神・肛門瘙痒・蟯虫症
顴髎	外眼角直下，頬骨下縁陥凹中	顔面神経麻痺・顔面筋痙攣
聴宮	耳前，下顎骨突起の後縁，口を開けて陥凹するところ	脳振盪後遺症・振顫・失語症・斜視・耳鳴り・難聴

足の太陽膀胱経

腧穴名	部位	主治
睛明	内眼角から0.1寸	網膜炎・視神経萎縮・複視・白内障
攢竹	眉頭陥凹中	発熱・小児のひきつけ
大杼	第1胸椎棘突起下両傍1.5寸	慢性気管支炎・喘息
風門	第2胸椎棘突起下両傍1.5寸	慢性気管支炎・喘息
肺兪	第3胸椎棘突起下両傍1.5寸	慢性気管支炎・喘息・頸部リンパ節結核
心兪	第5胸椎棘突起下両傍1.5寸	失神・精神障害・ヒステリー
膈兪	第7胸椎棘突起下両傍1.5寸	乾癬
肝兪	第9胸椎棘突起下両傍1.5寸	失神・微熱・網膜炎・視神経萎縮
脾兪	第11胸椎棘突起下両傍1.5寸	失神・微熱・小児の慢性栄養不良・胃下垂
胃兪	第12胸椎棘突起下両傍1.5寸	胃下垂
委中	膝窩横紋中央	高血圧・毛嚢炎・湿疹・アレルギー性皮膚炎・乾癬・半身不随・急性胃腸炎・汎発性皮膚炎
魄戸	第3胸椎棘突起下両傍3寸	嘔吐
譩譆	第6胸椎棘突起下両傍3寸	精神障害
至陰	足の小指外側爪甲根部の角から0.1寸	失神

腧穴名	足の少陰腎経	主治
湧泉	足底の前から3分の1のところ，足底を曲げたときの陥凹部	耳鳴り・難聴・対称性進行性紅斑手掌足底角化症
太渓	内踝高点とアキレス腱の間の陥凹部	中風・浮腫・視神経萎縮
水泉	太渓穴の直下1寸	視神経萎縮・複視
照海	内踝下縁の陥凹部	胸膜炎・頚部リンパ節結核・口腔潰瘍・甲状腺機能亢進症
築賓	太渓穴の上5寸，太渓と陰谷を結ぶ線上	耳鳴り・難聴
大赫	臍下4寸前正中線の両傍0.5寸	尿路障害・排尿困難・インポテンス・子宮脱
兪府	鎖骨下縁前正中線の両傍2寸	頚部リンパ節結核

手の厥陰心包経

腧穴名	部位	主治
曲沢	肘横紋中，上腕二頭筋腱尺側	嘔吐・高血圧・乾癬・急性胃腸炎
郄門	腕横紋上5寸，長掌筋腱と橈側腕屈筋腱の間	心筋異常
内関	腕横紋上2寸，長掌筋腱と橈側腕屈筋腱の間	眩暈・嘔吐・失神・精神障害・ヒステリー・顔面神経麻痺・心筋異常・しゃっくり・腸癒着・積聚・インポテンス・胃下垂・甲状腺機能亢進症・放射線障害
大陵	腕横紋中央，長掌筋腱と橈側腕屈筋腱の間	失神・ヒステリー
労宮	第2，3中手骨の間の，手を握ったときの中指の先が当たるところ	口腔潰瘍・湿疹・手部慢性湿疹・対称性進行性紅斑手掌足底角化症
中衝	中指の尖端の中央	発熱・高血圧・乾癬

手の少陽三焦経

腧穴名	部位	主治
関衝	第4指尺側爪甲根部の角から0.1寸	発熱・乾癬
液門	拳を握ったときの第4,5指の間,中手指節関節前陥凹部	失語症
中渚	拳を握ったときの第4,5中手骨小頭後縁の陥凹部,液門の後1寸	耳鳴り・難聴・手部慢性湿疹・不妊症
外関	腕背部横紋上2寸,橈骨と尺骨の間	耳鳴り・難聴・手部慢性湿疹
支溝	腕背部横紋上3寸,橈骨と尺骨の間	浮腫
翳風	乳様突起下方耳垂後下縁の陥凹部	顔面神経麻痺・耳鳴り・難聴
角孫	耳尖の髪際部	顔面筋痙攣
糸竹空	眉尻の陥凹部	顔面筋痙攣

足の少陽胆経

腧穴名	部位	主治
瞳子髎	外眼角から0.5寸,眼窩外縁の陥凹部	顔面神経麻痺
率谷	耳尖直上髪際から1.5寸入ったところ	乾癬
陽白	目を正視して,瞳孔の直上,眉の上1寸	顔面神経麻痺・眼瞼下垂
頭臨泣	陽白穴の直上,髪際から0.5寸入ったところ	顔面筋痙攣・眼瞼下垂
風池	胸鎖乳突筋と僧帽筋の間の陥凹中,風府穴の高さのところ	顔面神経麻痺・円形脱毛症,網膜炎・複視
環跳	大腿骨大転子隆起と仙骨管裂孔を結ぶ線の外側から3分の1のところ	中風・遺精・インポテンス・半身不随
風市	大腿外側正中,膝窩横紋の水平線から7寸上	顔面神経麻痺・半身不随・蕁麻疹・小児麻痺

腧穴名	部位	主治
陽陵泉	腓骨小頭前下方の陥凹部	中風・眩暈・排尿困難・半身不随
光明	外顆隆起上5寸，腓骨前縁	網膜炎・視神経萎縮
丘墟	外顆前下方，長指伸筋腱外側の陥凹部	胸膜炎

足の厥陰肝経

腧穴名	部位	主治
行間	足背第1，2指間，足底皮膚との境	子宮筋腫
太衝	足背第1，2指骨結合部の前陥凹部	中風・眩暈・失神・精神障害・ヒステリー・顔面神経麻痺・高血圧・顔面筋痙攣・複視・小児痙攣
中封	内踝前1寸，脛骨前筋腱内縁	尿路障害
章門	第11肋端	しゃっくり
期門	乳頭直下第6肋間	しゃっくり

任脈

腧穴名	部位	主治
曲骨	恥骨結合中点上縁	子宮脱
中極	前正中線臍下4寸	振顫・夜尿・不妊症・積聚・子宮筋腫
関元	前正中線臍下3寸	小児舞踏病・振顫・尿路障害・尿閉・インポテンス・子宮脱・子宮筋腫
気海	前正中線臍下1.5寸	中風・眩暈・小児舞踏病・精神障害・微熱・振顫・しゃっくり・尿閉・耳鳴り・難聴・痿証・夜尿

兪穴名	部位	主治
中脘	前正中線臍上4寸	失神・浮腫・小児舞踏病・精神障害・ヒステリー・周期性麻痺・脱毛・しゃっくり・耳鳴り・難聴・鼻炎・凍傷・痿証・下痢・胃下垂・対称性進行性紅斑手掌足底角化症
鳩尾	前正中線，第5肋間の高さ，膻中穴下1.6寸	失神
膻中	前正中線，第4肋間の高さ，両乳の間	しゃっくり
天突	胸骨上縁の陥凹部	しゃっくり
承漿	オトガイ唇溝中の陥凹部	顔面神経麻痺

督脈

兪穴名	部位	主治
長強	尾骨尖直下0.5寸	頸振り病・下痢
大椎	第7頸椎棘突起下	失神・精神障害・ヒステリー・発熱・流行性髄膜炎・毛嚢炎・乾癬・小児痙攣
瘂門	後頭部髪際直上正中0.5寸	ヒステリー・耳鳴り・難聴
風府	後頭部髪際直上正中1寸	失神
百会	後頭部髪際直上正中7寸	眩暈・失神・精神障害・円形脱毛症・乾癬・脱肛・脳振盪後遺症・視神経萎縮
上星	前髪際正中直上1寸	精神障害・脳振盪後遺症・鼻炎
素髎	鼻尖正中	ヒステリー
水溝	上口唇中央の縦溝の上から3分の1のところ	失神・顔面神経麻痺・浮腫・流行性髄膜炎・高血圧

経外奇穴

腧穴名	部位	主治
四神聡	百会穴の前後左右各1寸のところ	中風・失神・精神障害・高血圧
印堂	両眉中間の陥中	流行性髄膜炎・乾癬・鼻炎
魚腰	眉毛の中心のところ	眼瞼下垂
太陽	眉尻と外眼角の間から後ろに1寸の陥凹部	急性伝染性結膜炎・乾癬
金津（玉液）	舌小帯両側静脈上，左が金津，右が玉液	嘔吐・舌が腫れて痛む・高血圧
痞根	第1腰椎棘突起下両傍3.5寸	子宮筋腫
腰斉	尾骨尖直上2寸	精神障害
四縫	第2，3，4，5指，掌側近位端，指関節横紋中点	円形脱毛症・小児の慢性栄養不良
十宣	手の10指尖端，爪から0.1寸	流行性髄膜炎・痺れ
八邪	手背各指間，手掌側の皮膚との境，左右8穴	橈骨神経麻痺・半身不随
鶴頂	膝蓋骨上縁正中の陥凹部	膝関節の腫大・疼痛
球後	眼窩下縁の外側から4分の1のところ	視神経萎縮
耳尖	耳を折り曲げて，耳介上方の尖端	急性流行性結膜炎・痤瘡・湿疹
龍眼	拳を握り，小指尺側第2横紋頭	帯状疱疹
四花	胆兪と膈兪（左右各2穴）	微熱
八髎	上髎，中髎，次髎，下髎，左右8穴	子宮筋腫
中空	命門穴下3寸両傍3寸	子宮筋腫

あとがき

　近年，中国針灸の国際化，標準化が進み，世界各国からたくさんの人が中国に来て中国針灸を習うようになった。さらに，ヨーロッパやアメリカでは針灸の治療効果に対して高く評価されるまでになってきている。日本でも，中国針灸を用いて難病を治療するなど，中国針灸に対する理解が深まり，普及しつつある。

　ちょうど4年前，私はある学会の講演会で東洋学術出版社の山本勝曠社長とお会いし，中国科学技術文献出版社から出版された父・賀普仁の著作『針具針法』を翻訳出版しないかと相談を受けた。じつは十数年前から，私は『針具針法』の日本語版を考えていた。しかし，当時の日本では中国針灸に対する認識がまだまだ足りず，中国針灸の理論を身につけなければ中国針灸の有効性を充分に発揮できないだろうと思い，『針具針法』を日本で出版するのは時期尚早と，断念していた。しかし，今なら大丈夫だろうと思い，翻訳出版の打診を受けてすぐに，著者である父・賀普仁に連絡をした。父は，「日本の鍼灸師が，この本を通じて中国針灸の多種多様な針具，針法の活用を理解し，中国針灸の真髄を認識して，臨床効果を引き上げることができ，日本の患者さんのために役立てば幸いだ」と述べて，快く日本語版の出版を許可してくれた。

　針灸療法は中国伝統医学のなかで重要な部分を占めている。そして，針具針法は針灸療法の根幹である。賀普仁は大量の古典文献や現代資料，60年にわたる臨床経験をもとに，『針具針法』を書き上げた。本書では，針具・針法および手法の臨床応用，内功・指功の基本練習法を紹介している。中国針灸に対して，賀普仁が果たした最大の貢献は，「病には気滞が多く，法は三通を用いる」という中医病機学説を打ち立てたことと，「賀氏針灸三通法」という針灸治療体系を創立したことである。

　「賀氏三通法」とは，配穴と経絡の関係や，気血運行の調節原理にもとづき，臨床上の「滞」と「通」に注目し，異なった疑難雑病の治療方法を

総合した学術思想と方法学の体系である。それは，たんに3種類の治療方法という意味ではなく，賀普仁は，中医薬学・針灸医学に対して深く理解し認識する，ということも含めていたと思う。「賀氏三通法」は，針灸理論の研究，治療手段，操作手法および針具など，多方面において新機軸を打ち出し，多くの臨床経験を重ね，確実に成果をあげて成し遂げられた針灸医学の結晶である。なかでも，伝承が絶えた火針療法を発掘して，中医理論と古典文献の記録より自ら針具を製作し，研究と実践に身を投じて検討したことは特筆される。そしていまでは，火針療法は臨床において幅広く運用され，大きな成果をあげている。

　中国政府は，中国針灸に対する賀普仁の貢献を高く評価して，2007年，中国初の非物質文化遺産針灸伝承人（日本の人間国宝に相当）に認定し，2009年には中国国医大師にも選定した。著者・賀普仁は私の父であり，偉大な大先輩であり，そして師匠でもある。師弟として，師匠の業績を受け継ぎ，向上させていくためには大きなプレッシャーがかかっているが，私は臨床経験を通して，「賀氏針灸三通法」以上に，便利で，即効性があり，効果の高いものはないと確信している。そのなかでも，特に切皮の重要性を知り，ツボの大切さを深く学んで十分に活用されることを願っている。今後，熱心に中国針灸を探索し，虚心に学問を研究する針灸同志の協力を得ながら，本書が日本における賀氏三通法の普及や発展を更に推進する一助となるように心から希望している。

　末筆ながら，この本の翻訳のために尽力してくださった，鍼灸師であり，優秀な翻訳家でもある名越礼子氏に，感謝の意を表します。また，出版にあたってお世話になった東洋学術出版社の山本勝曠会長はじめ井ノ上匠新社長，出版に関わってくださった関係者のみなさまに，心から厚くお礼を申し上げます。

精誠堂針灸治療院院長　　賀　偉

索 引

あ

アキレス腱断裂 196
呃逆 79
アクネ 275
圧痛点刺法 172
アレルギー性皮膚炎 282

い

胃下垂 184
囲刺法 252
痿証 190
遺精 91
溢乳 130
遺尿 89, 90
インポテンス 93

う

うおのめ 226
暈厥 45

お

黄褐斑 276
嘔吐 78
温通法 5, 7, 10, 139, 153, 163, 298

か

外陰白斑 218
火罐 249
鶴膝風 189
下肢静脈瘤 291, 293
下肢の慢性潰瘍 208
鵝掌風 120
火針 5, 9, 139, 146, 147, 148, 149, 150, 151, 152, 155, 157, 160, 161, 162, 168, 179, 303
火針療法 5, 9, 140, 141, 142, 143, 144, 145, 149, 152, 153, 154, 155, 156, 157, 158, 159, 160, 163, 164, 170, 178
肩関節周囲炎 64
刮針法 23
眼瞼下垂 103
緩刺法 174, 250
疳積 269
乾癬 284
肝斑 276
顔面筋痙攣 187
顔面神経炎 66
顔面神経麻痺 66, 69, 71, 227

き

吸角法······················ 249
急性胃腸炎················· 268
急性結膜炎················· 271
急性脳梗塞················· 178
牛皮癬················ 221, 284
行気法······················ 24
驚厥······················· 133
橈骨神経麻痺················ 76
ぎょう虫症················· 124
強通法············ 6, 7, 10, 239,
                  243, 248, 253, 299
胸膜炎······················ 61

け

鶏眼······················· 226
経穴刺法··················· 171
頸椎症··········· 297, 301, 302
頸部リンパ節結核··········· 197
血管腫····················· 200
血栓性静脈炎··············· 206
下痢······················· 186
腱鞘嚢腫··················· 211

こ

高安動脈炎················· 203
口眼歪斜···················· 66
候気························ 23
口吃······················· 136

口腔潰瘍····················· 96
高血圧症················ 262, 264
甲状腺腫····················· 199
甲状腺腫大··················· 111
毫針························ 249
哮喘························ 182
肛門瘙痒····················· 95
五十肩······················· 64
胯癰························ 215

さ

痤瘡························ 275
三叉神経痛··················· 266
散刺法······················· 173
三通法············ 2, 3, 7, 8, 9, 10,
                  297, 301, 302, 304
三稜針······················· 248

し

耳下腺炎····················· 202
子宮筋腫················ 128, 230
子宮脱······················· 125
四肢の運動麻痺··············· 190
視神経萎縮··················· 100
失音························· 98
膝関節の腫大・疼痛··········· 189
失神························· 45
湿疹···················· 116, 278
失声症······················· 98
刺入························· 21

318

痺れ……………………………… 267
しもやけ……………………… 223
瀉血療法……… 239, 240, 241, 242,
　　　　 243, 245, 248, 253, 256, 258
斜視…………………………… 104
しゃっくり……………………… 79
瀉法……………………… 27, 29, 37
周囲刺法……………………… 172
周期性麻痺…………………… 74
酒皶鼻………………………… 273
手部慢性湿疹………………… 120
小児のひきつけ……………… 133
小児の慢性栄養不良………… 269
小児麻痺……………………… 131
小児麻痺後遺症……………… 192
小舞踏病……………………… 49
耳聾…………………………… 107
心筋異常……………………… 77
神経性皮膚炎………… 118, 221
振顫…………………………… 62
震顫…………………………… 62
蕁麻疹………………………… 117

す

水腫……………………… 83, 84
頭揺…………………………… 50

せ

精神障害……………………… 54
舌腫…………………………… 289

喘鳴を伴う呼吸困難………… 182

そ

速刺法………………… 173, 251
鼠径部の癰腫………………… 215

た

胎児性あざ…………………… 234
帯状疱疹……………………… 281
対側性進行性掌蹠紅斑角皮症
　　　　　　　　　　　　 121
脱肛…………………………… 123
脱毛（症）……………… 122, 274
多動症………………………… 135
多発性神経炎………………… 193
多発性大動脈炎……………… 203
弾指法………………………… 23
丹毒…………………………… 290

ち

知恵遅れ……………………… 134
知覚麻痺……………………… 267
置針法………………………… 30
中ぐらいの太さの火針
　　　　　　　 162, 171, 172
腸管癒着症…………… 82, 185
挑刺法………………………… 252
腸癒着………………………… 82

て

癲癇……………………51
癲狂……………………54

と

統合失調症……………………55
搗針法……………………24
凍瘡……………………223
どもり……………………136

な

難聴……………………107

に

乳がん……………………216
乳汁漏出……………………130

ね

捻挫……………………197

の

脳血管障害……………………39
脳血管障害の後遺症……………175
脳振盪後遺症……………47, 194

は

梅花針……………………249
排尿困難……………………88
排尿障害……………………88

白癜風……………………115
白内障……………………105
白斑……………………115
抜罐療法……………………249
抜針法……………………30
バルトリン腺膿瘍……………220
汎発性神経性皮膚炎……………283

ひ

鼻炎……………………106
皮下腫瘤……………………209
鼻出血……………………225
飛針法……………………24
ヒステリー……………………56
微通法……………………3, 7, 9, 13, 14, 16, 20, 21, 36, 38, 298
微熱……………………57

ふ

複視……………………102
浮腫……………………83, 84
太い火針……………………162, 171
不妊症……………………126

へ

閉塞性血栓血管炎……………204
偏頭痛……………………73
片頭痛……………………73
便溏……………………186

ほ

放射線障害……………………81
補瀉法………………………25, 28
細い火針……………162, 171, 172
補法…………………26, 29, 37
ポリオ………………………131

ま

麻木…………………………267
慢性気管支炎………………59
慢性腎炎……………………84

み

密刺法………………………252
密集刺法……………………172
耳鳴り………………………107

め

めまい………………………44
眩暈…………………………44

も

毛嚢炎………………………276
網膜炎………………………99

や

夜尿症………………………89

よ

陽痿…………………………93
腰腿痛………………………65
翼状片………………………224
癔病…………………………56

ら

卵管留水症…………………127
卵巣嚢腫……………………214

り

流行性脳脊髄膜炎…………260
癃閉…………………………88
鱗屑癬………………………284
リンパ節炎…………………114
淋病…………………………86

【著者略歴】
賀普仁（が・ふじん）
1926年生まれ。河北省淶水県出身。字は師牛，号は空水。針灸家，武術家。
14歳のとき，北京の針灸名家である牛沢華に師事して医を学ぶ。その8年後に独立し，1956年北京中医医院に配属され，以後30年にわたって針灸科の主任を務める。現在，北京中医医院主任医師・教授。中国針灸学会高級顧問・北京針灸学会会長・北京針灸三通法研究会会長・中国国際針灸試験センター副主任・中国科協委員など。2007年中国初の無形文化遺産針灸伝承人に選ばれ，2009年には国医大師に指定された。

代表的な著作に，『針灸治痛』『針具針法』『針灸歌賦臨床応用』『毫針療法図解』『火針療法図解』『三稜針療法図解』『針灸三通法の臨床応用』などがある。近年『臨床点評本中華針灸宝庫・明清巻』を出版。本書は中国歴史上はじめての官修針灸書籍であり，賀氏私蔵の100冊近い古典籍と，国内外から集めた計153冊におよぶ明清代の針灸古典籍を標点・整理したものである。賀氏は中国で一番の針灸蔵書家といわれる。

【訳者略歴】
名越礼子（なごし・れいこ）
1939年　横浜生まれ
1962年　お茶の水女子大学理学部卒業
1968年　同大大学院人文科学研究科修士課程修了（中国史専攻）
1968年　一橋大学経済学部助手
1979年　東京医療専門学校　鍼灸専科卒業
1980年　欅鍼灸院開設（東京府中市）
2004年　東京医療専門学校教員養成科非常勤講師
著書：『中日英医学用語辞典』（共著）・『家庭でできる温灸療法』
監訳：『東医寿世保元』（三冬社）
翻訳：『［症例から学ぶ］中医針灸治療』（東洋学術出版社）

【日本語版監修者略歴】
賀偉（が・い）
中国・北京生まれ。北京中医学院（現・北京中医薬大学）卒業。父・賀普仁に師事。1989年来日。東京医科歯科大学大学院で漢方薬を専攻し，早稲田医療専門学校を卒業。厚生省（現・厚生労働省）の鍼灸資格取得。精誠堂針灸治療院を開院（東京都世田谷区）。北京針灸三通法研究会理事。日本針灸三通法研究会会長。著書に『針灸の医学』（講談社）がある。

針灸三通法

| 2009年10月20日 | 第1版 第1刷発行 |

著　　　　者	賀　普　仁
訳　　　　者	名越　礼子
日本語版監修	賀　　　偉
発　行　者	井ノ上　匠
発　行　所	東洋学術出版社

　　　　　　　本　　　社　〒272-0822　千葉県市川市宮久保3-1-5
　　　　　　　販　売　部　〒272-0823　千葉県市川市東菅野1-19-7-102
　　　　　　　　　　　　　電話 047(321)4428　FAX 047(321)4429
　　　　　　　　　　　　　e-mail　hanbai@chuui.co.jp
　　　　　　　編　集　部　〒272-0021　市川市八幡2-11-5-403
　　　　　　　　　　　　　電話 047(335)6780　FAX 047(300)0565
　　　　　　　　　　　　　e-mail　henshu@chuui.co.jp
　　　　　　　ホームページ　http://www.chuui.co.jp/

装幀・本文デザイン／山口　方舟　　　編集協力／角南　芳則
印刷・製本／モリモト印刷株式会社
◎定価はカバーに表示してあります　　◎落丁，乱丁本はお取り替えいたします
2009 Printed in Japan©　　　　　　　ISBN 978-4-904224-09-0　C3047

中医基本用語辞典

高金亮監修　劉桂平・孟静岩主編
中医基本用語辞典翻訳委員会翻訳
Ａ５判　ビニールクロス装・函入　872頁　　　定価 8,400 円
中医学の基本用語約3,500語を収載。引きやすく，読みやすく，学習にも臨床にも役立つ1冊。
- 中医学の専門用語を，平易な説明文で解説。中医学の基礎がしっかり身に付く。
- 用語を探しやすい五十音順の配列を基本にしながら，親見出し語の下に子見出し語・孫見出し語を配列してあるので，関連用語も参照しやすい。
- 中医病名の後ろには，代表的な弁証分型が子見出し語として併記されており，用語の解説に加えて弁証に応じた治法・方剤名・配穴など，治療の際の参考になる情報もすぐに得られる。
- 類義語集・年表・経絡図・中薬一覧表・方剤一覧表など，付録も充実。

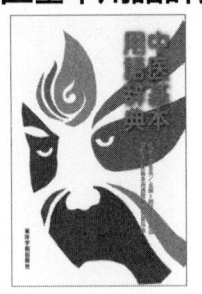

中医学の基礎

平馬直樹・兵頭明・路京華・劉公望監修
Ｂ５判並製　340頁　　　定価 5,880 円
中国の第5版教材を徹底的に洗いなおした「中医学基礎理論」の決定版。日中共同討論で日本の現状を踏まえながら推敲に推敲を重ねた精華。各地の中医学学習会で絶賛好評を博す。『針灸学』[基礎篇]を改訂した中医版テキスト。

やさしい中医学入門

関口善太著　Ａ５判並製　204頁　　　定価 2,730 円
入門時に誰もが戸惑う中医学の特異な発想法を，爽やかで楽しいイラストと豊富な図表で親切に解説する。3日間で読める中医学の入門書。本書に続いて『中医学の基礎』に入るのが中医学初級コース。

中医診断学ノート

内山恵子著　Ｂ５判並製　184頁　　　定価 3,360 円
チャート式図形化で，視覚的に中医学を理解させる画期的なノート。中医学全体の流れを俯瞰的に理解できるレイアウト。平易な文章で要領よく解説。増刷を重ねる好評の書。

[詳解]中医基礎理論

劉燕池・宋天彬・張瑞馥・董連栄著　浅川要監訳
Ｂ５判並製　368頁　　　定価 4,725 円
212の設問に答えるＱ＆Ａ方式。中医学の基礎理論をより深く理解するための中級用解説書。中国では大学院クラスの学生が必ず学習するテキストである。最新の学説を加えた手応えのある基礎理論。症例に対する弁証論治は初級から中級へ進む人の必読の内容である。巻頭の哲学部分は最新の高レベルの内容を含む。

中医病因病機学

宋鷺氷著　柴崎瑛子訳　Ａ５判並製　608頁　　　定価 5,880 円
病因病機は中医学の核心中の核心といわれる部分。患者の証候を分析し，病因と病態メカニズムを明らかにすることによって，治療方針を立てるのが中医学。診断のポイントであり，治療の指針となる最も大切な部分といえる。

中薬の配合

丁光迪編著　小金井信宏訳　Ａ５判並製　576頁　　　定価 5,670 円
中医学では中薬はどのような法則で配合されているのか，配合法則を徹底的に解説。中薬理論と臨床を有機的に結びつけた見事な解説書。歴代学説を整理・総括，著者自身の豊富な経験を加える。読むほどに味わい深い中医学の真髄を感得できる。中国では大学院生の必読書として評判の名著。

中医学ってなんだろう ①人間のしくみ	小金井信宏著　Ｂ５判並製　336 頁　２色刷り　　　定価 5,040 円 文化の壁を越え，中医学的な考え方を学ぶ。読めば読むほど，中医学が面白くなる一冊。やさしいけれど奥深い，中医学解説書。はじめて学ぶ人にもわかりやすく，「陰陽五行」「生命と精」「経絡・臓象・気血津液」など，中医学独特の考え方も詳しく紹介。
図表解　中医基礎理論	滝沢健司著　Ｂ５判並製　312 頁　２色刷り　　　定価 5,040 円 図表解を豊富に取り入れ，初学者にもわかりやすく解説した基本テキスト。「陰陽五行・五臓六腑・気血津液・経絡・病因病機・予防と治療」の基本を完全マスター。漢方を運用していくうえで，理論的な基礎固めに最適。
針灸一穴療法	趙振景・西田皓一著　Ａ５判並製　312 頁　　　　定価 3,990 円 １つの疾患に１つの治療穴を対応させた実践治療マニュアル。趙振景氏がまとめた一針一穴の内容を，それに共鳴した西田皓一先生が追試。西田先生の経験をふんだんに盛り込み，日本での臨床的価値をさらに高めている。
【図解】経筋学 ―基礎と臨床―	西田皓一著　Ｂ５判並製　２色刷　504 頁　　　　定価 7,140 円 経筋療法を学体系化し，徹底した追試によってその効果を確認。日常診療でよく遭遇する疾患から難病まで幅広くカバーし，豊富な図版によって解説。具体性に富む内容で，臨床ですぐに使える刺針技術が満載。
[CD-ROM でマスターする] **舌診の基礎**	高橋楊子著　CD-ROM 付き　Ｂ５判並製　88 頁　定価 6,300 円 CD-ROM を使った新しい舌診ガイド。舌診の基礎と臨床応用法を詳説。付属 CD-ROM との併用で，舌診を独習できる画期的なテキスト。繰り返し学習することで，舌診の基礎をマスターできる。著者は，中国の代表的な診断学研究室の出身で，確かな内容。
脈診 ―基礎知識と実践ガイド	何金森監修　山田勝則著　Ａ５判並製　296 頁　　定価 3,360 円 中医学の伝統的な理論にのっとった脈診ガイド。脈理を理解し，脈象の基準をはっきりさせることで，脈象判断が確かなものになる。
[図でわかる] **中医針灸治療の** **プロセス**	朱江・劉雲提・宋琦編　篠原昭二監訳　和辻直・斉藤宗則訳 Ｂ５判並製　160 頁　　　　　　　　　　　　　定価 2,940 円 複雑な弁証論治の過程を図表化する。一目で中医学の基本的な考え方が理解できる。中医学の思考方法を学びたい入門者にとって絶好の書。
[症例から学ぶ] **中医針灸治療**	邵湘寧主編　名越礼子訳　Ａ５判並製　320 頁　　定価 3,990 円 入門者のための症例集。症例学習は，臨床における弁証能力を培う有力な手段である。本書には，針灸が適応する 63 種類の病症が網羅。中医弁証の思考過程をていねいに説明しているので，臨床に応用が効く。症状の変化に応じた針の操作方法についてもきめこまかく解説。
中医針灸学の **治法と処方**	邱茂良著　浅川要・加藤恒夫訳　Ａ５判並製 464 頁 定価 4,830 円 針灸の治療法則を体系的に解説。中医針灸学の骨幹をなす「理・法・方・穴・術」の「法」と「方」に重点を置き，理論と臨床をみごとに結合させ，針灸分野においても湯液分野と同じ中医学理論を用いた治療を可能にした。証に合った治療方法を簡単に探せる構成。

『針灸学』シリーズ4部作
兵頭明監訳　学校法人後藤学園中医学研究室訳

シリーズ1 [基礎篇]（第三版）
天津中医学院＋学校法人後藤学園編　　B5判並製　368頁　定価5,880円
第二版に文章表現上の修正，補足を大幅に加えた。
日中の共有財産である伝統医学を，現代日本の針灸臨床に活用するために整理しなおし，平易に解説した好評の教科書。

シリーズ2 [臨床篇]
天津中医学院＋学校法人後藤学園編　　B5判並製　548頁　定価7,350円
日常よく見られる92症候の治療方法を「病因病機―証分類―治療」の構成で詳しく解説。各症候に対する古今の有効処方を紹介。

シリーズ3 [経穴篇]
天津中医学院＋学校法人後藤学園編　　B5判並製　508頁　定価6,300円
全409穴に出典・由来・要穴・定位・取穴法・主治・作用機序・刺法・灸法・配穴例・局部解剖を解説。豊富な図版全183点。日中経穴部位対照表。

シリーズ4 [手技篇]
鄭魁山（甘粛中医学院教授）著　　B5判並製　180頁　定価4,410円
著者は，中国の最も代表的な針灸名医。針灸手技全般の知識を，豊富な写真（203枚）と刺入後の皮膚内をイラスト化して丁寧に解説。
＊旧版『写真でみる針灸補瀉手技』の書名を改め，『針灸学』シリーズ4部作に編入しました。内容は旧版と変わりません。ご注意ください。

李世珍先生の本

臨床経穴学
李世珍著　兵頭明訳　　B5判並製　824頁　定価10,080円
李家4代100年の家伝の集大成ではあるが，一家伝という狭い経験の世界でなく，鍼灸の弁証論治という一大体系を形成した画期的な書である。いわば現代中医鍼灸学の王道を極めた書といえるだろう。臨床的にも目を見張る効果を生み出す点で，日本鍼灸界にも大衝撃を与えている。太い鍼を使用しながらソフトな「心地よい感覚」を与える。初心者でも割合に短期間に習得できる鍼だ。本書では86穴の効能と手技を示す。

中医鍼灸臨床発揮
李世珍・李伝岐・李宛亮著　兵頭明訳　B5判並製　762頁　定価7,980円
厳密な弁証のうえで，3〜4穴の少数穴へ時間をかけた手技を行う。膨大な臨床経験をもとに確立された「李世珍の鍼」の特徴である。李世珍の鍼はけっして一個人の狭い鍼ではない。弁証論治の体系を柱とするきわめて普遍性の高い鍼だ。本書では，中医病名ごとにいかに弁証をし，選穴すべきかを綿密に説く。追試した読者たちから「驚くほどの効果があった」「患者が心地よい鍼だという」といった声が次々に寄せられる。常用86穴の運用方法を詳説する『臨床経穴学』の姉妹篇。

針灸経穴辞典
山西医学院李丁・天津中医学院編　浅川要・塩原智恵子・木田洋・横山瑞生訳
A5判上製　函入　524頁　図206点　　　　　　　　定価7,035円
経穴361穴，経外奇穴61穴に〔穴名の由来〕〔出典〕〔別名〕〔位置〕〔解剖〕〔作用〕〔主治〕〔操作〕〔針感〕〔配穴〕〔備考〕を示し，ツボに関する必要知識を網羅。重版を重ねる好評の経穴辞典。

針灸二穴の効能 [増訂版]
呂景山著　渡邊賢一訳　A5判並製　340頁　　　　定価4,200円
二穴の配合は，すべての鍼灸師が知っておくべき針灸処方の原点。二穴を組み合わせることによって，相乗効果で効力を高めたり，新たな効能を生み出して，単穴とは異なる独特の治療効果を得ることができる。本書には，223対の腧穴の組み合わせが収録され，単穴の作用・相互作用・主治・治療方法・治療経験が詳細に記載されている。増訂版では初版の巻末に2穴の作用一覧など附録を追加。

[原文] **傷寒雑病論**	B6判上製　三訂版　440頁　　　　　　　定価3,675円 原文宋版『傷寒論』『金匱要略』の合冊本。明・趙開美刊刻の『仲景全書』(内閣文庫本)を底本とする。1字下げ条文を復活,旧漢字を使用して原典に最も忠実な活字版テキストとして高い評価を受ける。	
中国傷寒論解説	劉渡舟(北京中医学院教授)著 勝田正泰・川島繁男・菅沼伸・兵頭明訳 A5判並製　264頁　　　　　　　　　　定価3,570円 中国『傷寒論』研究の第一人者による名解説。逐条解説でなく,『傷寒論』の精神を深く把握しながら,条文の意味を理解させる。著者と先人の見事な治験例も収載。	
金匱要略解説	何任(浙江中医学院教授)著　勝田正泰監訳 内山恵子・勝田正泰・庄司良文・菅沼伸・兵頭明・吉田美保訳 A5判並製　680頁　　　　　　　　　　定価5,880円 『中国傷寒論解説』(劉渡舟著・小社刊)とともに,名著の誉れ高い解説書。中国医学原典の恰好の学習書。原文―訓読―語釈―解説―索引の構成。著者の治験例を付す。	
現代語訳● **黄帝内経素問** 全3巻	石田秀実(九州国際大学教授)監訳 A5判上製　函入　縦書。原文(大文字)と和訓は上下2段組。 [上巻]　512頁　定価　10,500円 [中巻]　458頁　定価　 9,975円 [下巻]　634頁　定価　12,600円 【全巻揃】定価33,075円 [原文―和訓―注釈―現代語訳―解説]の構成。発行以来,大好評の解説書。「運気七篇」「遺篇」を含む全巻81篇。	
現代語訳● **黄帝内経霊枢** 上下2巻	石田秀実(九州国際大学教授)・白杉悦雄(東北芸術工科大学助教授)監訳 A5判上製　函入　縦書。原文(大文字)と和訓は上下2段組。 [上巻]　568頁　定価　11,550円 [下巻]　552頁　定価　11,550円 【上・下巻揃】定価23,100円 [原文―和訓―注釈―現代語訳―解説]の構成。東洋医学臨床家待望の書。中国で定評のある最もポピュラーなテキスト。	
現代語訳● **宋本傷寒論**	劉渡舟・姜元安・生島忍編著　A5判並製　834頁　定価9,030円 原文と和訓の上下2段組。「現代語訳中医古典シリーズ」の1つ。宋本傷寒論の全条文に[原文―和訓―注釈―現代語訳―解説]を付した総合的な傷寒論解説。明の趙開美本を底本とする。著者は,日本の傷寒論研究に絶大な影響を与えた『中国傷寒論解説』(小社刊)の著者。中国の最も代表的な傷寒論研究者。	

東洋学術出版社

フリーダイヤルFAX：0120-727-060
電　　話：(047)321-4428
Eメール：hanbai@chuui.co.jp

新しいイメージの中医学学習雑誌

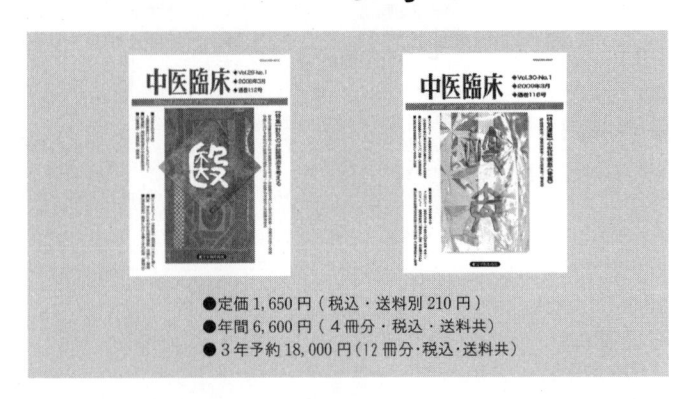

[季刊] 中医臨床

●定価 1,650 円（税込・送料別 210 円）
●年間 6,600 円（4 冊分・税込・送料共）
●3 年予約 18,000 円（12 冊分・税込・送料共）

短期間に自力で臨床が
できることが目標

できるだけ短期間に中医学をマスターし，自力で臨床ができる力をつけていただくことを第一の目標に編集を進めています。中医学を分散的でなく系統的に学べることを念頭に置きながら，疾患・症状の病態本質を見分け，処方・配穴・手技を的確に運用できる能力を身につけることをめざしています。

漢方エキス製剤の
中医学的運用

毎号疾患・症状・方剤別の興味深い特集を掲載。疾患の病因病機の分析に重点を置き，症状のどのような変化にも対応できる能力を培います。「病名漢方」でなく，「弁証漢方」に重点を置きながら，エキス製剤の運用効果の向上をめざしています。

中医学を初歩からマスターできる雑誌

読者と双方向性の
コミュニケーション

「症例相談」や「症例討論」「質問」のコーナーを設け，読者と双方向のコミュニケーションを強め，臨床力向上をめざしています。「弁証論治トレーニング」では，出題された症例に多くの読者が回答を寄せ，それにコメンテーターが親切に解説を加えています。活気のあるコーナーです。

バラエティーに
富んだ誌面

中医学の基礎理論や用語解説など初級者向けのやさしい記事から，高度な難病治療の文献まで，漢方と針灸の両分野を中心に，講演・インタビュー・取材記事・解説記事・症例検討・理論検討・翻訳文献・研究動向・食養・コラム・書籍紹介・ニュース……など多彩な内容。

ご注文はフリーダイヤルＦＡＸで
0120-727-060

東洋学術出版社

〒272-0823 千葉県市川市東菅野 1-19-7-102
電　話：(047) 321-4428
メール：hanbai@chuui.co.jp
http://www.chuui.co.jp